Management of Soft Tissue Sarcoma

Second Edition

软组织肉瘤诊疗学

第 2 版

编　著〔美〕
穆雷·F.布伦南
克里斯蒂娜·R.安东内斯库
卡勒德·M.亚历克蒂尔
罗伯特·G.梅基

主　审　秦新裕

主　译　陆维祺　周宇红　侯英勇

天 津 出 版 传 媒 集 团
天津科技翻译出版有限公司

著作权合同登记号：图字：02-2019-210

图书在版编目(CIP)数据

软组织肉瘤诊疗学／(美)穆雷·F.布伦南
(Murray F. Brennan)等编著；陆维祺，周宇红，侯英勇主
译.—天津：天津科技翻译出版有限公司,2021.6
书名原文：Management of Soft Tissue Sarcoma(2nd)
ISBN 978-7-5433-4115-9

Ⅰ.①软… Ⅱ.①穆… ②陆… ③周… ④侯… Ⅲ.
①软组织肿瘤–肉瘤–诊疗 Ⅳ.①R738.6

中国版本图书馆CIP数据核字(2021)第053756号

Translation from English language edition:
Management of Soft Tissue Sarcoma(2nd)
Edited by Murray F. Brennan, Cristina R. Antonescu, Kaled M. Alektiar and
Robert G. Maki
Copyright ⓒ Springer International Publishing Switzerland, 2016
This edition has been translated and published under licence from Springer Nature Switzerland AG.

授权单位：Springer Science + Business Media
出　　版：天津科技翻译出版有限公司
出　版　人：刘子媛
地　　址：天津市南开区白堤路244号
邮政编码：300192
电　　话：(022)87894896
传　　真：(022)87895650
网　　址：www.tsttpc.com
印　　刷：山东韵杰文化科技有限公司
发　　行：全国新华书店
版本记录：787mm×1092mm　16开本　20印张　400千字
　　　　　2021年6月第1版　2021年6月第1次印刷
　　　　　定价：220.00元

(如发现印装问题,可与出版社调换)

译者名单

主　审　秦新裕

主　译　陆维祺　周宇红　侯英勇

副主译　王毅超　张　勇　邵叶波

翻译组秘书　刘文帅

译　者(按姓氏汉语拼音排序)

龚高全　郭　曦　侯英勇　季正标　姜　铨

李　伟　刘文帅　刘宇军　柳　菊　陆维祺

同晨涛　邵叶波　童汉兴　屠蕊沁　王　琳

王斌梁　王成刚　王毅超　王志明　杨　珏

张　立　张　勇　周宇红　庄荣源

中文版序言

复旦大学附属中山医院腹部软组织肿瘤多学科诊疗团队成立于 2009 年,是国内第一个专注于腹膜后及腹腔软组织肉瘤诊断与治疗的多学科团队。该团队成立十余年来,由普外科、肿瘤内科、病理科、骨科、血管外科、放射诊断科、超声科、核医学科、放疗科、泌尿科、介入科、妇产科、麻醉科等十余个科室通力协作,秉承对疾病的不断探索精神,年收治病例数达 400 例, 手术完整切除率高达 85%,位居国内前列,处于国际先进水平。随着学科影响力的增加,慕名而来的患者越来越多,使我们对疾病的认识更为深入、经验更为丰富,诊治水平也越来越高。

但是,软组织肉瘤毕竟是一种相对比较罕见的疾病,病情也相对复杂,目前国内还非常缺乏相关的专著,为了从理论水平上获得更高的提升,2015 年我们翻译出版了纪念斯隆-凯特琳癌症中心编写的第 1 版《软组织肉瘤诊疗学》。该书以该中心长达 30 多年时间,对超过 9000 例软组织肉瘤患者的诊治经验为基础,从软组织肉瘤疾病概论出发,系统地介绍了软组织肉瘤的自然病程及手术、放化疗等综合治疗,深入地对每一种病理类型肿瘤的组织学、遗传学和生物学特点以及诊断和治疗进行介绍和讨论。该书的翻译出版,填补了当时国内软组织肉瘤领域引进版专业书籍的空白。该书的翻译出版,让国内更多从事软组织肿瘤相关工作的医务人员踏上"巨人"的肩膀,登上更高的起点。

原作者基于近年软组织肉瘤综合诊治方面的最新进展和发现,对第 1 版进行了大量修订和增补,出版了第 2 版《软组织肉瘤诊疗学》。在中文版第 1 版发行5 年之际,我们有幸再次获得翻译权,复旦大学附属中山医院腹部软组织肿瘤多学科诊疗团队的各位专家以更加专业的精神参与到翻译工作中。希望通过我们的努力,给大家带来更加优质的学术享受。但由于时间紧迫,翻译中难免存在疏漏和不足,还望同仁们予以指正!

秦新裕

中华医学会外科学分会副主任委员

胃肠外科学组组长

上海医师协会普外科分会会长

中文版前言

复旦大学附属中山医院软组织肿瘤多学科诊疗团队成立 10 余年以来,对软组织肉瘤的诊治积累了丰富的经验。2015 年,鉴于当时国内各医疗团队对软组织肉瘤的诊治水平参差不齐,我们翻译了第 1 版《软组织肉瘤诊疗学》,把国外同行对软组织肉瘤的认知和规范化诊治理念介绍给大家。光阴荏苒,时间已过去 5 年余,其间对软组织肉瘤的发病机制、肿瘤微环境和分子生物学特征、病理组织学特征的研究不断深入,同时在软组织肉瘤的靶向治疗、免疫治疗方面也取得明显进展,编者们对第 1 版的内容进行了更新和补充,编写了第 2 版《软组织肉瘤诊疗学》。为积极传播和介绍软组织肉瘤诊治的先进理念,我们决定继续翻译第 2 版《软组织肉瘤诊疗学》,以提高国内医疗团队对软组织肉瘤的诊治水平,为患者带来新的福音。

软组织肉瘤病理亚型众多,对治疗反应的异质性明显,单中心的大规模临床研究实难开展,因而,对软组织肉瘤的诊疗应注重多中心合作,积极开展针对软组织肉瘤的手术、放射治疗、新辅助治疗等相关临床研究。即使是跨大西洋腹膜后肉瘤协作组(TARPSWG)这一国际性的组织,也在为这一罕见疾病的治疗增加新的证据及希望。同时,我们也呼吁国内从事软组织肉瘤诊疗的专家学者携手共进、积极开展多中心临床研究,在国际肉瘤界发出最强中国声音!

由于时间和水平所限,本书中难免有不当之处,期待读者对我们翻译中的不足提出宝贵意见。乘风破浪正当时,快马加鞭自奋蹄,吾辈自当勠力同心!

感谢大家对第 2 版《软组织肉瘤诊疗学》的支持和鼓励。

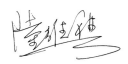

前　言

　　我们很久以前就想撰写一本关于软组织肉瘤诊疗的专著。纵观该领域的相关书籍,在着手启动编写本书之前,我们努力甄别哪些新元素的引入方能彰显本书的独到之处。

　　鉴于软组织肉瘤的各亚型都很罕见,目前,肉瘤诊疗的专著很少独立地对各个亚型分别进行讨论。布伦南(Brennan)博士于1982年创建的软组织肉瘤数据库是最大的单中心软组织肉瘤患者数据库,其对探索各亚型软组织肉瘤的患病率、发病年龄、生长部位等特征及其治疗和临床转归都是一份不可或缺的宝贵财富。几十年来,他的成就引领着其他肉瘤团队在各自医院、地区,甚至在全国范围内去建立软组织肉瘤的数据库。

　　在肉瘤的系统治疗研究中,已有相对充足的资源投入到特定药物疗效的Ⅱ期研究和回顾性分析中,但尚未获得一致性评价。回顾性分析的数据中不乏存在回忆偏倚和一些公认的缺陷,但我们仍尽可能收集这些数据并不断完善,对于一些罕见的肉瘤亚型的治疗,只能参考有限的个案报道。

　　自本书第1版出版以来,肿瘤基因组学和免疫治疗方面取得了令人瞩目的发展。过去5年肿瘤基因组学方面的进展令世界震惊。虽然基因突变研究尚未带来肉瘤亚型治疗的根本性改变,但正确应用此类检测可使诊断更为准确。2016年,基因重组T细胞已被用来治疗滑膜肉瘤和黏液/圆细胞脂肪肉瘤,我们正在研究如何将免疫检查点抑制剂用到软组织肉瘤的治疗中。

　　随着时间推移,有关肉瘤诊治临床经验的文章越来越多。对三四十年前治疗的患者再发肿瘤的深入探索,直接影响到我们对新发病例的处置。在过去的5年里,一些新药获准上市也同样影响肉瘤患者的治疗。研究者仍在收集以肉瘤亚型为基础的化疗反应数据,其将持续影响着我们对治疗策略的选择。

　　尽管一本书的出版之日即是过时之日,但肉瘤的治疗原则是不变的。希望我们的奉献能帮助临床医生对肉瘤进行更好的诊断、分类和治疗。终有一天,预防这些少见且高度异质性肿瘤的梦想将得以实现。

穆雷·F.布伦南

克里斯蒂娜·R.安东内斯库

卡勒德·M. 亚历克蒂尔

罗伯特·G.梅基

致　谢

编撰本书对所有的作者来说都是一个巨大的挑战。没有大家的帮助就没有这本书的完成。基于纪念斯隆－凯特琳癌症中心长达30年的数据库之外,我们还有幸获得了各方的大力支持,特别是来自从事病理、药物治疗、外科手术以及放射治疗领域同事的帮助。对于这样一个前瞻性的数据库进行收集和维护,要求那些专职数据管理者们每周进行定期总结和更新。

在我们总结一个包含10 000多例经治患者的数据库时,每个患者都有其独特的疾病特点,这对于数据库的建立和维护来说非常困难。为此,我们感谢那些患者,他们提供的病程相关信息使得我们可以根据这些数据为另一些尚未确诊患者的治疗提供有价值的参考。

如果没有Victoria Frohnhoefer女士的帮助,这本书就无法完成。她孜孜不倦地投身于该项目并一丝不苟地督导编者,使本书的出版能够最终实现,在此谨对她表示无尽的感激。

目　录

第1部分
简　介

第 1 章

总 论

1.1 引言

　　软组织肉瘤（soft tissue sarcoma, STS）是一组不常见的肿瘤，该名称由希腊词语"肉质赘生物"衍生而来。Galen（130—200）最早认为软组织肉瘤是一种癌性肿瘤，并建议应谨慎使用外科手术进行干预和治疗[1]。早期由Severinius（1580—1637）报道的黏液性脂肪肉瘤和 Morgagni（1682—1771）报道的腹膜后脂肪肉瘤均有历史记载[2]。Wardrop（1782—1869），一名曾就读于维也纳的爱丁堡外科医生，提出并介绍了"软癌"这一术语。Charles Bell（1772—1842）在其 1816 年出版的《外科观察》一书中首次使用了"软组织肉瘤"这一术语以便将这类肿瘤和癌区分开来[3]。1804 年，Abernethy 首次提出了肉瘤的分类。1838 年，Johannes Müller（1801—1858）则在分类中加入了硬纤维瘤这一术语[3]。1932 年，Stout（1885—1967）以一本开创性的专著描述了肉瘤的病理和诊治[4]。

　　纪念斯隆-凯特琳癌症中心（Memorial Sloan-Kettering Cancer Center, MSKCC）的 James Ewing（1866—1943）博士为肉瘤的描述和分类做出了重要贡献。Ewing 是康奈尔大学医学院的第一位病理学教授，并担任纪念斯隆-凯特琳癌症中心的临床主任。他在 33 岁（1899 年）时就成

为该纪念中心的病理学主任，在 1919 年出版了他的经典专著《肿瘤性疾病》第一版。基于软组织肉瘤细胞的形态学和组织发生来源，他在书中这样描述这类肿瘤："肉瘤是一种由结缔组织类型细胞组成的恶性肿瘤……"。Ewing 也是首批将起源于软组织的肿瘤分为良性和恶性的学者之一。Ewing 最被公认的贡献是 1920 年描述了用他名字命名的一类肿瘤[5]。

　　在纪念斯隆-凯特琳癌症中心的历史上，肉瘤具有重大贡献。1889 年，William Coley 在医院为 17 岁的 Elizabeth Dashiell 所患的肢体肉瘤进行了诊治。这位年轻的女性是 J.D. Rockefeller, Jr. 的朋友，在 1890 年 6 月死于该病，据说 Coley 就是因此而改变意愿决定研究肉瘤的。经历过此事之后，Rockefeller 开始为纪念斯隆-凯特琳癌症中心提供持续的经济支持和捐助。Coley 公认的贡献在于他首次尝试使用了 Coley 毒素，这在今天被我们称为免疫治疗。他观察到一位患者的肉瘤在术后感染了丹毒之后而得以治愈，然而现在无法明确他所提的这一病变是否是肉瘤。

　　同样是在纪念斯隆-凯特琳癌症中心，Stout 在 1944 年首次描述了脂肪肉瘤，1947 年，Ackerman 首次描述了软组织平滑肌肉瘤。1953 年，陆军病理研究所（armed forces institute of pathology, AFIP）出版的《肿瘤病理学图谱》列举

了 Stout 博士提出的肉瘤完整分类[6]。1948 年出版的《癌症》第一期杂志上 Fred W. Stewart 和 Norman Treves（图 1.1 和图 1.2）首次描述了一种经典的肉瘤综合征，即"Stewart–Treves 综合征"。Stewart 是 MSKCC 的病理学主席，而 Treves 是 MSKCC 乳腺诊疗部门的成员，两人描述了一种高度恶性的淋巴管肉瘤，该病发生于乳房切除术后出现慢性淋巴水肿的患者[7]。

1.2　发病率和患病率

很难确定美国软组织肉瘤的真实发病率。先前估计每年有 10 000~14 000 的新发病例，然而考虑到软组织肉瘤分型较难，统计时将肉瘤和其他疾病发生的转移以及胃肠间质瘤确诊病例的相应增长也一并包括在内，以上数据可能比实际数值要高。

现在估计[8]2016 年美国有 12 310 例新发病例，5330 例死亡。几乎可以肯定该数字被低估了，比如胃肠间质瘤（gastrointestinal stromal tumor, GIST）经常被按照胃肠道癌症统计，转移性肉瘤经常被按照部位而不是来源编码统计。随着被确诊的 GIST 数量增长，其中很多不存在转移或死亡的风险，肉瘤发病率的确切数据

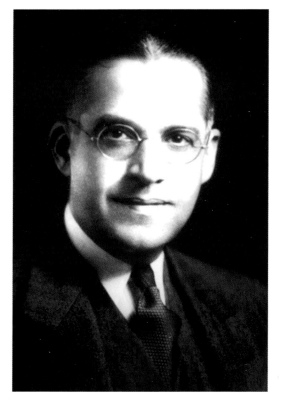

图 1.2　Norman Treves（1894—1964），纪念斯隆–凯特琳癌症中心乳腺外科医生，医学博士。(From: Brennan MF, Lewis JJ. Diagnosis and Management of Soft Tissue Sarcoma. London: Martin Dunitz Ltd., 1998.)

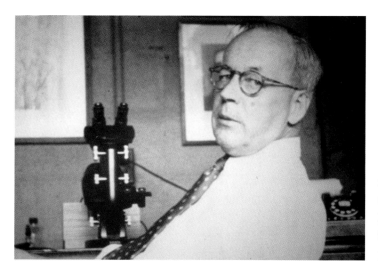

图 1.1　Fred W. Stewart（1894—1991），纪念斯隆–凯特琳癌症中心病理学家，医学和哲学双博士。(From: Brennan MF, Lewis JJ. Diagnosis and Management of Soft Tissue Sarcoma. London: Martin Dunitz Ltd., 1998.)

就更加难以估计。一项基于瑞典人群的研究[9]指出，其发病率为 14.5/1 000 000 和患病率为 129/1 000 000，由此可以推断美国每年至少有 4000 例新发 GIST。在超过 20% 的老年患者的尸检中可以发现<1cm 的 GIST。

儿童（出生至 14 岁）肉瘤患者的生存率从 20 世纪 70 年代中期的 61% 显著提升到 21 世纪前 10 年中期的 80%。在成人中按分期校正之后尚未发现此现象。

本书介绍的很多数据大多来自纪念斯隆-凯特琳癌症中心前瞻性研究资料的数据库，该数据库从 1982 年 7 月开始收录所有>16 岁入院患者的信息。对该数据库超过 10 000 例患者的一项回顾分析提示性别比分布均匀（图 1.3）。

发病部位的比例分布详见图 1.4，局限于肢体的发病部位比例分布详见图 1.5。而每一个独立章节都有相关组织学类型肿瘤的年龄和发病部位分布，且包含了足够多的病例数供统计。组织学类型的总体比例分布详见图 1.6。按部位分类的主要组织学类型分布详见图 1.7。

我们分别统计了恶性程度（图 1.8）、肿瘤位置（图 1.9）、原发肿瘤大小（图 1.10）等因素的比例分布，这些因素和预后的关系将在相关章节内进一步阐述。

我们对发生于肢体部位（包括上肢及下肢）的肿瘤进行了进一步的细分以统计其比例分布，详见图 1.11 和图 1.12。肢体原发肿瘤的大小是一项公认的预后相关指标，其比例分布详见图 1.13。

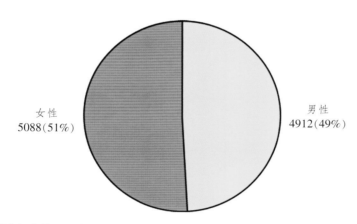

图 1.3　所有部位软组织肉瘤成年患者的性别分布。MSKCC 7/1/1982–5/31/2013，n=10 000。

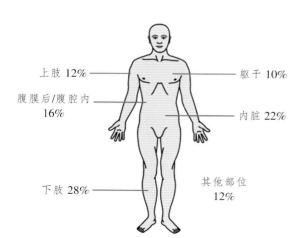

图 1.4　软组织肉瘤成年患者发病部位的比例分布。MSKCC 7/1/1982–5/31/2013，n=10 000。

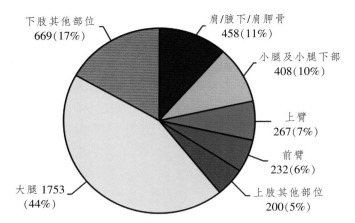

图 1.5   肢体软组织肉瘤成年患者发病部位的比例分布。MSKCC 7/1/1982–5/31/2013，n=3987。(With permission From：Brennan MF, et al. Lessons learned from the study of 10 000 patients with soft tissue sarcoma. Ann Surg 260 （3）:416–422,2014.)

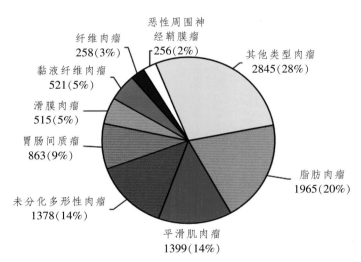

图 1.6   所有部位软组织肉瘤成年患者组织学类型的比例分布。MSKCC 7/1/1982–5/31/2013，n=10 000。

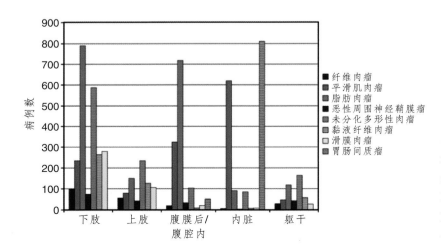

图 1.7   软组织肉瘤成年患者不同发病部位的主要组织学类型分布。MSKCC 7/1/1982 –5/31/2013，n=6536。(With permission from: Brennan MF, et al. Lessons learned from the study of 10 000 patients with soft tissue sarcoma. Ann Surg 260(3):416–422, 2014.)

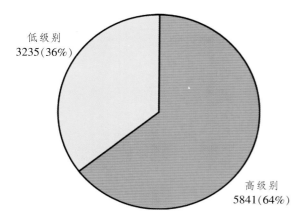

图1.8　所有部位软组织肉瘤(除外 GIST)成年患者按恶性程度的比例分布。MSKCC 7/1/1982–5/31/2013，n=9076。

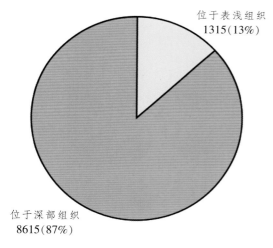

图1.9　软组织肉瘤成年患者原发病灶位置的比例分布。MSKCC 7/1/1982–5/31/2013，n=9930。

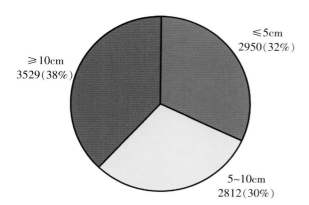

图1.10　所有部位软组织肉瘤成年患者原发病灶大小的比例分布。MSKCC 7/1/1982–5/31/2013，n=9291。

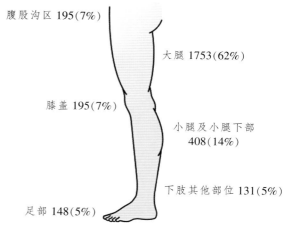

图1.11　下肢软组织肉瘤成年患者发病部位的比例分布。MSKCC 7/1/1982–5/31/2013，n=2830。

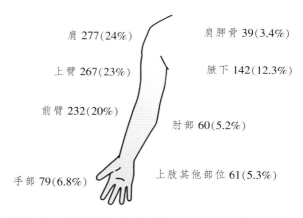

图1.12　上肢软组织肉瘤成年患者发病部位的比例分布。MSKCC 7/1/1982–5/31/2013，n=1157。

1.3　诱发因素和遗传因素

　　已经确定的诱发和遗传因素也包括以下一些疾病所具有的遗传易感性，如神经纤维瘤病(图1.14)、结肠家族性腺瘤性息肉病(familial adenomatous polyposis，FAP)、Li-Fraumeni 综合征以及视网膜母细胞瘤等，然而大多数软组织肉瘤并无明确病因。肉瘤的遗传易感性基因组有两类，第一类是特定基因发生改变(表1.1)，包含

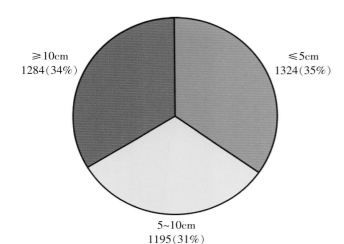

≥10cm
1284(34%)

≤5cm
1324(35%)

5~10cm
1195(31%)

图 1.13　肢体软组织肉瘤成年患者病灶大小的比例分布。MSKCC 7/1/1982–5/31/2013, n=3803。

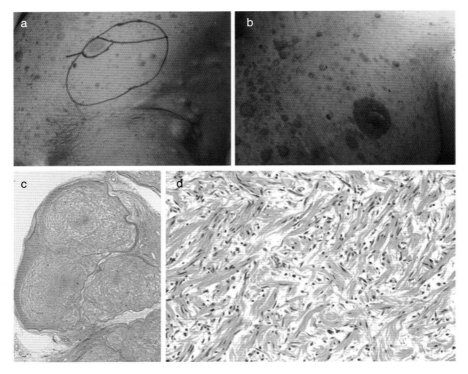

图 1.14　神经纤维瘤病——位于左腹壁的神经纤维瘤。(a,b)多发性神经纤维瘤和牛奶咖啡斑的大体外观。(c)低倍镜下全貌(HE 染色)。(d)高倍镜下表现。

融合基因和特定突变，例如胃肠间质瘤中的 *KIT* 或 *PDGFRA* 基因突变、硬纤维瘤中的 *APC* 基因缺失或 *CTNNB1* 基因突变等。尽管分子特征的进展正逐渐改变我们对许多癌症(包括肉瘤)的遗传学观念，然而大多数肉瘤的遗传学改变均无特异性，而这类非特异性改变往往复杂且种类众多，常表现为不同染色体的增加或缺失。第二类表现为发生 *TP53* 及 *RB1* 基因突变

表1.1 以软组织肉瘤及相关基因为代表的常见分子事件

肉瘤类型	基因改变	受影响基因	发生频率
腺泡状横纹肌肉瘤	t(2;13)(q35;q14)	PAX3-FOXO1A	70%
	t(1;13)(p36;q14)	PAX7-FOXO1A	15%
腺泡状软组织肉瘤	t(X;17)(p11.2;q25)	ASPSCR1-TFE3	>95%
血管瘤样纤维组织细胞瘤	t(2;22)(q34;q12)	EWSR1-CREB1	>90%
	t(12;22)(q13;q12)	EWSR1-ATF1	<5%
透明细胞肉瘤(软组织黑色素瘤)	t(12;22)(q13;q12)	EWSR1-ATF1	>90%
	t(2;22)(q34;q12)	EWSR1-CREB1	<5%
Ewing 样肉瘤	t(4;19)(q35;q13.1)	CIC-DUX4	unk
	t(10;19)(q26.3;q13.1)		
	inv(X)(p11.4;p11.22)	BCOR-CCNB3	unk
先天性(婴儿型)纤维肉瘤	t(12;15)(p13;q25)	ETV6-NTRK3	>80%
隆突性皮肤纤维肉瘤	t(17;22)(q22;q13)	COL1A1-PDGFB	>60%
硬纤维瘤(深部纤维瘤病)	CTNNB1 外显子 3 突变		>90%
	T41A		60%
	S45F		25%
	S45P,S45C		5%~10%
	APC 缺失		罕见,除外 FAP
促结缔组织增生性圆细胞肿瘤	t(11;22)(p13;q12)	WT1-EWSR1	>90%
子宫内膜间质肉瘤	t(7;17)(p15;q11)	JAZF1-SUZ12	>65%
	t(6;7)(p21;p15)	JAZF1-PHF1	unk
	t(6;10)(p21;p11)	EPC1-PHF1	unk
未分化子宫内膜肉瘤/"高级别子宫内膜间质肉瘤"	t(10;17)(q22;p13);其他基因改变	YWHAE-FAM22A/B,其他基因组分	unk
上皮样血管内皮瘤	t(1;3)(p36.3;q25)	WWTR1-CAMTA1	>90%
上皮样肉瘤(近端、远端)	INI1 失活[22(q11.2)]	hSNF5/INI1	>80%
骨外黏液样软骨肉瘤	t(9;22)(q22;q12)	EWSR1-NR4A3	>80%
	t(9;17)(q22;q11)	TAF15-NR4A3	unk
	t(9;15)(q22;q21)	TCF12-NR4A3	unk
尤文肉瘤/PNET[a]	t(11;22)(q24;q12)	EWSR1-FLI1	85%
	t(21;22)(q22;q12)	EWSR1-ERG	5%~10%
纤维黏液样肉瘤(Evans 瘤)	t(7;16)(q33;p11)	FUS-CREB3L2	>70%
	t(11;16)(p11;p11)	FUS-CREB3L1	<20%
硬化性上皮样纤维肉瘤	t(11;22)(p11;q12)	EWSR1-CREB3L1	60%
	t(7;22)(q33;q12)	EWSR1-CREB3L2	30%
	t(11;16)(p11;p11)	FUS-CREB3L1	10%
混合型硬化性上皮样纤维肉瘤/纤维黏液样肉瘤	t(7;16)(q33;p11)	FUS-CREB3L2	>95%

(待续)

表1.1(续)

肉瘤类型	基因改变	受影响基因	发生频率
胃肠间质瘤	4q	*KIT* 外显子 11 突变	65%
	4q	*KIT* 外显子 9 突变	10%
	4q	*PDGFRA* 突变	10%
		其他改变(如 *BRAF V600E*,*SDHA/B/C/D* 缺失)	15%
腱鞘巨细胞瘤	t(1;2)(p13;q37)	*COL6A3-CSF1*	>75%
血管球瘤(良性、恶性)	t(1;5)(p13;q32)	*MIR143-NOTCH2*	50
		MIR143-NOTCH3	9
		MIR143-NOTCH1	罕见
炎性肌纤维母细胞瘤[a]	t(2;19)(p23;p13.1)	*TPM4-ALK*	unk
	inv2(2)(p21;p23)	*EML4-ALD*	
	t(3;6)(q12;q22)	*TFG-ROS1*	
	t(1;2)(q22–23;p23)	*TPM3-ALK*	unk
肌上皮瘤	t(6;22)(p21;q12)	*EWSR1-POU5F1*	10%
	t(1;22)(q23;q12)	*EWSR1-PBX1*	5%
	t(1;16)(p34;p11)	*FUS-KLF17*	unk
黏液性/圆细胞脂肪肉瘤	t(12;16)(q13;p11)	*FUS-DDIT3*	>90%
	t(12;22)(q13;q12)	*EWSR1-DDIT3*	<5%
有 t(7;12)的周皮细胞瘤	t(7;12)(p22;q13)	*ACTB-GLI*	unk
肾外横纹肌样肿瘤	del 22(q11.2)	*hSNF5/INI1*	约 50%
滑膜肉瘤	t(X;18)(p11;q11)	*SS18-SSX1/SSX2*	>95%
		SS18-SSX4	<5%
分化良好的/去分化脂肪肉瘤	12q 扩增	*CDK4*,*MDM2*,其他基因	>80%

[a] 已知其他融合伙伴或变异;unk:未知;PNET:原始神经外胚层肿瘤。

或缺失的比例很高。已知 *TP53* 基因突变与 Li-Fraumeni 综合征有关[10]。除 *TP53* 基因外,在肉瘤中也可观察到调节 p53 活性的各种基因(如 *CDKN2A* 和 *HDM2*)发生了某些方面的改变。这些调控细胞周期的基因被认为和种系突变高发密切相关,如同在遗传性视网膜母细胞瘤中所看到的一样。也有人猜测其可能和软组织肉瘤的遗传易感因素有一定关联,如同在神经纤维瘤病[11]和家族性腺瘤性息肉病[12]中所观察到的一样。这些遗传变异被认为与这类患者在接受放疗后继发恶性肿瘤有关。

神经纤维瘤病患者的恶性肿瘤发病率很高,此类患者中有约 45%在一生中会发生恶性肿瘤[13]。视网膜母细胞瘤患者比正常人发生非眼部肿瘤的风险增加[14]。有文献回顾分析了 1506 例视网膜母细胞瘤患者,结果发现 211 例发生了第二肿瘤,其中 142 例生前未发现新的恶性肿瘤,有 28 例在中位 5~8 年时间内发生了第三肿瘤。由于这些继发肿瘤主要是软组织肉瘤,因此对于本书来说这是一个重要的发现。视网膜母细胞瘤患者治疗后发生第二肿瘤的相对风险具有放疗剂量依赖性,这也促使动脉内化疗成为视网膜母细胞瘤的首选治疗[15]。

家族性腺瘤性息肉病（FAP）患者常会发生位于腹腔内或腹壁的硬纤维瘤。虽然硬纤维瘤到底是良性还是恶性肿瘤仍有争议，但其确实具有低级别软组织肉瘤的生物学行为，可侵犯局部组织结构，并可能导致显著的致残及死亡风险。

放疗是软组织肉瘤的一种致病因素，但机制不明。因乳腺癌、前列腺癌、淋巴瘤、宫颈癌和儿童肿瘤等常见肿瘤而接受放疗的患者会增加继发软组织肉瘤和其他癌症的风险。这些软组织肉瘤通常发生在放疗野的边缘，这提示正常组织的不完全修复最终会导致恶性转化。目前尚不清楚到底是辐射这一独立因素即可导致肿瘤发生，还是辐射需要和遗传缺陷一起诱发肿瘤。约 20 年前我们回顾总结了辐射相关肉瘤的诊治经验[16]，结果提示这些肉瘤通常预后很差，而且往往起病时体积就已很大、恶性程度高。放疗后常见的继发软组织肉瘤类型为未分化多形性肉瘤（UPS，曾被称为"恶性纤维组织细胞瘤"）或黏液纤维肉瘤（见下文）、脉管肉瘤、骨肉瘤。这些患者极少发生低级别肿瘤或基因异位相关的肉瘤。我们必须更加关注这一事实，那就是随着放疗越来越多地被应用于乳腺导管原位癌或早期乳腺癌的首选治疗，可以预期未来辐射诱发的致命性肉瘤发病率会进一步增加。许多研究探讨了这类风险，结果发现放疗后 15 年软组织肉瘤的发病率接近 5/1000[17]。第二肿瘤的风险随着时间的推移而增加。来自 Scandinavian 的研究数据表明，接受放疗的患者比未放疗患者继发肉瘤的发病率明显增加，且大大超过预期。我们相关经验的最新研究报道也已发表[18]。辐射相关的肉瘤在第 16 章有更全面的描述。

自从我中心 Stewart 和 Treves 最早报道了淋巴水肿与软组织肉瘤发病之间的关系后，长久以来我们就一直对此抱有兴趣[7]。尽管淋巴水肿通常是和手术及放疗的范围相关，但淋巴水肿相关性肉瘤本身并非由辐射所诱发，因为其可以发生于肢体放疗野以外的淋巴水肿区域。慢性淋巴水肿也可发展成为这样的（淋巴）血管肉瘤，例如丝虫感染所致的慢性淋巴水肿[19]。

很难判断创伤是否是软组织肉瘤的一种致病因素，因为到底是肿瘤的存在引起人们注意到先前的外伤史，还是外伤本身引发肿瘤并不确定。硬纤维瘤在运动员中非常多见，该肿瘤的发生可能是因为损伤导致成纤维细胞的过度增生所引起的，但这尚未得到证实。

各种化学制剂早已被实验室用于在小鼠模型中诱发肉瘤，并已明确和软组织肉瘤的病因相关。考虑到越南战争期间使用的"橙剂"所含活性成分是二噁英，所以人们特别关注各种含有苯氧基乙酸的除草剂和肉瘤发生的相关性所引发的争议。二者间的关系尚无法证明，但这些数据至少提示化学试剂暴露与肉瘤之间具有相关性。目前已知化学致癌物与肝血管肉瘤的发生有关，尽管这种肿瘤非常罕见。氧化钍胶体、氯乙烯、三氧化二砷等均属于这类化学致癌物，但可能由于现在使用这些化学制剂越来越谨慎，故这类肿瘤越来越少见。

通过所获的相关数据[20]，目前认为 HIV 和 HHV8 感染与 Kaposi 肉瘤之间、放疗与软组织和骨肉瘤之间有很强的相关性，一些可推断的证据认为儿童疝和颅面部畸形（如唇裂）与尤文肉瘤相关，暴露于除草剂和氯酚的职业人群与软组织肉瘤相关，并且铁匠、工具匠或机械操作者等职业与骨肉瘤相关。更多类似相关性需要进一步的验证。

（陆维祺 闾晨涛 译 陆维祺 校）

参考文献

1. Long ER. History of pathology. Baltimore: Williams & Wilkins; 1928.
2. Morgagni JB. The seats and causes of disease investigated by anatomy. London: Millen & Cadell; 1769. letter 39.
3. Hajdu SI. Differential diagnosis of soft tissue and bone tumors. Philadelphia: Lea & Febiger; 1986.
4. Stout AP. Human cancer: etiologic factors, precancerous lesions growth, spread, symptoms, diagnosis, prognosis, principles of treatment. Philadelphia: Lea & Febiger; 1932.
5. Ewing J. Further report on endothelial myeloma. Proc N Y Pathol Soc. 1924;24:93–101.
6. Stout AP. Tumors of the soft tissues, atlas of tumor pathology. Washington, DC: Armed Forces Institute of Pathology; 1953.
7. Stewart FW, Treves N. Lymphangiosarcoma in postmastectomy lymphedema: a report of six cases of elephantiasis chirurgica. Cancer. 1948;1:64–81.
8. Siegel RL, Miller KD, Jemal A. Cancer statistics, 2016. CA Cancer J Clin. 2016;66:7–30.
9. Nilsson B, Bumming P, Meis-Kindblom JM, et al. Gastrointestinal stromal tumors: the incidence, prevalence, clinical course, and prognostication in the preimatinib mesylate era—a population-based study in western Sweden. Cancer. 2005;103:821–9.
10. Li FP, Fraumeni Jr JF. Soft-tissue sarcomas, breast cancer, and other neoplasms. A familial syndrome? Ann Intern Med. 1969;71:747–52.
11. D'Agostino AN, Soule EH, Miller RH. Sarcomas of the peripheral nerves and somatic soft tissues associated with multiple neurofibromatosis (Von Recklinghausen's disease). Cancer. 1963;16:1015–27.
12. Fraumeni Jr JF, Vogel CL, Easton JM. Sarcomas and multiple polyposis in a kindred. A genetic variety of hereditary polyposis? Arch Intern Med. 1968;121:57–61.
13. Sorensen SA, Mulvihill JJ, Nielsen A. Long-term follow-up of von Recklinghausen neurofibromatosis. Survival and malignant neoplasms. N Engl J Med. 1986;314:1010–5.
14. Abramson DH, Melson MR, Dunkel IJ, et al. Third (fourth and fifth) nonocular tumors in survivors of retinoblastoma. Ophthalmology. 2001;108:1868–76.
15. Abramson DH, Dunkel IJ, Brodie SE, et al. A phase I/II study of direct intraarterial (ophthalmic artery) chemotherapy with melphalan for intraocular retinoblastoma initial results. Ophthalmology 2008;115:1398–404.
16. Brady MS, Gaynor JJ, Brennan MF. Radiation-associated sarcoma of bone and soft tissue. Arch Surg. 1992;127:1379–85.
17. Kirova YM, Vilcoq JR, Asselain B, et al. Radiation-induced sarcomas after radiotherapy for breast carcinoma: a large-scale single-institution review. Cancer. 2005;104:856–63.
18. Gladdy RA, Qin LX, Moraco N, et al. Do radiation-associated soft tissue sarcomas have the same prognosis as sporadic soft tissue sarcomas? J Clin Oncol. 2010;28:2064–9.
19. Muller R, Hajdu SI, Brennan MF. Lymphangiosarcoma associated with chronic filarial lymphedema. Cancer. 1987;59:179–83.
20. Burningham Z, Hashibe M, Spector L, et al. The epidemiology of sarcoma. Clin Sarcoma Res. 2012;2:14.

第 2 章

自然病程:大小、部位和组织病理学的重要性

2.1　自然病程

软组织肉瘤的自然病程受原发肿瘤的部位、组织病理学和大小的高度影响。根据这些因素建立了多种预测患者预后的方法,而且,随着数据的积累越来越充分,可以为这种少见的肿瘤提供更为精细的分期和预测体系。

2.2　部位的影响

原发肿瘤的解剖部位是一个对疾病的结果具有决定性的因素,不同部位的肿瘤其局部复发风险显著不同(图 2.1)。原发腹膜后和腹腔的肿瘤局部复发风险高,而肢体原发的软组织肿瘤相对风险要低很多。但我们在考虑疾病特异性生存率时(图 2.2),已经明确的是,腹膜后病变的疾病特异性生存率与局部复发率相关,而原发于内脏器官的病变因为其局部复发相对少见,全身播散往往是导致死亡的原因。这强调了前瞻性、长期的数据库信息在决定这类肿瘤生物学特征和预后方面的价值。

2.3　分期

软组织肉瘤的分期一直在演变。大多数分期系统基于分级和是否存在转移。最初的分期系统基于 1977 年所收集的数据(图 2.3)。根据原发病灶的大小 <5cm 和 >5cm 分为 T1/T2。1992 年,根据是否存在淋巴结转移分为 N0/N1。

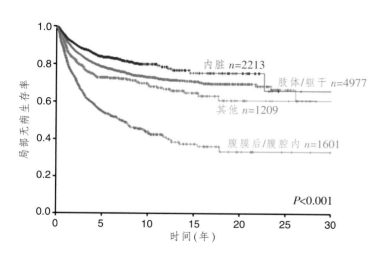

图 2.1　所有成年肉瘤患者根据不同部位的局部无病生存率。MSKCC 7/1/1982–5/31/2013 ,*n*=10 000。

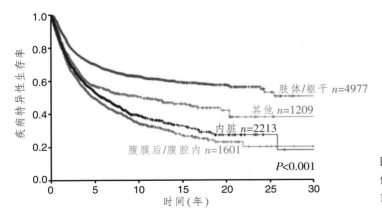

图 2.2 所有成人肉瘤患者，根据不同部位的疾病特异性生存率。MSKCC 7/1/1982–5/31/2013，*n*=10 000。

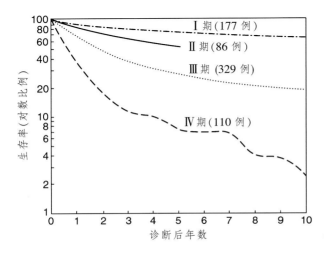

图 2.3 1977 年 AJCC 分期系统。(From: Russel Wo, et al. Cancer 40:1562–1570,1977.)

我们越来越清晰地认识到，当原发肿瘤非常小时，其预后比最初的美国癌症联合委员会（AJCC）分期系统所预期的预后要好。小的（<5cm）高级别肿瘤（图 2.4）局部无复发生存率（RFS）同低级别肿瘤相似。对于小的低级别肿瘤，其死于肉瘤本身的风险可以忽略不计，而对于小的高级别肿瘤其 10 年疾病特异性生存率约为 80%（图 2.5）[1]。已经表明，肿瘤的分级、深度和大小是决定预后的独立因素，大多数的预后系统在预测发生远处转移的风险时给予上述每种因素相等的风险权重。然而，在疾病初诊时，肿瘤分级的影响是最主要的，高级别肿瘤的患者更可能出现早期远处转移；反之，级别较低的大包块肿瘤，其复发风险随着时间的延长而逐渐增高（图 2.6）[2,3]。肿瘤早期转移是由肿瘤的分级所主导的。

伴有淋巴结转移患者的预后与伴其他部位转移患者的预后虽然相似，但不完全相同（图 2.7）。需要强调的是，在软组织肉瘤中淋巴结转移并不常见（表 2.1），总体发生率<5%，主要发生在那些具上皮样特征的肿瘤中。显然，仅限淋巴结转移并获得完整切除的患者，其预后优于有其他部位转移的患者（图 2.7）。

2000 年发表的一项研究比较了 3 种不同的分期系统[4]。作者发现，深度、肿瘤分级和大小是重要的预后指标，纳入这些标准有助于更好地判断哪些患者可能从全身治疗中获益。这一评价系统同肌肉骨骼肿瘤协会的研究[5]截然

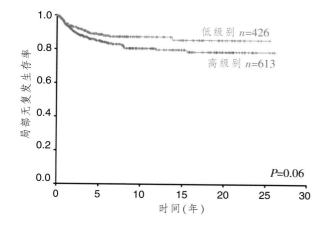

图 2.4　分级与局部无复发生存率的关系。肉瘤患者均为原发肢体且≤5cm。MSKCC 7/1/1982–5/31/2013，n=1039。

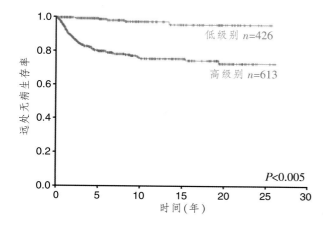

图 2.5　不同级别肉瘤患者的远处无病生存率。肉瘤均为原发肢体且≤5cm。MSKCC 7/1/1982–5/31/2013，n=1039。

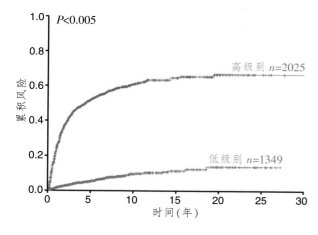

图 2.6　不同组织学分级的肢体原发肉瘤局部复发和远处转移的累积风险。MSKCC 7/1/1982–5/31/2013，n=3374。

不同，其所用的分期系统依据的是是否有室间外侵犯(它本身受到肿瘤大小的影响)。

我们数据中所有患者的疾病特异性生存率(表 2.2)提示年龄、部位、大小、肿瘤分级、单

纯淋巴结转移、单纯远处转移，不包括 N1M1，都是独立的生存预测因素(图 2.8)。所有分类条目中，局部无病生存率、无复发生存率、疾病特异性生存率见图 2.9。由于与肿瘤分级和原

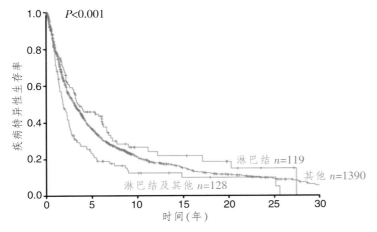

图 2.7 单独淋巴结转移、淋巴结伴其他部位转移或其他部位转移的疾病特异性生存率。MSKCC 7/1/1982–5/31/2013，n=1637。

表2.1 不同组织学类型肉瘤与淋巴结转移

组织学类型	淋巴结转移的例数/所有肉瘤患者			所有病灶的百分比%		
	Weingrad[a]	Mazeron[b]	本研究[c]	Weingrad	Mazeron	本研究
纤维肉瘤	55/1083	54/215	0/162	5.1	4.4	0
恶性纤维组织细胞瘤	1/30	84/823	8/316	3.3	10.2	2.6
未分化梭形细胞			0/42	–	0	–
横纹肌肉瘤（所有类型）	108/888	201/1354	–	12.2	14.8	–
横纹肌肉瘤（非胚胎型）	–	–	1/35	–	–	2.9
胚胎型横纹肌肉瘤			12/88			13.6
平滑肌肉瘤	10/94	21/524	9/328	10.6	4.0	2.7
恶性神经鞘膜瘤	0/60	3/476	2/96	0	0.6	2.1
脉管肉瘤	–	43/376	–	–	11.4	–
血管肉瘤			5/37			13.5
血管周细胞瘤	3/23		0/21	13.0		0
淋巴管肉瘤	–		1/4	–	–	25.0
骨肉瘤	20/327		0/11	6.1		0
软骨肉瘤	–		1/46	–	–	2.2
滑膜肉瘤	91/535	117/851	2/145	19.1	13.7	1.4
上皮样肉瘤	–	14/70	2/12	–	20	16.7
脂肪肉瘤	15/288	16/504	3/403	5.7	3.2	0.7
腺泡状软组织肉瘤	6/62	3/24	0/13	9.7	12.5	0
透明细胞肉瘤		11/40			27.5	
其他	11/125	–	0/27	8.8	–	0
总和	320/3515	567/5257	47/1772	9.1	10.8	2.6

Adapted from: Fong Y, Coit DG, Woodruff JM, Brennan MF. Ann Surg 218:72–77, 1993.

回顾了肉瘤淋巴结转移以往的研究和目前的研究。

[a] 改编自 Weingrad 和 Rosenberg 对 47 项研究的综述（Weingrad DN, et al. Surgery 1978;84:231–240）。

[b] 改编自 Mazeron 和 Suit 对 122 项研究的综述（Mazeron JJ, Suit HD. Cancer 1987;60:1800–1808）。

[c] 数据仅包含骨外骨肉瘤和软骨肉瘤。

表2.2　包括所有数据库患者的疾病特异性生存率的Cox比例风险回归分析

变量	分类	P 值	HR	HR 95% CI
年龄	<54.4 岁,≥54.4 岁(中位)	<0.001	0.749	0.641~0.874
性别	男,女	0.914	—	—
原发瘤解剖部位	其他部位,腹膜后和内脏,四肢	0.005	1.221	1.061~1.405
原发瘤大小(cm)	>15,>10~15,>5~10,<5	<0.001	1.198	1.106~1.299
深度	表浅,深部	0.166	—	—
分级	低级别,高级别	0.042	0.556	0.316~0.978
转移病灶	无,N1M0,N0M1,N1M1	<0.001		
	N0M0 对 N1M0	0.011	0.392	0.190~0.807
	N1M0 对 N0M1	<0.001	0.197	0.109~0.353
	N1M0 对 N1M1	0.613	—	—

With permission from: Maki RG, et al. Ann Surg Oncol. 2013 20(11):3377–83.
如果没有明确规定肿瘤的确切大小,则排除 10cm 以上的肿瘤。
HR:危险度;95% CI:95%可信区间;—:省略,因为没有统计学意义。

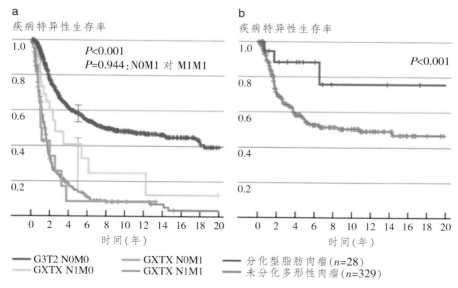

图 2.8　(a)疾病特异性生存率比较:原发软组织肉瘤 G3T2N0M0、GXTXN1M0、GXTXN1M1,n=1440(总数);
G3T2N0M0(n=1123)、GXTXN1M0(n=33)、GXTXN1M1(n=15)以及 GXTXN0M1(n=269);log rank,P<0.001。
GXTXN0M1 和 GXTXN1M1 患者比较,log rank,P=0.944,95%可信区间,两个最大的组在 5 年时区别明显,数量最小
的组之间由于事件量太少,差别没有意义。(b)四肢去分化脂肪肉瘤(28 例)与未分化多形性肉瘤(329 例)的疾病特
异性生存率比较;log rank,P<0.001。(With permission from: Maki RG,et al. Ann Surg Oncol. 2013 20 (11):3377–
3383.)

发肿瘤位置相比,"深度"在复发方面的影响作用更小,第 8 版 AJCC 分期手册中,"深度"不再作为分层因素。然而,在我们自己的分析中,疾病特异性生存率仍然受到肿瘤大小和深度影响(图 2.10 和表 2.2)。

肉瘤的组织分级历来主导着软组织肉瘤

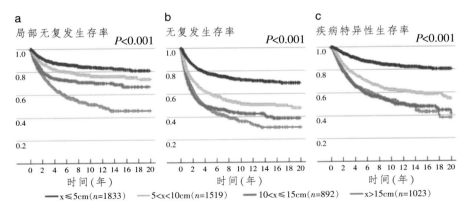

图2.9 局部无复发生存率(RFS)、无复发总生存率、疾病特异性生存率(DSS)根据肿瘤大小分类:≤5cm、5~10cm、10~15cm 和>15cm。(a)局部无复发生存率(原发瘤手术至首次局部复发的时间),n=5267,排除 75 例肿瘤大小未知的患者;log rank,P<0.001。(b)无复发生存率(原发瘤手术至首次局部复发或远处转移的时间),n=5267,排除 75 例肿瘤大小未知的患者;log rank,P<0.001。(c)疾病特异性生存率(原发瘤手术至疾病相关死亡时间),n=5267,排除 75 例肿瘤大小未知的患者;log rank,P<0.001。肿瘤大小为>10~15cm 和 >15cm 两组比较,log rank,P=0.91。(With permission from: Maki RG, et al. Ann Surg Oncol. 2013 20(11):3377–3383.)

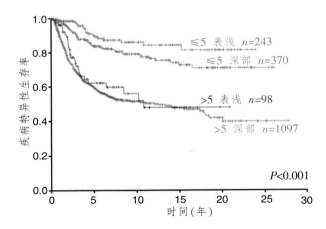

图2.10 不同大小和深度的肢体原发高级别肉瘤的疾病特异性生存率。MSKCC 7/1/1982–5/31/2013,n= 1808。

的预后。以前 AJCC 系统使用四级分级系统,但实际功用是二级系统,即 I 和 II 级笼统归为低级别,III 和 IV 级归为高级别。纪念斯隆-凯特琳癌症中心多年来一直使用二级系统,该系统对预后有较好的鉴别功能。分级不仅与分化程度相关,也和特定的组织学亚型、有丝分裂率、坏死程度相关。第 8 版 AJCC 分期系统仍然体现 FNCLCC 的三级系统,尽管 AJCC 系统在肢体和躯干肿瘤中仍使用二分法,把 G2 和 G3 定为高风险肿瘤。

法国联邦国家癌症中心(Fédération Nationale des Centres de Lutte Contre le Cancer, FNCLCC)分级系统是由三个不同参数所决定的,特别是肿瘤分化、核分裂象和肿瘤性坏死程度。每个参数给予评分,得出总分并用来分级。具体来说,分化程度分为 1~3 分,核分裂象分为 1~3 分,坏死程度分为 0~2 分,根据其相加的总分再分为 I 级(2 或 3 分)、II 级(4 或 5 分)和 III 级(6~8 分)。最令人鼓舞的尝试是确定了有丝分裂象的具体数值,如 1 分为每 10 个高倍视野核分裂象为 0~9 个，2 分为每 10 个高倍视野有丝分裂象为 10~19 个，3 分为每 10 个高倍视野有丝分裂象为 20 个或更多。第 2 项评分由组织学类型所决定，一些肉瘤根据其细胞亚型自动归类为高级别。这种分级的功能在于Ⅰ~Ⅱ级肿瘤是指特定的组织学类型下，每 10 个高倍视野少于 10 个有丝分裂，没有肿瘤坏死；而第Ⅲ级肿瘤分化差，每 10 个高倍视野大于 10 个有丝分裂，并有肿瘤坏死。所有其他的归为中间级别病变。

对于躯干、肢体、头部和颈部的单原发软组织肉瘤，局部无病生存率、无复发生存率和疾病特异性生存率见图 2.11。这些临床预后的不同，是根据不同解剖部位而制订软组织肉瘤分期系统的重要原因。随着越来越多的变量加入，分期系统将变得更加复杂，对新的评估工具，如列线图和贝叶斯网络的风险估测仍有争议（见下文）。原则上，单独的组织学分期系统应该提供最准确的预测。尽管很难达到准确预测，GIST 和横纹肌肉瘤在组织学特异的分期系统中是表现突出的两种组织学类型。对于腹膜后软组织肉瘤，第 8 版 AJCC 分期系统首次引用列线图来为分期提供帮助。

神经血管和骨侵犯为不良预后因素，但未包含在当前分期系统中。目前也在评估分子标志物对于预后的影响，但并不是传统的分期系统内容。KIT 或 PDGFRA 突变很可能会不断整合并编入将来的 GIST 分期系统，但在其他的软组织肉瘤中尚未发现有相应影响力的标志物。鉴于分子标志物在定义多种类型软组织肉瘤的特征中的重要作用，将在后续组织特异性的章节中讨论分子标志物。

2.4　腹膜后和内脏器官肉瘤分期

如上所述，必须强调的是，迄今没有适当的分期系统可用于腹膜后或内脏器官的肉瘤，这也是第 8 版 AJCC 分期系统做出改变的动力。以多家大机构间建立和验证的列线图为基础，该分期系统采用了列线图来给腹膜后肉瘤（retroperitoneal sarcoma, RPS）分期。除此以外，还有内脏软组织肉瘤的单独分期系统。

这些列线图数据突出显示了这样的情况，巨大而低级别的肿瘤往往死于局部复发，而内脏器官的肉瘤通常死于全身播散。由于腹膜后

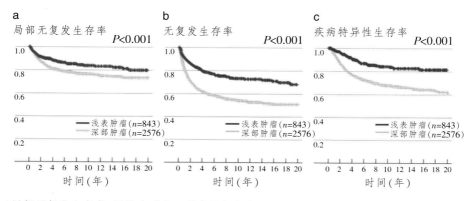

图 2.11　(a) 局部无复发生存率（原发瘤手术至首次局部复发的时间，仅躯干、肢体、头颈部原发病灶），*n*=3419，排除 6 例肿瘤大小未知的患者。(b) 无复发生存率（原发瘤手术至首次局部复发或远处转移的时间，仅躯干、肢体、头颈部原发病灶），*n*=3419，排除 6 例肿瘤大小未知的患者。(c) 疾病特异性生存率（原发瘤手术至疾病相关死亡时间，仅躯干、肢体、头颈部原发病灶），*n*=3419，排除 6 例肿瘤大小未知的患者。(With permission from: Maki RG, et al. Ann Surg Oncol. 2013 20(11): 3377-3383.)

肉瘤首次切除是否充分是影响预后的首要因素,因此治疗策略的选择具有重要意义。没有做到肉眼上的完整切除,无论肿瘤级别如何,所有患者均会复发。只有肿瘤获得完整切除,肿瘤级别才成为一个预后因素,即将其描述为高级别完整切除的肿瘤。这个发现和事实一致,很多高级别的病灶有全身播散的风险。

我们描述了影响原发性腹膜后肿瘤患者预后的因素[6]。局部无复发生存率见表2.3。远处无转移生存率见表2.4。重要的转移部位包括肺和肝。一旦发生转移,生存率很差,中位生存期为 13 个月(图 2.12)。必须强调,虽然腹膜后肉瘤复发非常普遍,但复发可以较晚发生,很多患者有机会获得再次切除,从而延长其生存期(图 2.2 和图 2.1)。随着局部复发次数增加,完全手术切除率逐步下降(图 2.13)。如果对接受完整切除的患者进行疾病特异性生存率的多变量分析发现,影响总生存率的重要因素包括肿瘤的组织分级和大小(表 2.5)。这些数据和其他数据对第 8 版 AJCC 肉瘤分期系统修订具有直接影响。

表2.3　可切除的原发腹膜后肉瘤患者的局部无复发生存率分析

	例数	P 值*(单因素)	P值(多因素)	相对风险[a](95% CI)
性别		0.06		
男性	140			
女性	91			
年龄		0.9		
>50 岁	156			
<50 岁	75			
分级		0.05		
高级别	134		0.01	2.1(1.2~3.4)
低级别	97			
大小		0.07		
>10cm	170			
≤10cm	59			
组织学亚型		0.02		
脂肪肉瘤	109		0.01	2.6(1.5~4.6)
其他	58			
平滑肌肉瘤	48			
纤维肉瘤	16			
手术切缘		0.2		
镜下和大体切缘均阴性	136			
镜下阳性、大体切缘阴性	49			
镜下和大体切缘均阳性	46			

95% CI:95%可信区间。

From:Lewis JJ,Leung D,Woodruff JM,Brennan MF. Ann Surg 228:355-365,1998.

* 单因素 P 值指不同因素中两个不同组别间经 log rank 检验有无统计学意义的 P 值。

[a] 相同因素下,与其他类型比较的相对风险。

表2.4　可切除的原发腹膜后肉瘤患者的远处无转移生存率分析

例数	例数	P 值*（单因素）	P值（多因素）	相对风险ª（95% CI）
性别		0.8		
男性	140			
女性	91			
年龄		0.8		
>50 岁	156			
<50 岁	75			
分级		0.01		
高级别	134		0.01	5.0(1.7~15)
低级别	97			
大小		0.06		
>10cm	170			
≤10cm	59			
组织学亚型		0.01		
脂肪肉瘤	109		0.01	0.2(0.07~0.7)
其他	58			
平滑肌肉瘤	48			
纤维肉瘤	16			
手术切缘		0.01		
镜下和大体切缘均阴性	136			
镜下阳性、大体切缘阴性	49			
镜下和大体切缘均阳性	46		0.01	3.9(1.6~9.5)

95% CI:95%可信区间。

From:Lewis JJ,Leung D,Woodruff JM,Brennan MF. Ann Surg 228:355–365,1998.

* 单因素 P 值指不同因素中两个不同组别间经 log rank 检验有无统计学意义的 P 值。

ª 相同因素下,与其他类型比较的相对风险。

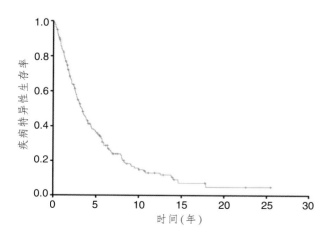

图2.12　腹膜后肉瘤患者在 MSKCC 经过手术(n=899)后发生转移(n=196)的疾病特异性生存率。MSKCC 7/1/1982–5/31/2013。

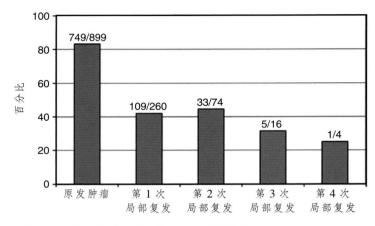

图 2.13 首次手术和复发后再手术的完全手术切除率。MSKCC 7/1/1982–5/31/2013。

表2.5 原发腹膜后肉瘤患者的疾病特异性生存率分析

	例数	P 值* (单因素)	P值(多因素)	相对风险[a] (95% CI)
性别		0.6		
男性	170			
女性	108			
年龄		0.08		
>50 岁	183			
<50 岁	95			
分级		0.001		
高级别	168			
低级别	119		0.001	3.2(2.0~5.0)
大小		0.2		
>10cm	196			
≤10cm	170		0.002	1.7(1.1~2.7)
组织学亚型		0.08		
脂肪肉瘤	116			
其他	87			
平滑肌肉瘤	109			
纤维肉瘤	22			
手术切缘		0.01		
镜下和大体切缘均阴性	136			
镜下阳性、大体切缘阴性	49		0.001	4.7(2.9~7.5)
镜下和大体切缘均阳性	46		0.001	4.0(2.5~6.5)

From：Lewis JJ，Leung D，Woodruff JM，Brennan MF. Ann Surg 228：355–365，1998.

* 单因素 P 值指不同因素中两个不同组别间经 log rank 检验有无统计学意义的 P 值。

[a] 相同因素下，与其他类型比较的相对风险。

2.5　肢体和浅表软组织肉瘤的预后因素

我们已发表了一项针对 1982—1994 年间经治疗的、超过 1000 例肢体软组织肉瘤患者的单中心研究报告[7]。在该篇分析中，对患者、肿瘤、病理学因素等均分别进行了单因素和多因素分析，以更好地明确与局部复发、转移复发、肉瘤特异性死亡和转移后生存率有关的预后因素。已发现的预后因素如表 2.6 中所示。多因素分析明确显示，患者的年龄>50 岁、复发患者、首次术后切缘阳性、纤维肉瘤或恶性外周神经瘤等亚型均预示有更高的局部复发风险。

肢体肉瘤的局部复发率非依赖于肿瘤分级，如图 2.14 所示。其总体局部复发约为 25%。肿瘤大小与局部复发的关系如图 2.15，强调了无论是低级别（图 2.16）或是高级别（图 2.17），随着肿瘤的增大，其局部复发率也增加。

2.6　肿瘤特异性生存率

影响肢体原发软组织肉瘤肿瘤特异性生存率或死亡率的因素有：肿瘤部位、组织学分级、大小、切缘阳性、局部复发等，如表 2.6 所示。以上这些指标中多数因素并非彼此独立，而是相互关联和影响的。例如，随着肿瘤大小的增加，肿瘤特异性死亡率也增加（图 2.18）。

表2.6　肢体软组织肉瘤的预后因素——显著不良预后因素汇总

局部复发	远处复发	转移后生存率	转移后疾病特异性生存率
局部复发	高级别	大小>10cm	高级别
阳性切缘	大小>5cm		大小>10cm
恶性神经鞘膜瘤	大小>10cm		位于深部
年龄>50 岁	位于深部		阳性切缘
	局部复发		局部复发
			下肢部位
			恶性神经鞘膜瘤
			平滑肌肉瘤

MSKCC 1982–1994，*n*=1041。

Adapted from：Pisters P，Leung D，Woodruff J，Shi W，Brennan MF. J Clin Oncol 14：1679–1689，1996.

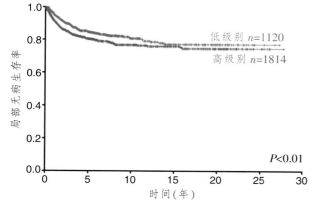

图 2.14　所有肢体原发肉瘤不同组织学分级的局部无病生存率。MSKCC 7/1/1982–5/31/2013，*n*=2934。

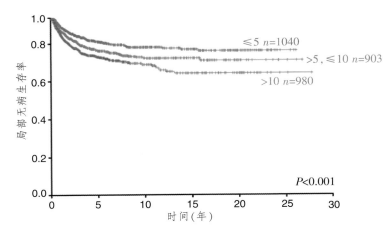

图 2.15　不同大小的肢体原发肉瘤的局部无病生存率。MSKCC 7/1/1982–5/31/2013，n=2923。

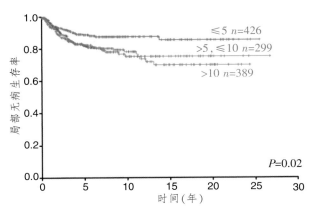

图 2.16　不同大小的肢体原发低级别肉瘤的局部无病生存率。MSKCC 7/1/1982–5/31/2013，n=1114。

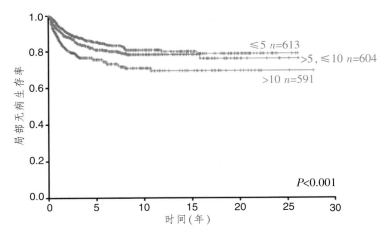

图 2.17　不同大小的肢体原发高级别肉瘤的局部无病生存率。MSKCC 7/1/1982–5/31/2013，n=1808。

2.7　肢体肉瘤局部复发后的生存相关预后因素

　　我们已明确了复发患者的预后因素[8]。我们发现患者的中位局部复发时间为 19 个月，其中 65% 的患者在 2 年内复发，90% 的患者将在 4 年内复发。肉瘤从低级别发展到高级别的现象并不常见，复发后疾病特异性生存率的独立预测因素为：肿瘤为高级别、局部复发肿瘤的

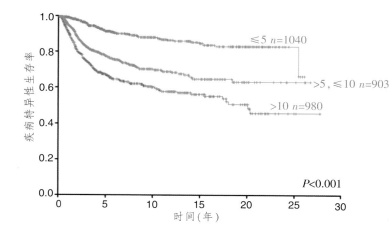

图 2.18　不同大小的所有肢体原发肉瘤的疾病特异性生存率。MSKCC 7/1/1982–5/31/2013，$n=2923$。

大小、无复发间隔时间的长短。患者 16 个月内局部复发的肿瘤>5cm，其肿瘤特异性生存率为 18%；与之相比，超过 16 个月的局部复发肿瘤如≤5cm，其 4 年的肿瘤特异性生存率高达 81%。这些数据如图 2.19 和图 2.20 所示。

2.8　AJCC 分期

第 8 版 AJCC 软组织肉瘤分期系统在以前版本的基础上扩展，更强调了部位特异性分期。例如，根据以前版本的分期手册，由于所有腹膜后肿瘤都是深部的，表浅和深部的命名是无意义的，因此该内容从第 8 版的分期系统中移除。我们将强调四肢和躯干肿瘤的分期，最常见的原发部位，并参考分期手册，以更详细地讨论其他解剖部位，其他部位的分期与四肢、躯干肿瘤不同。

硬纤维瘤和 Kaposi 肉瘤仍然被排除在分期系统之外，由于它们的生物学特性与其他软组织肉瘤不同。淋巴结病灶，包括在旧版本的Ⅳ期，在第 7 和第 8 版中被认为是Ⅲb 期，尽管淋巴结和其他部位转移的患者之间的结果差别很小（图 2.7）。这种重新分类强调了通过进一步的治疗，通常是手术切除，有能力治愈一些有淋巴结转移的患者。表 2.7 定义了四肢和躯干原发肿瘤的解剖分期和预后分组。预后分

组根据 T 分期定义划分，≤5cm（T1）、>5~10cm（T2）、>10~15cm（T3）和>15cm（T4），这与我们以前显示的>5cm 的原发肿瘤转移和复发的概率持续增加的数据一致[9]（图 2.21 和图 2.22）。比较 T3 和 T4 肿瘤的局部复发风险，T4 明显高于 T3 肿瘤，但转移潜能趋于稳定，T3 和 T4 肿瘤的转移潜力相似。值得注意的是，四肢浅表性病变>5cm 者少见（<1%）。在可能的情况下，大小应该记录为三维的数据，因为未来的工作将依据肿瘤体积来判断复发转移风险（图 2.23）。

2.9　预后因素：列线图

对于一个特定的患者，列线图可提供更为特异的预后信息，但目前仅适用于少数几种组织学类型及其亚型，如脂肪肉瘤和 GIST，对于特殊的解剖部位同样如此，比如腹膜后。

列线图是一种用图形来表示的数学模型，对于经特殊治疗后的患者，根据其患者特异性协变量可以预测其预后。列线图通常表示的是随着时间的变化某些特殊事件发生的概率，如局部复发或生存等。它们需要建立在一个大型的数据库基础上，其中包含有足够数量的阳性和阴性事件，并有足够长的随访时间。我们积极地参与建立预测肉瘤预后的列线图。基于我们拥有已知预后的患者人群、已知的风险因素

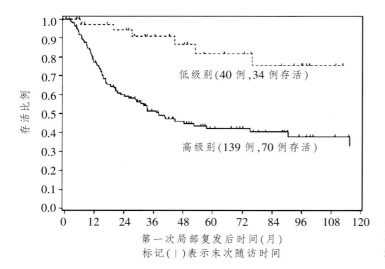

图 2.19　不同级别肢体原发肉瘤从局部复发开始随访的疾病特异性生存率。(From：Eilber FC，Brennan MF，Riedel E，et al. Ann Surg Oncol 12：228–236，2005.)

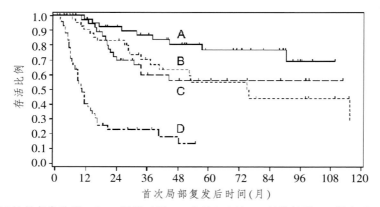

—— A)局部复发肿瘤≤5cm，间隔时间>16 个月(46 例，11 例低级别，37 例存活)，4 年 DSS=81%
---- B)局部复发肿瘤>5cm，间隔时间>16 个月(44 例，13 例低级别，27 例存活)，4 年 DSS=63%
--- C)局部复发肿瘤≤5cm，间隔时间≤16 个月(45 例，12 例低级别，29 例存活)，4 年 DSS=57%
--- D)局部复发肿瘤>5cm，间隔时间≤16 个月(44 例，0 例低级别，11 例存活)，4 年 DSS=18%

标记(∣)代表末次随访时间

图 2.20　肢体肉瘤按局部无复发间隔和局部复发肿瘤大小分层的疾病特异性生存率。(From：Eilber FC，Brennan MF，Riedel E，et al. Ann Surg Oncol 12：228–236，2005.)

和经筛选得到的协变量，我们足以构建这样有意义的列线图模型。

　　我们最初尝试的列线图是预测术后 12 年所出现的肿瘤特异性死亡率[10]。在那项研究中，我们显然可以利用大型数据库来预测患者的结局。但由于仅纤维肉瘤、脂肪肉瘤、平滑肌肉瘤、滑膜肉瘤、未分化多形性肉瘤(UPS)和恶性外周神经鞘瘤(MPNST)6 种肉瘤有充足的数据资料，因此可通过列线图预测其临床结局。阻碍列线图更好推广的其他因素还包括对不同亚型脂肪肉瘤不同复发风险或死亡风险认知的提高，也认识到黏液纤维肉瘤是一种与恶性

表2.7　第8版AJCC肢体和躯干肉瘤的分期系统（2017年出版）

T分期	T分期标准
原发肿瘤定义（T）	
TX	原发肿瘤无法评估
T0	未见原发肿瘤
T1	T≤5cm
T2	5cm<T≤10cm
T3	10cm<T≤15cm
T4	T>15cm
N分期	N分期标准
局部淋巴结定义（N）	
NX	局部淋巴结无法评估
N0	无局部淋巴结转移
N1	局部淋巴结转移
M分期	M分期标准
远处转移定义（M）	
M0	无远处转移
M1	远处转移
G	G定义
分级定义（G）	
GX	分级无法评估
G1	分级1
G2	分级2
G3	分级3

Modified from Amin,M.B.,Edge,S.,Greene,F.L.,et al.(Eds.)(2017)AJCC Cancer Staging Manual.

为第8版提交：

Ⅰa期：T1；N0；M0；G1；GX

Ⅰb期：T2；T3；T4；N0；M0；G1；GX

Ⅱ期：T1；N0；M0；G2；G3

Ⅲa期：T2；N0；M0；G2；G3

Ⅲb期：T3；T4；N0；M0；G2；G3；任何T：N1；M0；任何G

Ⅳ期：任何T；任何N；M1；任何G

纤维组织细胞瘤或现在所称的多形性未分化肉瘤不同的特殊亚型[10]。这个最初的肉瘤列线图已进一步通过另一个独立的数据库[11]和其他学者[12]得以验证。

由于脂肪肉瘤有多种亚型，因此我们开发了一个脂肪肉瘤专用的肿瘤特异性生存列线图[13]。我们将根据肿瘤部位或组织类型进一步开发相关的特异性列线图，而且这种列线图还可按时间顺序进行调整，并有可能进一步增加其他生物学变量。我们将进一步建立有关局部复发后肉瘤特异性死亡率的列线图[14]。

列线图的应用已扩展于其他特定的软组织肉瘤亚型。列线图已用于描述未行放疗的软组织肉瘤的局部复发，这将有望帮助挑选出合适的患者，进行更周密的放射治疗检查[15]。最近，特异性针对子宫平滑肌肉瘤的列线图已建立[16]。针对硬纤维瘤的一项重要列线图现已建立，显示了肿瘤大小、部位和年龄的重要性，而显微镜下的切缘并非重要[17]。

列线图有可能成为一种评估疗效的工具。如我们的研究显示了以异环磷酰胺为基础的化疗对成年型滑膜肉瘤的有效性[18]，虽然这一结论仍需要经过随机试验进行验证。类似的列线图可用于预测所有组织类型肉瘤和硬纤维瘤的局部复发风险，其将成为患者管理的有用工具。

为获得更好的临床预后，可选择的方法是建立贝叶斯网络[19]，其中可以确定预测生存和复发的主要因素。这些网络还可以识别网络内部主要的或依赖的关系。

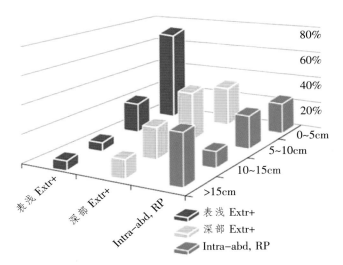

图 2.21　表浅或深部按不同大小分类的发病概率。所有腹腔内、腹膜后和内脏肿瘤都是深部的，并且被分别标注。每种肿瘤类别根据大小显示百分数。Extr +=肢体和头、颈部；Intra-abd，RP=腹腔内、腹膜后和内脏器官。(With permission from：Maki RG，et al. Ann Surg Oncol. 2013，20（11）：3377-3383.)

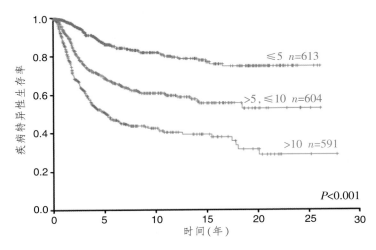

图 2.22　不同大小的肢体原发高级别肉瘤的疾病特异性生存率。MSKCC 7/1/1982-5/31/2013，n =1808。（With permission from：Brennan MF，et al. Ann Surg 260（3）：416-422，2014.)

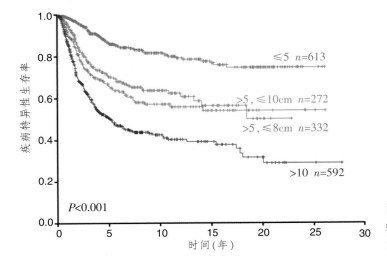

图 2.23　不同大小的肢体原发高级别肉瘤的疾病特异性生存率。MSKCC 7/1/1982-5/31/2013，n =1809。

（周宇红　王志明　译　刘文帅　校）

参考文献

1. Geer RJ, Woodruff J, Casper ES, et al. Management of small soft-tissue sarcoma of the extremity in adults. Arch Surg. 1992;127:1285–9.
2. Grosso F, Sanfilippo R, Virdis E, et al. Trabectedin in myxoid liposarcomas (MLS): a long-term analysis of a single-institution series. Ann Oncol. 2009;20:1439–44.
3. De Wever I, Dal Cin P, Fletcher CD, et al. Cytogenetic, clinical, and morphologic correlations in 78 cases of fibromatosis: a report from the CHAMP Study Group. Chromosomes and morphology. Mod Pathol. 2000;13:1080–5.
4. Wunder JS, Healey JH, Davis AM, et al. A comparison of staging systems for localized extremity soft tissue sarcoma. Cancer. 2000;88:2721–30.
5. Wolf RE, Enneking WF. The staging and surgery of musculoskeletal neoplasms. Orthop Clin North Am. 1996;27:473–81.
6. Lewis JJ, Leung D, Woodruff JM, et al. Retroperitoneal soft-tissue sarcoma: analysis of 500 patients treated and followed at a single institution. Ann Surg. 1998;228:355–65.
7. Pisters PW, Leung DH, Woodruff J, et al. Analysis of prognostic factors in 1,041 patients with localized soft tissue sarcomas of the extremities. J Clin Oncol. 1996;14:1679–89.
8. Eilber FC, Brennan MF, Riedel E, et al. Prognostic factors for survival in patients with locally recurrent extremity soft tissue sarcomas. Ann Surg Oncol. 2005;12:228–36.
9. Maki RG, Moraco N, Antonescu CR, et al. Toward better soft tissue sarcoma staging: building on American Joint Committee on Cancer Staging Systems versions 6 and 7. Ann Surg Oncol. 2013;20:3377–83.
10. Kattan MW, Leung DH, Brennan MF. Postoperative nomogram for 12-year sarcoma-specific death. J Clin Oncol. 2002;20:791–6.
11. Eilber FC, Brennan MF, Eilber FR, et al. Validation of the postoperative nomogram for 12-year sarcoma-specific mortality. Cancer. 2004;101:2270–5.
12. Mariani L, Miceli R, Kattan MW, et al. Validation and adaptation of a nomogram for predicting the survival of patients with extremity soft tissue sarcoma using a three-grade system. Cancer. 2005;103:402–8.
13. Dalal KM, Kattan MW, Antonescu CR, et al. Subtype specific prognostic nomogram for patients with primary liposarcoma of the retroperitoneum, extremity, or trunk. Ann Surg. 2006;244:381–91.
14. Kattan MW, Heller G, Brennan MF. A competing-risks nomogram for sarcoma-specific death following local recurrence. Stat Med. 2003;22:3515–25.
15. Cahlon O, Brennan MF, Jia X, et al. A postoperative nomogram for local recurrence risk in extremity soft tissue sarcomas after limb-sparing surgery without adjuvant radiation. Ann Surg. 2012;255:343–7.
16. Zivanovic O, Jacks LM, Iasonos A, et al. A nomogram to predict postresection 5-year overall survival for patients with uterine leiomyosarcoma. Cancer. 2012;118:660–9.
17. Crago AM, Denton B, Salas S, et al. A prognostic nomogram for prediction of recurrence in desmoid fibromatosis. Ann Surg. 2013;258:347–53.
18. Canter RJ, Qin LX, Maki RG, et al. A synovial sarcoma-specific preoperative nomogram supports a survival benefit to ifosfamide-based chemotherapy and improves risk stratification for patients. Clin Cancer Res. 2008;14:8191–7.
19. Forsberg JA, Healey JH, Brennan MF. A probabilistic analysis of completely excised high-grade soft tissue sarcomas of the extremity: an application of a Bayesian belief network. Ann Surg Oncol. 2012;19:2992–3001.

第 3 章

外科手术、化疗、放疗及免疫治疗疗效概述

3.1 首次手术范围

手术切除是原发性软组织肉瘤的主要治疗手段。手术切除的临床目标为切缘阴性,最好是从肿瘤大体的确切边缘再向外延伸 2cm,但实际常受重要神经血管和骨性结构的限制。大多数软组织肉瘤并不会侵犯骨骼,除非骨骼本身存在旧伤或者肿瘤组织含有上皮样成分,如滑膜肉瘤。

当重要动脉或神经受累时,需针对如下问题做出判定:鉴于大多数情况下切除的血管组织均为阴性结果,术中是否有必要为了如此低的血管累及率而去实施相应的血管切除术,哪

怕只是因为肿瘤病灶和动脉非常接近。但在切除重要静脉方面,我们的指征则相对宽松,且通常不再重建血管。下腔静脉在切除后可不予置换,术后仍可保留良好的功能[1,2]。大多数软组织肉瘤不会侵犯动脉结构,但如果确实出现了这种情况,则仍可实施局限性切除。然而,动脉侵犯与否几乎不会成为影响预后的首要决定因素,手术切除的完整性常会受到其他次要因素的制约。腹膜后的血管结构可被低级别的脂肪肉瘤包绕(图 3.1),也常累及输尿管。在这种情况下,必须就功能保留与术后残留或复发做出判断。当软组织肿瘤紧贴骨膜时,在不会进一步损伤骨皮质的前提下,我们会放宽指征切除受累骨膜。这么做可能会削弱骨强度并增加骨

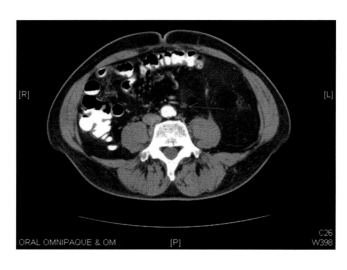

图 3.1 CT 影像显示低级别的脂肪肉瘤包绕肠系膜上血管和肠系膜下血管,绿色箭头指向包绕的肠系膜动脉。

折的风险,尤其是对于那些接受辅助放疗的患者(表 3.1)。

肢体肿瘤能进行的最大范围手术是截肢术。目前已很少采用该术式,因为无论联合或不联合辅助放疗,大多数肢体肉瘤均可实施保肢手术。本中心的经验数据表明(图 3.2),20 世纪 60 年代后期和 70 年代截肢手术的比例占 50%,而现在已不到 10%。但某些情况下仍有必要进行截肢,这点很重要。对于巨大的低级别肿瘤患者,若尚无转移迹象,且临床表现为蕈伞状病变或肢体剧烈疼痛时,截肢手术可挽救生命。

对于扩大手术范围以切除更多(尤其是腹内)脏器能否使患者获益,我们展开了研究。目前尚未证实患者可以从中获益,因为软组织肉瘤很少侵犯肾实质,除非该部位之前曾做过手术。在肿瘤附着于肾包膜的情况下,则可切除肾包膜以期获得满意的手术切缘[3]。如果仅因肿瘤的某一边缘紧邻某个器官就行相应的脏器切除术以期获得满意切缘,而在肿瘤的另一侧却因受限而无法获得阴性切缘的话,那么这么做就没有任何意义,尤其还应考虑到肉瘤的局部复发风险本身就已很高。腹膜后肿瘤易致肠道受压移位,通常可予保留而不切除;但如果出现术后复发,则常有肠管浆膜面的粘连和

表3.1　肢体软组织肉瘤放疗后发生骨折的风险

	病例数	放疗类型	骨折发生率
MSKCC[33]	369	近距离放疗	4%
佛罗里达大学[76]	285	术前放疗	4%
美国国家癌症研究所[77]	145	术后放疗	6%
玛格丽特公主医院[80]	364	术前及术后放疗	6%

MSKCC:纪念斯隆-凯特琳癌症中心。

侵犯,此时若不行肠道切除术将更难以处理肿瘤。其他研究者[4-6]强烈主张扩大切除范围。Gronchi 教授、Bonvalot 教授及其同事也主张更大范围的切除。在一项 288 例患者的研究中[7],尽管总体生存率没有变化,但作者却认为更大范围、更充分的内脏切除能降低局部复发。有趣的是,在较少出现局部复发的后一组中却更多地出现了转移。遗憾的是,任何回顾性研究都回答不了这一问题。我们认为,对术者而言,决定最终预后的手术切缘应考虑采纳"最小安全切缘"这一概念,而不是扩大切除至周围可切除的正常脏器,诸如小肠或肾脏,因为这些脏器功能可以保留下来。肿瘤学中关于切除未受累器官(即"R0+切除术")能改善患者生存率或避免复发的概念是难以接受的。

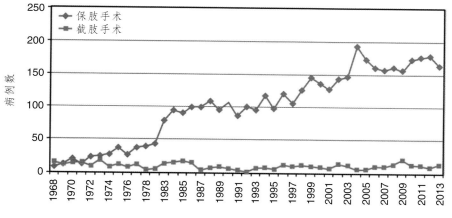

图 3.2　不同年份实施截肢手术频次的变化。MSKCC 1968—2013 年。

关于外科手术和罕见的大范围离断术(如肩胛带解脱术和髋关节解脱术)的切除范围在专业的手术书籍中有详细描述[8]。

3.2　局部复发的手术治疗

保肢手术后出现局部复发,通常技术上仍可治疗。遗憾的是,再次手术对患者的长期生存作用有限。已知高级别病变的早期复发意味着预后很差。Eilber 等的论文[9]对此进行了总结。第 2 章图 2.20 比较了远期小范围复发的患者与大范围高级别复发患者的预后情况。正如预期的那样,高级别的巨大复发肿瘤与不良预后相关。

3.3　影像诊断

我们把影像诊断与文献中已确定的病理诊断放在一起依次进行讨论。原发性肿瘤的影像可通过计算机断层扫描(CT)和磁共振成像(MRI)获得。二者均非常可靠,且提供了不同的信息。正如下文中讨论的,在 CT 和现在的 MRI 基础上增加 ^{18}F-氟脱氧葡萄糖(^{18}F-FDG)正电子发射断层显像(PET),并未对肉瘤原发部位的评估增加多少价值,这可能因为在大多数软组织肉瘤的亚型中淋巴结转移并不常见。

放射诊断肿瘤学小组(radiological diagnostic oncology group,RDOG)对 MRI 和 CT 的诊断价值进行了比较,研究中的 367 例患者在术前 4 周内都同时接受了这两种形式的检查[10]。二者的影像特征无论是在术前,还是和其他医疗机构的检查结果相比,均可获得相似的影像信息。在判断肿瘤是否累及骨骼、关节或神经血管结构方面,两者难分伯仲。不同读片医生之间所做的诊断虽然总体一致,但必然存在一定差异。此项研究是在 20 世纪 90 年代早期开展

的,此后 CT 和 MRI 技术都取得了长足的进步,但有人认为即使该研究放到现在开展仍会得到相同的结论,哪怕这两种成像技术的分辨率较前的确都有了显著改善。起初,MRI 具有多维成像的优势,而现在通过 CT 重建也能达到同样的效果[10]。由于对 CT 辐射剂量的顾虑[11],目前越来越多的临床医生倾向于对原发肿瘤部位使用 MRI 检查。

影像表现对于确定初发病灶的范围意义重大。现在我们已经知道了大多数软组织肉瘤组织学亚型的主要转移部位。例如,80% 的肢体肿瘤会转移至肺,而肺部也往往是转移灶发生的唯一部位。另一方面,内脏肿瘤常转移至肝(图 3.3)。FDG-PET 已用于临床,但并没有像人们一开始所预期的那样有临床价值。根据我们的经验,尽管该检查可出现假阴性和假阳性结果,但确实可以利用 FDG-PET 来区分高级别和低级别的原发性肉瘤[12]。FDG-PET 或许可用于预测高级别肉瘤对细胞毒性药物治疗的反应[13,14],但在远处转移性肿瘤的成像方面价值不大。由于低级别的脂肪肉瘤对 FDG-PET 亲和力有限,因此该检查无法区分低级别脂肪肉瘤和脂肪瘤之间的差别。相反,高级别的肉瘤通常对 FDG-PET 的亲和力强,从而有助于评估病变范围以及是否存在转移灶。

新的成像方式仍在研究中,例如 FLT-PET 和体积成像。显然现有的影像分期系统,如实体瘤疗效评价标准(RECIST),并没有很好地反映治疗效果。RECIST 采用肿瘤的最长维度来衡量疗效,但是显然患者可能在垂直于肿瘤长轴的某个维度上表现出疗效(并因此获益),这叫作病情稳定。病变的密度可随着治疗而发生改变,酪氨酸激酶抑制剂对于胃肠间质瘤(GIST)的效果(所谓 Choi 标准)就是最好的证明,FDG-PET 扫描能反映出与疗效密切相关的肿瘤密度的变化(而非肿瘤大小的变化)[15,16]。

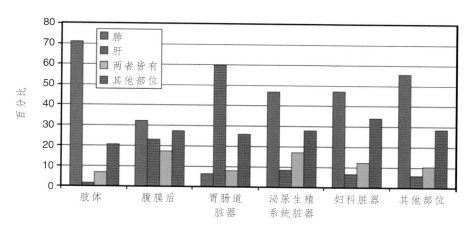

图 3.3 不同原发部位肉瘤的最常见转移部位。MSKCC 7/1/1982–5/31/2013，*n*=3802。（With permission from: Brennan MF, et al. Ann Surg 260(3):416–422,2014.）

3.4 转移性肿瘤的手术治疗

3.4.1 肺转移

肺是肢体肉瘤的主要转移部位。高级别病变尤为常见，有时发展极为迅速。图 3.4a 为 1 例左侧腹股沟的高级别平滑肌肉瘤患者术前的胸部 X 线片。术后 4 周内(图 3.4b)，胸部 X 线片即可见肺转移，CT 扫描显示大量胸腔积液和广泛转移，6 周后患者因病情迅速恶化而死亡。

3.4.1.1 肺转移灶手术切除的作用

高级别的软组织肉瘤患者面临转移的风险。肺是肢体肉瘤转移灶发生的主要部位，且通常是唯一的首个转移部位。曾有人提出[17]肺转移灶的手术切除是一种有价值的治疗手段。早期报道[18]也强调了肺转移灶手术切除的重要作用。

在我们最初的报道中，716 例原发性或局部复发的肢体软组织肉瘤成年患者中，135 例(19%)发生了肺转移，且肺脏是最初或唯一的远处转移部位[17]。在开展研究的那个时期，肺转

移灶手术切除的指征为：①原发灶无复发，或为可控制的局部复发；②没有已知的同期远处转移灶；③根据影像学评估，预测手术能完整清除所有转移灶；④肺功能足以耐受切除术。对符合条件的患者，我们实施了包括单侧病灶切除、双侧病灶切除、胸廓切开和纵隔切开术在内的积极治疗手段。

在 135 例患者中，112 例因需进行肺部病灶的处理而收治入院，23 例患者因复发病灶的局部切除而收治入院。30%的患者为同时性病变。将肺转移灶的主要组织学类型和总的数据库进行比对，提示原发肿瘤为滑膜肉瘤、梭形细胞肉瘤(如平滑肌肉瘤和未分化多形性肉瘤)的肺转移发生率更高，而脂肪肉瘤的肺转移不常见。肿瘤分级高、瘤体较大的肿瘤更容易出现肺转移。135 例患者中 78 例接受了肺切除术，其中 65 例(占 83%)患者为完整切除。手术可切除率不受年龄、性别、无病间期、临床表现、肿瘤大小或分级的影响。135 例患者的总的中位生存期为 12 个月，3 年生存率为 7%。65 例手术完全切除的患者，其中位生存期为 19 个月，3 年生存率为 23%。然而，在转移灶完全切除的患者中，有 2/3 出现了第二次肺部复发，中位无病

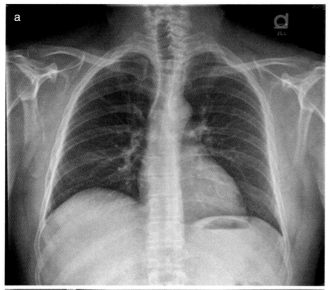

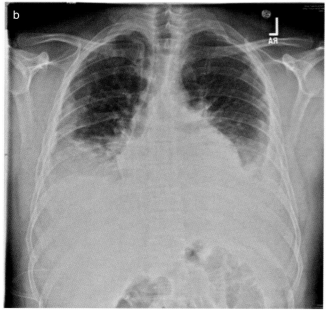

图 3.4   1 例左侧腹股沟高级别平滑肌肉瘤发展迅速出现肺转移的胸部 X 线片。(a)切除术前。(b)切除术后 6 周。

间期为 4 个月。所以，如果我们将这 135 例肺转移患者的肺部当作是复发的初始且唯一部位，那么有 86% 的患者接受了治疗，78 例（占 58%）患者则接受了手术治疗。而在这 78 例患者中，65 例（占 83%）接受了完整切除，其中 23% 的患者 3 年后依然存活。因此，在最初的 135 例初始临床表现即为同时性肺转移的患者中，有 15 例（占 11%）患者在 3 年时依然存活。

纪念斯隆-凯特琳癌症中心的一项随访研究[19]调查了该中心收治的 3000 多例软组织肉瘤患者，其中 719 例在病情进展中同时或异时发生了肺转移。软组织肉瘤肺转移的发生率高度依赖于肿瘤的原发部位。那些发生肺转移的最主要肉瘤的原发部位是四肢（表 3.2）。此外，软组织肉瘤发生肺转移的概率因原发肿瘤的组织病理类型不同而有差异，其中平滑肌肉瘤

表3.2 软组织肉瘤的肺转移发生率：按所有肺转移患者不同原发部位分类

原发肿瘤部位	患者数（占总计百分比，%）	肺转移患者数（占患者数的百分比，%）	占所有肺转移患者数的百分比（%）
肢体/躯干	1837(58)	474(26)	65
腹膜后	466(15)	63(14)	9
胸腔	193(6)	44(23)	6
胃肠道脏器	206(7)	12(6)	2
妇科脏器	172(6)	65(38)	9
泌尿生殖系统脏器	101(3)	23(23)	3
头颈部	141(5)	25(18)	4
皮肤/其他部位	33(1)	13(36)	2
总计	3149	719	100

From: Billinigsley KG et al. Ann Surg 229(5):602–612,1999.

和滑膜肉瘤最常发生肺转移（表 3.3）。总的疾病特异性中位生存期为 15 个月。719 例受试患者行手术切除的价值详见图 3.5。手术采用了积极的术式。所有患者从诊断为肺转移起的中位生存期为 15 个月，3 年精算生存率为 25%。行完全切除术的患者，其中位生存期为 33 个月，3 年精算生存率为 46%。对生存期有不利影响的因素包括：脂肪肉瘤、恶性周围神经鞘膜瘤以及患者年龄>50 岁。未行完整切除术的患者与未行任何手术的患者相比，其生存获益甚微。在 138 例可进行 5 年生存期评估的患者中，有 14%的患者仍存活。分析显示，无病间期>12

个月是生存期延长的有利因素。接受完整切除的患者，其中位生存期为 33 个月。然而，在所有出现肺转移的患者中，仅有 161 例（22%）患者可进行完全切除术。

有人研究了接受多次转移灶切除术患者的预后情况[20]。至少接受过 1 次肺转移灶切除术的 248 例患者，其中 86 例（35%）接受了再次探查术。那些有条件进行再次完全切除术的患者，其中位无病生存期达 51 个月。对再次完全切除的患者来说，不良预后因素包括：转移结节多于 3 个，任何一个转移灶>2cm，以及肿瘤组织学分级高。同时具有以上 3 项不良预后因素

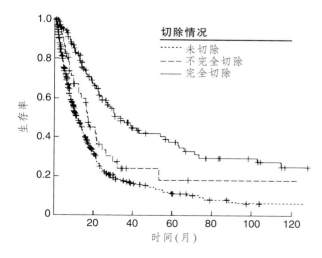

图 3.5 肺转移患者行开胸手术的疾病特异性生存率。不完全切除的预后仅略好于未切除的患者。（From: Billingsley KG et al. Ann Surg 229 (5):602–612,1999.）

表3.3　软组织肉瘤的肺转移发生率:按组织学类型和恶性程度分类

组织学类型	患者数 (占总数的百分比,%)	组织学为高级别的患者数	高级别者占患者数的百分比(%)	肺转移患者数	肺转移者占患者数的百分比(%)	占所有肺转移者百分比(%)
腺泡状软组织肉瘤	22(0.7)	22	100	13	59	2
胚胎性横纹肌肉瘤	97(3.0)	97	100	25	26	3
滑膜肉瘤	225(7.0)	215	96	98	44	14
上皮样肉瘤	21(1.0)	20	95	8	38	1
梭形细胞(无特定谱系划分)肉瘤	56(1.7)	51	91	20	36	3
未分化(无特异性分类)肉瘤	25(0.7)	22	88	15	60	2
其他类型肉瘤 [a]	221(7.0)	190	86	65	29	9
恶性周围神经鞘膜瘤	130(4.0)	111	85	36	28	5
平滑肌肉瘤	590(18.7)	492	83	149	25	21
脉管肉瘤	124(3.9)	97	78	33	27	5
未分化多形性肉瘤	559(18.0)	376	67	132	24	18
骨外软骨肉瘤	57(2.0)	32	56	18	32	2
脂肪肉瘤	657(20.8)	329	50	86	13	12
纤维肉瘤	314(10.0)	15	16	19	6	3
胃肠道同质瘤	51(2.0)	5	10	2	4	<1

From: Billingsley KG et al. Ann Surg 229(5):602–612, 1999.

[a] 包括腺肉瘤、未分化肉瘤、透明细胞肉瘤、叶状囊肉瘤和促结缔组织增生性肉瘤。

的患者,其中位无病生存期为 10 个月,而这些
预后不良因素为零或仅占其一的患者,中位无
病生存期超过 65 个月。已有其他文献详细总
结了转移灶手术切除的地位和作用[21]。

有研究通过查阅 MSKCC 的数据库,调查
了接受肺转移肿瘤切除术患者的围术期化疗
情况[22]。研究共涉及 508 例患者(1897 例患者
中的 27%),均为肢体软组织肉瘤且首发远处
转移灶位于肺部。其中 138 例(27%)患者接受
了肺切除手术,而 138 例患者中有 53 例(38%)
接受了围术期化疗。尽管接受围术期化疗的患
者与未化疗者在某些因素上是相似的,例如性
别、恶性程度、大小、原发肿瘤情况、浸润深度、
组织学类型, 以及肺转移灶的数量和大小等,
但接受围术期化疗患者的无病间期明显延长。
二者行完整切除的比例相同。病灶的完全切除
是唯一与生存期延长有关的因素。该研究数据
显示,那些接受了手术及化疗的患者,其转移后
中位疾病特异性生存期为 24 个月,而仅接受手
术治疗患者的转移后中位疾病特异性生存期
为 33 个月。但治疗的结果很大程度上受到患
者自己对治疗方案选择的影响,因而无法直接
评估化疗的获益。考虑到接受化疗的患者并无
明显获益,肺切除术前或术后的全身化疗价值
似乎有限。用于验证此假设的一项随机临床试
验由于入组病例数太少而未能成功。

3.4.2　肉瘤肝转移的手术及处理

肢体软组织肉瘤发生肝转移罕见,而来源
于胃肠道的原发性肉瘤发生肝转移要常见得多,
如胃肠间质瘤 (gastrointestinal stromal tumors,
GIST)。除了 GIST 以外的肉瘤发生肝转移的标
准治疗通常包括化疗或支持治疗。关于肉瘤的
肝转移灶切除鲜有报道,而其他类型肿瘤发生
肝转移可行肝切除术则已得到公认。从 4270
例患者的数据库中,我们分析了 331 例(8%)发
生肝转移患者的情况。在这 331 例患者中,56
例(17%)接受了肝转移灶的完全切除。选择患
者作为研究对象时考虑的因素基于以下几点:
排除其他部位转移灶、患者的身体状况以及转
移灶的分布情况。在发生肝转移的肉瘤患者
中,40% 为 GIST 患者[23]。在 1993 年之前,GIST
通常被认为是平滑肌肉瘤, 其中约 1/4 患者合
并有肠外平滑肌肉瘤。现在这些患者大部分会
被作为转移性 GIST 患者而采用伊马替尼进行
一线治疗,但即使这样,他们还是有可能施行
肝脏转移灶切除术。在研究组中,能否接受肝
切除术和生存期的改善有关(图 3.6)。但这种
生存期的改善和组织学类型无关。预测生存期
改善的唯一因素是无病间期>2 年。接受完全切
除术的患者无围术期死亡病例。而接受不完全
切除手术的患者,则有 3 例在围术期死亡。尽

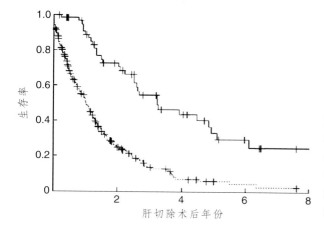

图 3.6　肝转移患者疾病特异性生存率曲线显示:肝
转移灶完全切除的患者(n=56)(位于上方的曲线)的
生存时间优于病情相似但未接受完全切除术的患者
(n=275)(位于下方的曲线)。(From: DeMatteo RP,
Shah A, Fong Y, et al. Ann Surg 2001;234(4):540–
547.)

管术后复发常见(图 3.7),但当术者有能力实施
并发症和死亡率较低的肝切除术时,对仅有肝
转移病变且可以完全切除所有转移灶的患者
还是可以选择性地实施肝转移灶切除术。现有
的影像技术有助于术前更充分地预测实施完
全切除术的可能性,偶尔也有患者因症状严重
而进行姑息切除术以求减轻症状(图 3.8)。伊
马替尼问世后, 肝转移灶切除术在 GIST 患者
中的地位和作用仍在研究进行中。

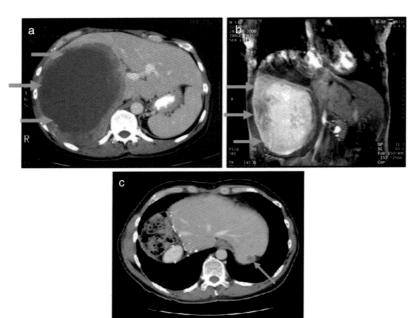

图 3.7　(a,b)胃肠间质瘤发生
肝转移的术前 CT 扫描。(c)术后
6 个月对侧复发。

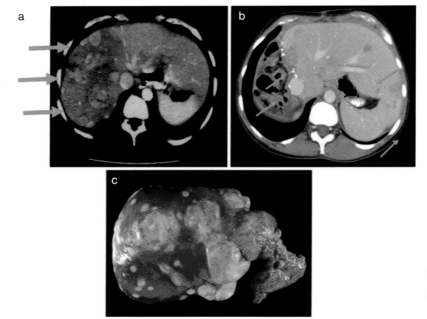

图 3.8　巨大 GIST 的 CT 影像,
无症状进展。(a)术前。(b)术后。
(c)大体标本。

3.5　放射治疗

放射治疗可作为辅助治疗的手段，可在术后或术前施行，或是作为病灶不可切除情况下确定性的治疗手段。另外，放疗可作为肉瘤脊柱转移或肺转移的姑息性治疗。

3.5.1　辅助放疗

采用辅助放疗的目的是减少局部复发，避免截肢手术，并通过限制切除范围以利于保留正常组织。如果手术时无法获得 1~2cm 的足够切缘或镜下切缘为阳性，则会导致局部复发增多。合理地应用放射治疗可减少肿瘤的局部复发。关于辅助放疗的作用，大部分资料来自四

肢病灶及某种程度上的表浅躯干病灶。已有两项随机临床试验研究了保守手术，特别是保肢手术后辅助放疗减少局部复发的临床获益。其中一项采用外放疗，另一项研究采用近距离放疗[24,25]。而我们中心最近开展的一项近距离研究则显示，辅助放疗能够长期保持改善肿瘤局部控制率的能力（图 3.9）。高级别的肿瘤患者获益最明显（图 3.10）。遗憾的是，患者的生存不能因此获益，也无法减少转移（图 3.11）。NCI的临床试验表明，低级别肿瘤使用近距离放疗对局部控制率的改善非常有限，但其使用外放疗的效果则明显好很多[25]。对巨大腹腔内病灶的术前放疗进行评估的临床试验，虽然得到了很多支持，但不幸的是至今仍没有结果。

放疗的确切指征仍不确定，且实施的随意

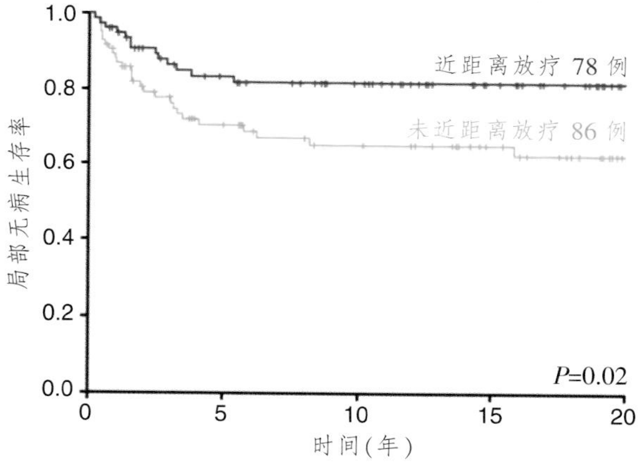

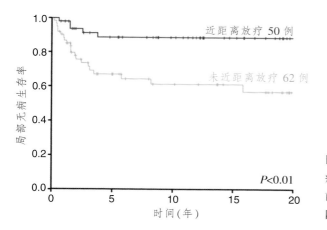

图 3.9　肢体软组织肉瘤（除外硬纤维瘤）成年患者的局部无病生存率：包含辅助近距离放疗组和观察组的一项前瞻性随机临床试验。MSKCC 7/1/1982–6/30/1992，随访至 27/15/2013，*n*=164。

图 3.10　高级别肢体软组织肉瘤成年患者的局部无病生存率：包含辅助近距离放疗组和观察组的一项前瞻性随机临床试验。MSKCC 7/1/1982–6/30/1992，随访至 7/15/2013，*n*=112。

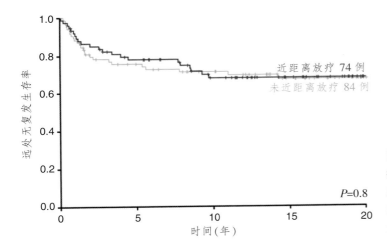

纵轴：远处无复发发生存率
横轴：时间（年）

近距离放疗 74 例
未近距离放疗 84 例

P=0.8

图 3.11　肢体软组织肉瘤（除外硬纤维瘤）成年患者的局部无病生存率：包含辅助近距离放疗组和观察组的一项前瞻性随机临床试验。MSKCC 7/1/1982－6/30/1992，随访至 7/15/2013，n=158。

性很强。大部分外科医生对放疗持谨慎态度，特别是对于那些病灶<5cm、完整切除且手术切缘足够的肿瘤患者[26]。在 MSK，基于患者的年龄、肿瘤大小、分级、手术切缘及组织学类型开发的列线图，用于辅助预测单纯根治性手术切除的肢体原发性软组织肉瘤的局部复发风险（图 3.12）[27]。

3.5.2　放疗的种类

常规外放疗是一种应用最广泛的辅助治疗手段，无须像近距离放疗一样要实施复杂的导管置换。术前放疗与术后放疗哪个更好一些至今仍有争议。一项加拿大国立癌症研究所（National Cancer Institute of Canada, NCIC）发

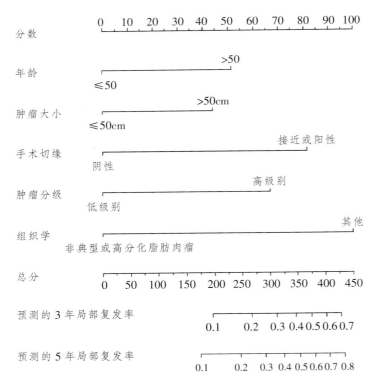

图 3.12　预测 3 年及 5 年局部复发率的列线图。(With permission from: Cahlon, O, et al. Ann Surg 255(2):343–347, 2012.)

起的前瞻性随机对照试验[28]证实,二者的肿瘤局部控制率基本相当,但术前放疗会导致伤口愈合的并发症发生率增高(35%对 17%,P=0.01),并且术后早期出现肢体功能减弱。术后放疗常常伴随着晚期组织并发症,如淋巴水肿、纤维化及瘢痕化[29]。随着放疗技术的进步和调强放疗(intensity modulated radiation therapy,IMRT)的广泛应用,放疗的副作用和并发症有望逐渐减少。毫无疑问,IMRT 的应用已取得了一定的获益[30]。在一项近距离放疗与 IMRT 进行比较的非随机对照试验中,IMRT 的局部控制率明显更高,哪怕治疗中存在高危因素(切缘靠近肿瘤、体积大或有神经剥离操作)[31]。在类似的常规外放疗与 IMRT 比较的研究中,IMRT 有更好的局部控制率(92.4%对 84.9%,P=0.05)、更低的急性皮炎(≥2 级的不良反应:31.5%对 48.7%,P=0.002)及更少的水肿(≥2 级的不良反应:7.9%对 14.9%,P=0.05)[32]。

近距离放疗(brachytherapy,BRT)作为一种有效的治疗手段,我们已使用多年,特别是在高级别的肿瘤中使用较多[33]。然而,随着 IMRT 的出现,BRT 的使用正在逐渐减少。BRT 的优势在于一个完整的疗程可在 5~7 天内完成,相反外放疗则需要 5~7 周。BRT 的另一个优点是,正常组织损伤较小,换而言之更多的正常组织得以保全。通常 BRT 总剂量为 45Gy,在 4~6 天内完成。而我们的研究表明,放疗最早也要在术后 6 天才能开始,以避免潜在的伤口问题[34,35]。虽然 ^{125}I 常被用于靠近生殖系统的部位和结构,但大多数情况下仍使用 ^{192}Ir。我们的一项原创研究显示:相比放疗组,辅助 BRT 组在肿瘤局部控制率方面有明显获益,且这种获益可维持数年(图 3.9)。而对低级别肿瘤患者,似乎更倾向采用外放疗[25]。因为对低级别病变,外放疗的随机研究显示,其局部控制率较近距离放疗组效果有显著改善。在极少数情况下(通常是 BRT 插植剂量分布不佳,或难以获得满意

的手术切缘),外照射放疗与 BRT 可联合使用。重要的是,由于重建技术的应用可保护组织免受剂量的覆盖,因而使得先前接受过外放疗的患者仍可采用 BRT[36]。

3.5.3 放疗的剂量 / 靶区

NCIC 的临床试验[24]推荐的四肢软组织肉瘤的放疗剂量为:术前放疗总剂量为 50Gy,每天 1 次,每次 2Gy,共 5 周;术后放疗总剂量为 66Gy,共分 33 次,持续 7 周。总的来说,手术切缘阳性患者的局部控制率往往低于手术切缘阴性的患者,增加放疗后仍然对局部控制率有积极的作用[37]。一个有争议的地方是,如患者术前接受 EBRT,而术后切缘阳性,是否还需再接受额外的放疗? 在 NCIC 的临床试验中,此类患者术后会再给予额外 16Gy 的放疗。但是,最近玛格丽特王子医院(PMH)的研究数据对是否需要这种治疗提出了质疑[38]。NCI 临床试验[25]的术后放疗总剂量为 63Gy,1.8Gy/次,这也是 IMRT 使用的经典剂量[25]。基于 MSK 的随机临床试验[24],BRT 通常使用 5 天完成总剂量为 45Gy 的 LDR ^{192}Ir。如为 BRT 与外放疗(45~50Gy)联合的治疗模式,则 BRT 的总剂量为 15~20Gy。

术前放疗需要包括的靶区范围为:大体肿瘤靶区纵向边界扩大 5cm 及轴向边界扩大 1~1.5cm(图 3.13)。若在术后放疗,靶区所包含的范围明显大于术前放疗的范围。虽然扩大范围差不多,但起点是瘤床而不是肿瘤大体的体积,按照定义来讲,术后放疗的瘤床就明显大于术前放疗的大体肿瘤靶区。BRT 的大体肿瘤靶区为瘤床纵向扩大 2cm 的边界,轴向周边扩大 1cm 的边界。

对于非肢体的软组织肉瘤,应减少超过肿瘤大体/瘤床的范围,以尽量减少放射野内胸腔或腹腔重要脏器/结构的数量。此外,沿主要肌肉长轴的局部扩散模式不如肢体病变重要,故肌肉组织照射危险度相对较小。如使用"剂量绘

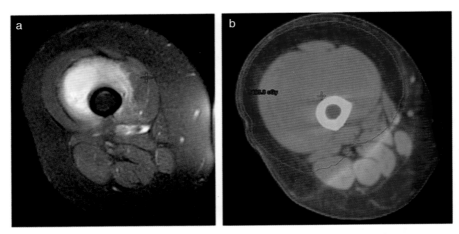

图 3.13 术前 IMRT 的剂量分布。(a)轴向 MRI 显示大腿前方的软组织肉瘤。(b)轴向显示 IMRT 剂量分布的适形性。

画"技术的术前调强放疗照射腹腔内软组织肉瘤,其总照射剂量通常为 50.4/60.2Gy(图 3.14)。躯干部位肿瘤则与四肢肿瘤的照射剂量近似。

3.5.4 辅助放疗的不良反应

大部分接受外放疗的患者会有不同程度的放射性皮炎。NCIC 的临床试验对比了术前放疗与术后放疗[24],术后放疗组≥2 级皮肤脱落的发生率明显升高(68%对 36%,P<0.0001)。如前文所述,与常规外放疗相比,IMRT 皮炎的发生率明显降低[32]。不论使用哪种放疗方式,伤口并发症都比较常见。先前已有相关研究[39],进一步研究已阐明辅助放疗的不良反应发生率[37]。

我们的随机临床试验(BRT 对非 BRT)分析了放疗不良反应的发生率[37],发现 BRT 明显增加了伤口并发症的发生率(24%对 14%,P=0.13),而且并发症需要再次手术的情况也明显增多(10%对 0,P=0.006)。基于先前的伤口愈合的研究[34,35]清楚地表明,BRT 导管置入(装填放射粒子)的节点是关键因素。任何与手术短于 5 天的时间间隔均导致伤口并发症的增加,故我们将装填 BRT 导管与手术的时间间隔延长到 5 天以上以保证安全。NCIC 的临床试验[26]表明,外放疗与手术的时间间隔亦影响重大伤口并发症的发生率——术前外放疗伤口并发症发生率为 35%,而术后放疗为 17%。

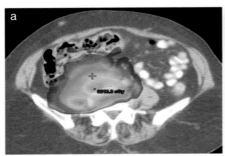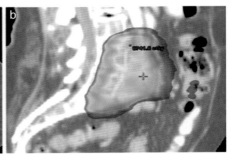

图 3.14 腹膜后软组织肉瘤:使用"剂量绘画"技术的术前调强放疗。(a)横断面显示照射的高剂量(红色)紧邻后方结构。(b)矢状面显示照射的低剂量(蓝色)紧邻肠道。

值得注意的是,不同部位的肢体软组织肉瘤,其伤口并发症发生率也不同。MSK 的一项研究发现上肢与下肢的软组织肉瘤放疗相关伤口并发症需再次手术的概率分别为 1% 和 11%,$P=0.002$[40]。在 NCIC 的临床试验中,也观察到大腿部位的重大伤口并发症最多[26]。对于某些四肢软组织肉瘤,需要进行皮肤或肌皮瓣组织转移技术。数据提示,一旦组织移植手术愈合后,术后可很好的耐受放疗[41]。

辅助放疗的一些晚期并发症包括皮下组织纤维化、关节僵硬、水肿、骨折及外周神经病变。NCIC 临床试验[29]表明,术前放疗组≥2 级皮下组织纤维化的发生率为 31.5%,而术后放疗组则为 48.2%。相应的,对于关节僵硬的发生率,术前放疗组为 17.8%,而术后放疗组为 23.2%;术前放疗组的水肿发生率为 15.1%,而术后放疗组为 23.3%。对于大腿内侧的软组织肉瘤而言,由于这一部位富含淋巴管,其发生水肿的概率显著高于前部或后部间隔室的肿瘤(25.7% 对 9%,$P=0.005$)[42]。与常规外放疗相比,IMRT[32]的水肿发生率似乎更低(≥2 级的水肿,7.9% 对 14.9%,$P=0.05$)。四肢软组织肉瘤放疗后,骨折总的发生率为 4%~5%,但其中大部分发生在下肢和大腿。PMH 的研究将根据性别、年龄、肿瘤部位、骨膜剥脱的程度、肿瘤大小及放疗剂量等开发的列线图用于预测股骨骨折的危险度[43]。PMH 的另外一个研究表明,与骨折危险度减小相关的剂量约束条件为:V40<64%,平均剂量<37Gy,或沿骨骼长轴的任意点最大剂量<59Gy[44]。放疗技术可能也对骨折的危险度有影响:治疗大腿软组织肉瘤时,IMRT 可能达到更好的剂量分布,以减少股骨的照射剂量。

使用 BRT 后,约 7% 的患者发生外周神经病变[37],而外放疗则约为 2.6%[32]。神经病变的一个重要预测因子是手术切除时是否行神经松解术。对于大腿肉瘤的患者而言,接受及不接受神经松解术,其神经病变的发生率分别为 27% 及 5.2%,$P=0.0003$[42]。

3.5.5　根治性放疗

根治性放疗有时会在患者肿瘤无法手术切除或因有严重内科合并症而无法手术的情况下使用[45]。在一项研究中,112 例肉眼残留术后的肿瘤患者接受了放疗。病灶小者的 5 年局部控制率达到了 50%,而肿瘤直径>10cm 者的 5 年局部控制率低于 10%。随着放疗剂量的增加,并发症也相应增加。然而,确实存在一个特定的剂量范围(如 63~68Gy),在此范围内放疗并发症最少而局部控制率最佳。高剂量大分割的 IMRT 治疗则仍在进行研究。

立体定向体部放疗(SBRT)在转移性肉瘤治疗中的应用越来越受到关注。一些研究者报道,对经过选择的肺转移患者行 SBRT,其局部控制率可达 85%~96%[46,47]。脊柱转移的治疗数据也令人鼓舞。我们报道了对 88 例患者的研究结果,其 1 年局部控制率达到了 87.9%[48]。

3.6　软组织肉瘤的辅助和新辅助化疗

软组织肉瘤的化疗仍然是一个重要的问题,因为 1/2 以上的高危,主要是高级别的患者在局部病灶良好控制的情况下也会发生远处转移,最常见的转移部位是肺(肢体、躯干和子宫原发)和(或)肝[胃肠间质瘤(GIST),其他腹腔原发灶]。随着对各种类型肉瘤生物学行为了解的深入,对于软组织肉瘤的辅助化疗进行笼统地讨论是困难的。例如,伊马替尼治疗 GIST 是根据特殊的软组织肉瘤组织学类型选择适当治疗的最好例子。然而,一些辅助化疗的原则仍具有普适性,可以将软组织肉瘤分为 GIST、儿童常见肉瘤和成人常见肉瘤等类型分别进行讨论。

3.6.1　成人常见的肉瘤

大约已有 20 项有关软组织肉瘤辅助治疗的研究。因为蒽环类药物是治疗转移性肉瘤最有效的药物,所以它们也被用于几乎所有的辅助治疗研究中,既可单药也有联合使用。更近期的研究还包括含异环磷酰胺的治疗方案。但大多数研究的样本量较小,缺乏发现较小的总生存差异的统计学强度。对软组织肉瘤辅助化疗的随机研究进行了荟萃分析。自从 1997 年肉瘤 Meta 分析协作组(SMAC)发表了有关肉瘤辅助化疗的结果[49]后,又完成了 5 项有关异环磷酰胺的研究,其中 1 项是阳性的结果。除了最大的那项研究未纳入分析外,其余所有的临床试验均纳入新的荟萃分析中,与既往的荟萃分析(或大多数随机临床试验)报道不同的是,目前的结果显示出辅助化疗有生存获益,但这项新的荟萃分析未像 SMAC 研究分析一样对患者的数据进行逐个核查。涉及的个别试验中的某些数据将在后面进行讨论,也会在后续部分对 1997 年和 2008 年的荟萃分析进行深入讨论。

3.6.2　大型随机研究

妇科肿瘤学组(GOG)完成了唯一一项有关非肢体(特别是子宫)软组织肉瘤辅助治疗的研究[50]。255 例 I 期或 II 期子宫肉瘤的患者(任何类型),在通过手术达到局部控制后,由经治医生选择加或不加放疗。患者随机入组治疗组(多柔比星 60mg/m^2,每 3 周 1 次,共 8 个疗程)或观察组。156 例可评价患者,两组间不仅无病生存率无差异,总生存期也无统计学差异[73.7 个月(多柔比星组)对 55.0 个月(对照组)]。加入放疗虽未改善总生存,但放疗组的阴道复发率更低。

对一项针对子宫肉瘤女性的更积极的治疗方案开展了研究,该方案因病例增加缓慢而提前关闭(n=81)。治疗方案为盆腔放疗与盆腔放疗联合多柔比星–异环磷酰胺–顺铂辅助化疗。虽然在无进展生存率方面有统计学意义(55%化疗,41%没有化疗),但总体生存率没有改善。这项研究,包括肉瘤和癌肉瘤,强调有必要对辅助治疗的不同类型组织学进行检查区分[51]。

GOG 和肉瘤协作研究联盟(SARC)对吉西他滨–多西他赛联合疗法在转移性肿瘤中的应用进行了进一步跟踪性研究,开展了子宫平滑肌肉瘤辅助化疗的 II 期研究[54],患者接受 4 周期的吉西他滨–多西他赛辅助化疗(GOG)[52]或 4 周期的吉西他滨–多西他赛、序贯 4 周期多柔比星辅助化疗(SARC)[53]。共有 46 名女性接受了治疗,并可对其结果进行评估。尽管最初的数据充满了希望,3 年的 RFS 值为 57%(95%CI:44%~74%),但与历史对照无显著差异。因此,我们仍在考虑子宫平滑肌肉瘤辅助治疗的研究药物。

斯堪的纳维亚肉瘤协作组完成了一项最大型的有关多柔比星辅助治疗的研究[55]。在手术和有选择地进行放疗后,240 例患者随机接受多柔比星 60mg/m^2,每 4 周 1 次,共 9 个疗程化疗或不化疗。181 例可评价患者,中位随访 40 个月,两组间的局部控制率、无病生存率或总生存率均无差异。对 240 例患者的整体生存数据进一步分析也未发现两组在无病或总生存率上存在差异。

有关软组织肉瘤辅助联合化疗的最大研究来自欧洲癌症研究和治疗组织(EORTC)[56]。468 例患者(除"极低级别"的肉瘤外)均接受了原发灶切除,如果切缘<1cm,则行辅助放疗。随后患者随机进入环磷酰胺、长春新碱、多柔比星和达卡巴嗪(CyVADIC)联合化疗组,每 4 周 1 次,共 8 个周期。虽然无病生存率和局部控制率在化疗组更优,但两组间在总生存率上并无显著性差异。该研究广受诟病,原因是入组时间长达 11 年,有接近 1/2 的患者无法完成所有的 8 个周期化疗。由于该研究未定义哪些患者适合进行放

疗,因此造成很大一部分患者不适合进行分析。

　　首项将异环磷酰胺作为躯干和肢体软组织肉瘤辅助治疗的大型研究来自意大利肉瘤研究组[57]。104 例手术后联合或不联合放疗的患者,随机接受不化疗或异环磷酰胺(9g/m² 分 5 天)联合表柔比星(120mg/m² 分 2 天)加集落刺激因子支持。该研究在 1996 年中期分析时已达到改善无病生存率的主要研究终点而被提前终止。中位随访 36 个月时,化疗组的总生存率为 72%,对照组为 55%(P=0.002)。但由于两组间 4 年的远处或局部复发率均相当,且患者的分布在治疗组和对照组间轻度不均衡,从而使对该研究结果的解读变得棘手。随着随访时间的延长,总生存率和无病生存率未再达到 P=0.05 的统计学意义,但 5 年的总生存率在化疗组仍然更优。该数据提示,化疗虽然无法根除大多数患者的转移,但却可以延缓转移的发生,这项研究首次证实现代含异环磷酰胺-蒽环类药物的辅助化疗方案有生存获益。3 项更小型的有关辅助或新辅助化疗的研究都是阴性结果,统计学强度均不足以确定总生存率上的微小差异[58,59]。

　　有关异环磷酰胺和蒽环类药物(多柔比星)辅助化疗的一项最大型随机研究来自 EORTC(62029 研究)。8 年间总计纳入 351 例患者,两组间患者分布均衡,47%的患者年龄 >50 岁,54%的患者为男性。在组织学类型中,平滑肌肉瘤占 15%,脂肪肉瘤占 13%,MFH 占 11%,滑膜肉瘤占 11%,60%的患者肿瘤为 Ⅲ 级,2/3 的患者为肢体原发。88%的患者接受了放疗。两组的预期 5 年无复发生存率均为 52%,总生存率分别为 69%(观察组)和 64%(化疗组)[60]。

　　ESMO 2016 的最新数据表明,与 3 个周期的新辅助治疗表柔比星-异环磷酰胺相比,根据肉瘤组织学类型个体化制订的新辅助化疗并未提高疗效。研究接近无效导致关闭,显示表柔比星-异环磷酰胺研究组更好的无复发和

整体存活。虽然这是一项阴性试验,但这些数据显示,与积极处置相比,标准治疗的效果更好。在最终数据公布之前,像其他辅助治疗研究一样,这些数据对特定患者新辅助化疗的选择可能会产生影响[61]。

3.6.3　部分针对辅助化疗随机试验的荟萃分析

　　由于已有的随机试验缺乏统计学强度,因此人们希望通过对这些研究的综合分析可以发现未在小型试验中证实的总生存率获益。最严格的有关辅助化疗的荟萃分析发表于 1997 年[62]。在这项分析中,23 项潜在研究被认为可纳入分析,但最终分析仅包含了其中 14 项研究。虽然每例患者的肿瘤组织学类型均有记录,但病理学诊断未经中心复核。中位随访 9.4 年。对不同的研究进行分层分析,计算每个试验的危险比并加以综合分析,从而有助于评估相对于对照组的死亡及复发风险。10 年的无病生存率(55% 对 45%,P=0.0001)、局部无病生存率(81% 对 75%,P=0.016)均在化疗组更优。虽然 10 年的总生存率在化疗组更高(54% 对 50%),但差异没有统计学意义(P=0.12)。值得注意的是,总生存率的最大差异来自对 886 例肢体肉瘤患者的亚组分析,总生存率在化疗组为 46%,而对照组为 39%(P=0.029)。

　　2008 年 SMAC 荟萃分析纳入了近期 5 项含异环磷酰胺的辅助或新辅助化疗的研究[43]。大约 95%的患者为原发肢体或躯干的软组织肉瘤,患者大多获得最佳的手术切缘。含异环磷酰胺-蒽环类的方案和传统的、以多柔比星为主的单药或联合方案(不含异环磷酰胺)结果相似。局部、远处和总的复发风险在化疗组均更低,化疗组较对照组的生存获益有统计学意义。将所有研究综合分析,死亡风险绝对值下降了 6%(95% CI:2%~11%;P=0.003),化疗组的 5 年总生存率为 46%,对照组为 40%。

与非小细胞肺癌大型研究相似,虽然仍有一些需要附加说明的地方,但近期的大型荟萃分析结果支持软组织肉瘤患者应用辅助化疗。虽然有关辅助化疗的大多数单个临床试验是阴性结果,但多数研究按照现代标准来看属于小样本研究。因而需要对单个试验(如两个阴性的有关辅助化疗的 EORTC 研究)和荟萃分析的结果进行平衡。但单个研究数据的质量又在某种程度上限制了对其进一步的分析[64]。可以明确地说,化疗确实有获益,但获益的程度不大,因而需要新型的药物来进一步改善成人肢体软组织肉瘤的预后。

组织学类型敏感性的问题也在荟萃分析中未予考虑,单个试验也是如此,因为在这些研究中,没有一个亚型占大多数。由于转移性滑膜肉瘤和黏液样圆细胞脂肪肉瘤对化疗的敏感性比其他亚型高,因此可以认为这些类型是最适合接受辅助化疗的类型。这方面的最佳数据可能是来自两个 EORTC 辅助治疗随机试验的综合数据。在包含 819 例患者的研究中,没有组织学类型(脂肪肉瘤、平滑肌肉瘤、滑膜肉瘤)显示出比其他类型有更好的辅助治疗疗效。由于尚未清楚的原因,男性似乎比女性受益更多,而 40 岁以下的患者比老年患者的情况更差,结果令人惊讶,因为 40 岁以下的患者更多的是化疗敏感的疾病患者,如滑膜肉瘤和黏液样脂肪肉瘤[65]。

根据这些资料和随机试验的数据,并对上述 EORTC 数据进一步补充说明,我们认为辅助化疗对未分化多形性肉瘤和化疗敏感组织学患者最为重要。我们注意到,即使存在辅助化疗的获益,也是不大的,对于任何接受这种治疗的患者来说,都会带来短期的和潜在的长期毒性。另一个值得注意的是,腹膜后、内脏和头颈部的位置往往无法获得很好的切缘,化疗本身也不太可能提供生存优势。在某种程度上,这是从多柔比星的多项研究的阴性结果中

证实的,这些研究包括腹膜后、腹部和内脏疾病(注意:其中一些肉瘤今天被诊断为 GIST)。子宫平滑肌肉瘤是一个代表器官和组织学特异性的研究热点,希望可以将获得的结果应用于具有相同组织学的其他部位的肉瘤。

3.6.4　GIST 的辅助治疗

虽然 GIST 对标准的细胞毒性化疗药物耐药,但对伊马替尼非常敏感,这就提出了伊马替尼在辅助化疗中的效用问题。在下文将要介绍的美国外科医生肿瘤学组(ACOSOG)Z9001 随机研究中,观察到无病生存期改善的这一结果[66],美国食品和药物管理局(FDA)和欧洲药物管理局(EMA)批准了伊马替尼用于辅助治疗。

美国外科医生肿瘤学组(ACOSOG)首先完成了伊马替尼辅助治疗高危 GIST 患者(即>10cm,肿瘤破裂或原发病灶周围伴有卫星灶)的研究[66]。从 2001 年 9 月至 2003 年 9 月,Z9000 研究共纳入了超过 100 例的可评价患者。患者接受伊马替尼口服,起始剂量为每天 400mg,共 48 周,然后随访其复发。Z9000 的数据与以下将要讨论的有关高危患者队列的 Z9001 一致。

Z9000 研究之后,ACOSOG 进行了 Z9001 研究,评价伊马替尼 400mg/d 与安慰剂对照治疗 48 周,任何最长径>3cm 的 GIST 患者[67]。这项研究于 2007 年完成入组,并显示治疗 1 年结束时无进展生存率(PFS)有非常显著的差异(伊马替尼治疗者为 3%,而非伊马替尼者为 17%)。这一差异并没有转化为生存优势,当然该研究结果发表时的中位随访时间较短,不到 2 年。伊马替尼治疗 1 年的患者与单用安慰剂患者相比,无进展生存期曲线仅在时间上延迟,提示 1 年的伊马替尼治疗并没有提高治愈率[66]。

美国的研究以及随后的其他研究,最终证实了伊马替尼辅助治疗对高风险的原发性 GIST 的生存获益。EORTC 的一项研究表明,

伊马替尼治疗 2 年与安慰剂相比,PFS 和 OS 有优势[68]。然而,2015 年由 SSG 和 AIO 开展的关于辅助治疗的关键研究,对比伊马替尼 1 年与 3 年在高危 GIST 患者中的疗效,高危因素即:①肿瘤大小>10cm;②肿瘤有丝分裂计数>10/50 HPF;③原发肿瘤大小>5cm,有丝分裂计数>5/50 HPF;④肿瘤自发或手术时破裂。3 年辅助治疗的 PFS 和 OS 均显示优势,因此在 2011 年,3 年伊马替尼辅助治疗成为高危 GIST 的治疗标准[69]。

如 GIST 章节所述(4.1 章节),并将 SSG XVII 数据与 Corless 等[70]提供的数据相结合,作者建议对高危肿瘤 [≥5cm 和>5/50 HPF 有丝分裂(胃);≥5cm 或>5/50 HPF 有丝分裂(可认为具有高转移风险的非胃)]患者应用辅助治疗。其中包括 D842V 以外具有 KIT 外显子 11 突变或 PDGFRA 突变的高危肿瘤。这些数据表明,携带 KIT 外显子 9 和 "野生型"GIST 患者将不会受益于辅助治疗,尽管这仍然是一个有争议的话题[70]。目前而言,作者建议进行为期 3 年的治疗,这是随机研究中使用时间最长的一次。一项针对高危患者的伊马替尼 5 年辅助治疗的 II 期研究已经完成,SSG 的一项后续研究正在对比 5 年和 10 年的伊马替尼用于高危 GIST 的治疗。

3.6.5　儿童常见的肉瘤

虽然没有对既往的阳性研究进行回顾,但目前尤文肉瘤的标准治疗是在局控前(手术、放疗或手术联合放疗)行 9~15 周的全身化疗。基于一个大型随机临床试验的结果(详见第 15 章),在美国,统一的标准方案是异环磷酰胺和依托泊苷(IE)交替长春新碱、多柔比星和环磷酰胺(VAdrC)的 5 药联合化疗,该方案对于局部病灶的疗效优于 VAdrC 的 3 药方案[71]。在儿童患者中,一项化疗周期压缩的方案,尝试每 2 周而不是标准的每 3 周给予治疗[72]。然而,数据只在一次会议上公布,至 2016 年未见正式出版,成年患者并没有从 2 周方案中受益,不过在试验中接受治疗的人数相对较少。VIDE(长春新碱、异环磷酰胺、多柔比星、依托泊苷)组成的 4 药方案在欧洲更为常用。有趣的是,在保持药物总累积剂量不变的情况下,增加每个周期的化疗剂量并未提高患者的生存率[73]。

来自随机研究(IRS-IV)的最新数据显示,联合长春新碱、放线菌素 D、环磷酰胺治疗高度侵袭性的胚胎和腺泡横纹肌肉瘤的疗效与其他两种联合治疗方案(长春新碱、放线菌素 D、异环磷酰胺;长春新碱、异环磷酰胺、依托泊苷)的疗效相当,而骨髓毒性更小,因而其是一种较好的标准治疗方案[74]。需要注意的是,儿童横纹肌肉瘤患者需要的长春新碱剂量对于大多数成人患者并不适合。另外,即使以相同组织亚型为基础(胚胎型、腺泡型和多形性横纹肌肉瘤)进行比较,成人患者的治愈率也低于儿童患者。因此,一些医生选择治疗尤文肉瘤同样的 VAC/IE 方案。其他中心使用 MAID 联合方案治疗转移性患者有效,从而使该方案成为初治患者的一种可能选择。但目前还没有辅助治疗的数据可以支持其使用[75]。

3.7　关于转移性软组织肉瘤化疗的简要评论

不同类型的肉瘤对细胞毒性化疗具有不同的敏感性,这一点已得到充分认识。我们已经尝试在本书的每一个亚型特定的章节中解决特定的问题。值得注意的是,辅助治疗者未使用的药物,即多柔比星或异环磷酰胺,仍然是许多需要治疗的肉瘤的最佳药物。某些全身药物或联合用药也表现出对某一种或多种亚型肉瘤有效,如平滑肌肉瘤中使用达卡巴嗪或替莫唑胺[76-78](可能在孤立性纤维性肿瘤中也有效),血管肉瘤使用紫杉烷类药物[79-81],或滑膜肉瘤使用异环磷酰胺[82,83]。迄今为止,被认为是对转移性肉瘤一般意义上较好的药物,在随机临床实验中也很少有药物取得阳性结果。例如,多柔比星±异环磷酰胺氮芥的一项研究表明,在转移性肉瘤的一线治疗中并没有生存上的获益[84]。根据 2015 年公司的一份新闻稿,一个不同的烷化剂(Evofosfamide,TH-302)与多柔比星联合的效果并不好;与单独使用多柔比星相比,联合使用 Evofosfamide 和多柔比星治疗的患者总体生存率并没有明显的统计学上的改善(HR:1.06;95% CI:0.88~1.29)。

吉西他滨联合多西紫杉醇在平滑肌肉瘤、未分化多形性肉瘤及多形性脂肪肉瘤中均有活性[85,86]。与周计划相比,曲贝替定在 3 周的治疗计划中表现得更为有效,最初该药在欧洲被批准,但在美国却没有被批准,主要是基于随机 Ⅱ 期研究。在随后的曲贝替定对达卡巴嗪的脂肪肉瘤和平滑肌肉瘤的 Ⅲ 期实验中显示,曲贝替定在统计学上有更好的 PFS（约 4 个月对 2 个月），但没有看到生存上的获益[87]。由于这些数据,曲贝替定于 2015 年在美国被批准用于平滑肌肉瘤和脂肪肉瘤。相反的是,微管毒性药物艾瑞布林在其与达卡巴嗪对脂肪肉瘤和平滑肌肉瘤的研究中,在总体生存上显示了统计学上显著的 2 个月获益但没有看到 PFS 的获益,特别是在脂肪肉瘤中。在 2015 年,这也促使该药被批准用于脂肪肉瘤的治疗[88]。2012 年,培唑帕尼被批准用于晚期肉瘤,但只有在关键的 Ⅲ 期随机研究中发现培唑帕尼具有无进展生存优势,并且在总体生存率或疾病特异性生存率方面没有统计学意义[89]。一项大型 Ⅲ 期研究探索了 mTOR 抑制剂在维持治疗中的作用,但 PFS 获益较小,以至于监管机构无法考虑适应证的批准。仍然需要新的具有对肉瘤有整体活性的药物及对那些特定亚型肉瘤具有选择性的药物。

免疫治疗之外的新药物:中后期临床实验中使用的新药物显示出活性,并可能在未来的几年为治疗提供新的选择。Aldoxorubicin,是一种白蛋白结合的多柔比星,可能比其他的蒽环类药物具有更强的活性[90]。一种新型烷化剂 evofosfamide 完成了 Ⅱ 期临床研究[91],但 Ⅲ 期联合多柔比星对单药多柔比星是一个阴性实验,从而停止了 evosofamide 在肉瘤中的研发。抗血小板源性生长因子受体 α 受体的单克隆抗体奥拉单抗(IMC-3G3)在随机 Ⅱ 期实验中显示出对肉瘤的活性[92]。Ⅲ 期临床实验得到充分的积累并加速了奥拉单抗于 2016 年在欧洲及美国的批准。多柔比星联合奥拉单抗是对蒽环类药物敏感的软组织肉瘤的良好一线治疗。

最后,关于药物影响肉瘤的代谢通路或表观遗传的研究目前正在进行中。在特定肉瘤亚型的章节对这些新的通路做了一些评论。

3.8　原发和局部复发肉瘤的特殊治疗

3.8.1　动脉内化疗

许多研究探讨了采用多柔比星、顺铂单药或两药联合(除了其他药物)进行动脉内化疗治疗原发性肉瘤的疗效[93]。这种给药途径不同于局部肢体灌注[94,95]。动脉内化疗的优势在于一次能把更高剂量的化疗药物迅速输注到肢体。由于缺少强有力的随机研究数据的支持,这种治疗技术仅在某些中心使用,而在其他中心并未采用。一些研究将动脉内化疗与放疗联合使用,一些患者因此而免于截肢。灌注化疗也伴有一些并发症,包括动脉血栓栓塞、感染、坏疽以及伤口愈合不良,甚至需要截肢。有报道,一些接受化疗和较大剂量放疗的患者发生病理性骨折。由于动脉内化疗的技术要求高和疗效的不确定性,因此在大多数机构中其治疗肢体肉瘤的作用有限,仅在某些情况下考虑使用。

3.8.2　肢体灌注和热疗

与全身动脉内输注化疗不同,肢体灌注治疗要用止血带压迫阻断肢体的动、静脉血流,从而建立为肢体供血的动、静脉通路[94,95]。通过体外循环装置建立起与身体其他部位隔离的供应肢体的动、静脉通路。肢体的血液通过人工心肺机供氧。在这个环路中注入放射性标记的白蛋白,并用探针确保血液循环完全封闭。在某些情况下(见下文),加热可提高化疗效果,因此循环血的温度常加热到 39℃~40℃。

许多化疗药物用于肢体灌注,如多柔比星、美法仑和放线菌素 D。迄今为止,最有效的药物是美法仑,同时用肿瘤坏死因子(TNF)。对这项技术最有经验的是 Eggermont 等[94,95]。246 例无法手术切除的肉瘤患者,离体行美法仑和 TNF 的肢体热灌注。这两种药物都非常重要,不用 TNF 可降低组织内美法仑的浓度,TNF 可能对肿瘤血管有作用。在肢体灌注 2~4 个月后,进行手术以切除残留的肿瘤。中位随访 3 年,71%的患者成功保肢。Hoven-Gondre 等[96]报道了最近 20 年的治疗经验,用 TNF 和美法仑进行离体肢体灌注后再行手术和放疗。共报道了 113 例患者,中位随访 8 周,107 例切除肿瘤,其中 81 例(76%)切缘阴性。中位随访 51 个月,88 例(78%)患者成功保肢,10 年疾病特异性生存率为 54%。TNF 在美国仍未获准用于临床,但在欧洲和其他地方已获准用于这种情况。值得注意的是,离体肢体灌注需要丰富的专业知识和特殊的专用设备,只有如此才能降低并发症的发生率和严重程度。离体肢体灌注至少为一部分患者带来了希望,否则他们需要截肢才能控制局部肿瘤。

热疗可能会提高局部进展期肿瘤患者的化疗效果。通过外部电磁场(相控阵)提供局部热疗联合异环磷酰胺和依托泊苷或者其他联合化疗方案,有人对此进行了研究[97-99]。在一系列研究中观察到局部进展或转移性软组织肉瘤患者达到了部分或完全缓解。随机研究结果也支持在局部控制率方面,热疗联合化疗优于单纯化疗[100]。因此,热疗在德国获准用于这种情况。在美国,热疗联合化疗仍在进行研究。最近有关黑色素瘤的报道显示,采用输注技术可能更好,而不是灌注。由于不需要建立再循环回路,因此也不存在技术上的挑战。

3.9　软组织肉瘤的免疫治疗

虽然在本书的具体章节中有更深入的讨论,但在这里做一些关于肉瘤免疫治疗的评论是有意义的。从 Coley 在 MSKCC 的时代起,细菌毒素作为一种治疗肉瘤的潜在疗法,其历史意义已经被注意到了。值得一提的是,免疫疗法在一些国家已经被批准用于肉瘤,以胞壁三肽的形式成为骨肉瘤的辅助治疗[101]。随着越来越多的药物被批准用于治疗常见癌症,更多的特异性免疫治疗药物也在肉瘤中进行研究。其中的关键药物是免疫检查点抑制剂,即针对肿瘤与 T 淋巴细胞之间免疫突触的单克隆抗体,因为它们是已经可以购买并比较容易使用的现成药物,但其对某些患者的副作用可能令人惋惜。在 PD1 抑制剂对肉瘤作用的首次展现中,与其他组织学类型相比,派姆单抗(pembrolizumab)在未分化多形性肉瘤中显示出更强的活性[102]。至少就 PD1 抑制剂单药而言,突变负荷预测反应的概念似乎不成立,因为对平滑肌肉瘤(另一种类似 UPS 的非整倍体肿瘤)的应答率相对较低。在 SARC28 试验中,骨肉瘤对单药派姆单抗的应答率也相对较低。关于免疫检查点抑制剂在骨和软组织肉瘤组织学中反应的非正式报告为正在进行的或 2016 年尚未报告的临床试验提供了可能有效的征兆或迹象[103]。

嵌合抗原受体 T 细胞疗法和类似针对恶

性血液肿瘤特异性抗原的细胞疗法，至少对两种类型的软组织肉瘤具备吸引力：滑膜肉瘤和黏液样圆细胞肉瘤都能稳定表达癌胚抗原 NY－ESO－1，而针对 NY－ESO－1 的细胞治疗已经证明了其活性[104]。这些方法是否能更广泛地推广应用仍有待观察，但免疫系统对抗基因异质性和进化中"敌人"的吸引力是非常明确的，无疑将是本专著新版本中的一个更大主题。

（张勇 王斌梁 周宇红 王志明 王成刚 刘文帅 译
周宇红 王志明 刘文帅 庄荣源 校）

参考文献

1. Suzman MS, Smith AJ, Brennan MF. Fascio-peritoneal patch repair of the IVC: a workhorse in search of work? J Am Coll Surg. 2000;191:218–20.
2. Hollenbeck ST, Grobmyer SR, Kent KC, et al. Surgical treatment and outcomes of patients with primary inferior vena cava leiomyosarcoma. J Am Coll Surg. 2003;197:575–9.
3. Russo P, Kim Y, Ravindran S, et al. Nephrectomy during operative management of retroperitoneal sarcoma. Ann Surg Oncol. 1997;4:421–4.
4. Gronchi A, Bonvalot S, Le Cesne A, et al. Resection of uninvolved adjacent organs can be part of surgery for retroperitoneal soft tissue sarcoma. J Clin Oncol. 2009;27:2106–7; author reply 2107-8.
5. Duranti L, Gronchi A, Stacchiotti S, et al. Localised thoracic sarcomas: outcome improvement over time at a single institution. Eur J Cancer. 2013;49:2689–97.
6. Stacchiotti S, Crippa F, Messina A, et al. Response to imatinib in villonodular pigmented synovitis (PVNS) resistant to nilotinib. Clin Sarcoma Res. 2013;3:8.
7. Gronchi A, Lo Vullo S, Fiore M, et al. Aggressive surgical policies in a retrospectively reviewed single-institution case series of retroperitoneal soft tissue sarcoma patients. J Clin Oncol. 2009;27:24–30.
8. Brennan MF, Lewis JJ. Diagnosis and Management of Soft Tissue Sarcoma. London: Martin Dunitz Ltd.; 2002.
9. Eilber FC, Brennan MF, Riedel E, et al. Prognostic factors for survival in patients with locally recurrent extremity soft tissue sarcomas. Ann Surg Oncol. 2005;12:228–36.
10. Panicek DM, Gatsonis C, Rosenthal DI, et al. CT and MR imaging in the local staging of primary malignant musculoskeletal neoplasms: Report of the Radiology Diagnostic Oncology Group. Radiology. 1997;202:237–46.
11. Fazel R, Krumholz HM, Wang Y, et al. Exposure to low-dose ionizing radiation from medical imaging procedures. N Engl J Med. 2009;361:849–57.
12. Benz MR, Dry SM, Eilber FC, et al. Correlation between glycolytic phenotype and tumor grade in soft-tissue sarcomas by 18F-FDG PET. J Nucl Med. 2010;51:1174–81.
13. Eary JF, Conrad EU. PET imaging: update on sarcomas. Oncology (Williston Park). 2007;21:249–52.
14. Schuetze SM. Utility of positron emission tomography in sarcomas. Curr Opin Oncol. 2006;18:369–73.
15. Choi H, Charnsangavej C, Faria SC, et al. Correlation of computed tomography and positron emission tomography in patients with metastatic gastrointestinal stromal tumor treated at a single institution with imatinib mesylate: proposal of new computed tomography response criteria. J Clin Oncol. 2007;25:1753–9.
16. Benjamin RS, Choi H, Macapinlac HA, et al. We should desist using RECIST, at least in GIST. J Clin Oncol. 2007;25:1760–4.
17. Gadd MA, Casper ES, Woodruff JM, et al. Development and treatment of pulmonary metastases in adult patients with extremity soft tissue sarcoma. Ann Surg. 1993;218:705–12.
18. Mountain CF, McMurtrey MJ, Hermes KE. Surgery for pulmonary metastasis: a 20-year experience. Ann Thorac Surg. 1984;38:323–30.
19. Billingsley KG, Burt ME, Jara E, et al. Pulmonary metastases from soft tissue sarcoma: analysis of patterns of diseases and postmetastasis survival. Ann Surg. 1999;229:602–10; discussion 610–2.
20. Weiser MR, Downey RJ, Leung DH, et al. Repeat resection of pulmonary metastases in

patients with soft-tissue sarcoma. J Am Coll Surg. 2000;191:184–90; discussion 190-1.

21. Temple LK, Brennan MF. The role of pulmonary metastasectomy in soft tissue sarcoma. Semin Thorac Cardiovasc Surg. 2002;14:35–44.

22. Canter RJ, Qin LX, Downey RJ, et al. Perioperative chemotherapy in patients undergoing pulmonary resection for metastatic soft-tissue sarcoma of the extremity : a retrospective analysis. Cancer. 2007;110:2050–60.

23. DeMatteo RP, Shah A, Fong Y, et al. Results of hepatic resection for sarcoma metastatic to liver. Ann Surg. 2001;234:540–7; discussion 547–8.

24. Pisters PW, Harrison LB, Leung DH, et al. Long-term results of a prospective randomized trial of adjuvant brachytherapy in soft tissue sarcoma. J Clin Oncol. 1996;14:859–68.

25. Yang JC, Chang AE, Baker AR, et al. Randomized prospective study of the benefit of adjuvant radiation therapy in the treatment of soft tissue sarcomas of the extremity. J Clin Oncol. 1998;16:197–203.

26. Alektiar KM, Leung D, Zelefsky MJ, et al. Adjuvant radiation for stage II-B soft tissue sarcoma of the extremity. J Clin Oncol. 2002;20:1643–50.

27. Cahlon O, Brennan MF, Jia X, et al. A postoperative nomogram for local recurrence risk in extremity soft tissue sarcomas after limb-sparing surgery without adjuvant radiation. Ann Surg. 2012;255:343–7.

28. O'Sullivan B, Davis AM, Turcotte R, et al. Preoperative versus postoperative radiotherapy in soft-tissue sarcoma of the limbs: a randomised trial. Lancet. 2002;359:2235–41.

29. Davis AM, O'Sullivan B, Turcotte R, et al. Late radiation morbidity following randomization to preoperative versus postoperative radiotherapy in extremity soft tissue sarcoma. Radiother Oncol. 2005;75:48–53.

30. Alektiar KM, Hong L, Brennan MF, et al. Intensity modulated radiation therapy for primary soft tissue sarcoma of the extremity: preliminary results. Int J Radiat Oncol Biol Phys. 2007;68:458–64.

31. Alektiar KM, Brennan MF, Singer S. Local control comparison of adjuvant brachytherapy to intensity-modulated radiotherapy in primary high-grade sarcoma of the extremity. Cancer. 2011;117:3229–34.

32. Folkert MR, Singer S, Brennan MF, et al. Comparison of local recurrence with conventional and intensity-modulated radiation therapy for primary soft-tissue sarcomas of the extremity. J Clin Oncol. 2014;32:3236–41.

33. Alektiar KM, Leung D, Zelefsky MJ, et al. Adjuvant brachytherapy for primary high-grade soft tissue sarcoma of the extremity. Ann Surg Oncol. 2002;9:48–56.

34. Ormsby MV, Hilaris BS, Nori D, et al. Wound complications of adjuvant radiation therapy in patients with soft-tissue sarcomas. Ann Surg. 1989;210:93–9.

35. Arbeit JM, Hilaris BS, Brennan MF. Wound complications in the multimodality treatment of extremity and superficial truncal sarcomas. J Clin Oncol. 1987;5:480–8.

36. Alekhteyar KM, Leung DH, Brennan MF, et al. The effect of combined external beam radiotherapy and brachytherapy on local control and wound complications in patients with high-grade soft tissue sarcomas of the extremity with positive microscopic margin. Int J Radiat Oncol Biol Phys. 1996;36:321–4.

37. Alektiar KM, Zelefsky MJ, Brennan MF. Morbidity of adjuvant brachytherapy in soft tissue sarcoma of the extremity and superficial trunk. Int J Radiat Oncol Biol Phys. 2000;47:1273–9.

38. Al Yami A, Griffin AM, Ferguson PC, et al. Positive surgical margins in soft tissue sarcoma treated with preoperative radiation: is a postoperative boost necessary? Int J Radiat Oncol Biol Phys. 2010;77:1191–7.

39. Shiu MH, Collin C, Hilaris BS, et al. Limb preservation and tumor control in the treatment of popliteal and antecubital soft tissue sarcomas. Cancer. 1986;57:1632–9.

40. Alektiar KM, Brennan MF, Singer S. Influence of site on the therapeutic ratio of adjuvant radiotherapy in soft-tissue sarcoma of the extremity. Int J Radiat Oncol Biol Phys. 2005;63:202–8.

41. Spierer MM, Alektiar KM, Zelefsky MJ, et al. Tolerance of tissue transfers to adjuvant radiation therapy in primary soft tissue sarcoma of the extremity. Int J Radiat Oncol Biol Phys. 2003;56:1112–6.

42. Rimner A, Brennan MF, Zhang Z, et al. Influence of compartmental involvement on the patterns of morbidity in soft tissue sarcoma of the thigh. Cancer. 2009;115:149–57.

43. Gortzak Y, Lockwood GA, Mahendra A, et al. Prediction of pathologic fracture risk of the femur after combined modality treatment of soft tissue sarcoma of the thigh. Cancer. 2010;116:1553–9.

44. Dickie CI, Parent AL, Griffin AM, et al. Bone fractures following external beam radiotherapy and limb-preservation surgery for lower extremity soft tissue sarcoma: relationship to irradiated bone length, volume, tumor location and dose. Int J Radiat Oncol Biol Phys. 2009;75:1119–24.

45. Kepka L, DeLaney TF, Suit HD, et al. Results of radiation therapy for unresected soft-tissue sarcomas. Int J Radiat Oncol Biol Phys. 2005;63:852–9.

46. Dhakal S, Corbin KS, Milano MT, et al. Stereotactic body radiotherapy for pulmonary metastases from soft-tissue sarcomas: excellent local lesion control and improved patient survival. Int J Radiat Oncol Biol Phys. 2012;82:940–5.

47. Navarria P, Ascolese AM, Cozzi L, et al. Stereotactic body radiation therapy for lung metastases from soft tissue sarcoma. Eur J Cancer. 2015;51:668–74.

48. Folkert MR, Bilsky MH, Tom AK, et al. Outcomes and toxicity for hypofractionated and single-fraction image-guided stereotactic radiosurgery for sarcomas metastasizing to the spine. Int J Radiat Oncol Biol Phys. 2014;88:1085–91.

49. Sarcoma Meta-Analysis Collaboration. Adjuvant chemotherapy for localised resectable soft-tissue sarcoma of adults: meta-analysis of individual data. Lancet. 1997;350:1647–54.

50. Omura GA, Blessing JA, Major F, et al. A randomized clinical trial of adjuvant adriamycin in uterine sarcomas: a Gynecologic Oncology Group Study. J Clin Oncol. 1985;3:1240–5.

51. Pautier P, Floquet A, Gladieff L, et al. A randomized clinical trial of adjuvant chemotherapy with doxorubicin, ifosfamide, and cisplatin followed by radiotherapy versus radiotherapy alone in patients with localized uterine sarcomas (SARCGYN study). A study of the French Sarcoma Group. Ann Oncol. 2013;24:1099–104.

52. Hensley ML, Ishill N, Soslow R, et al. Adjuvant gemcitabine plus docetaxel for completely resected stages I-IV high grade uterine leiomyosarcoma: Results of a prospective study. Gynecol Oncol. 2009;112:563–7.

53. Clinicaltrials.gov: Study NCT00282087.

54. Hensley ML, Wathen JK, Maki RG, et al. Adjuvant therapy for high-grade, uterus-limited leiomyosarcoma: results of a phase 2 trial (SARC 005). Cancer. 2013;119:1555–61.

55. Alvegard TA, Sigurdsson H, Mouridsen H, et al. Adjuvant chemotherapy with doxorubicin in high-grade soft tissue sarcoma: a randomized trial of the Scandinavian Sarcoma Group. J Clin Oncol. 1989;7:1504–13.

56. Bramwell V, Rouesse J, Steward W, et al. Adjuvant CYVADIC chemotherapy for adult soft tissue sarcoma--reduced local recurrence but no improvement in survival: a study of the European Organization for Research and Treatment of Cancer Soft Tissue and Bone Sarcoma Group. J Clin Oncol. 1994;12:1137–49.

57. Frustaci S, Gherlinzoni F, De Paoli A, et al. Adjuvant chemotherapy for adult soft tissue sarcomas of the extremities and girdles: results of the Italian randomized cooperative trial. J Clin Oncol. 2001;19:1238–47.

58. Gortzak E, Azzarelli A, Buesa J, et al. A randomised phase II study on neo-adjuvant chemotherapy for 'high-risk' adult soft-tissue sarcoma. Eur J Cancer. 2001;37:1096–103.

59. Brodowicz T, Schwameis E, Widder J, et al. Intensified Adjuvant IFADIC Chemotherapy for Adult Soft Tissue Sarcoma: A Prospective Randomized Feasibility Trial. Sarcoma. 2000;4: 151–60.

60. Woll PJ, Reichardt P, Le Cesne A, et al. Adjuvant chemotherapy with doxorubicin, ifosfamide, and lenograstim for resected soft-tissue sarcoma (EORTC 62931): a multicentre randomised controlled trial. Lancet Oncol. 2012; 13:1045–54.

61. Gronchi A, Ferrari S, Quagliuolo et al. LBSA6_PR: Full-dose neoadjuvant anthracycline + ifosfamide chemotherpay is associated with a relapse free survival and overall survival benefit in localized high-risk adult soft tissue sarcomas of the extremities and trunk wall: Interim analysis of prospective randomized trial. Proc ESMO 2016, Abstract LBA6.

62. SM-A Sarcoma Meta-analysis collaboration. Adjuvant chemotherapy for localised resectable soft-tissue sarcoma of adults: meta-analysis of individual data. Lancet. 1997;350:1647–54.

63. Pervaiz N, Colterjohn N, Farrokhyar F, et al. A systematic meta-analysis of randomized controlled trials of adjuvant chemotherapy for localized resectable soft-tissue sarcoma. Cancer. 2008;113:573–81.

64. Toulmonde M, Bellera C, Mathoulin-Pelissier S, et al. Quality of randomized controlled trials reporting in the treatment of sarcomas. J Clin Oncol. 2011;29:1204–9.

65. Le Cesne A, Ouali M, Leahy MG, et al. Doxorubicin-based adjuvant chemotherapy in soft tissue sarcoma: pooled analysis of two STBSG-EORTC phase III clinical trials. Ann Oncol. 2014;25:2425–32.

66. DeMatteo RP, Ballman KV, Antonescu CR, Corless C, Kolesnikova V, von Mehren M, McCarter MD, Norton J, Maki RG, Pisters PW, Demetri GD, Brennan MF, Owzar K. Long-

term results of adjuvant imatinib mesylate in localized, high-risk, primary gastrointestinal stromal tumor: ACOSOG Z9000 (Alliance) intergroup phase 2 trial. Ann Surg. 2013; 258:422–9.

67. Dematteo RP, Ballman KV, Antonescu CR, et al. Adjuvant imatinib mesylate after resection of localised, primary gastrointestinal stromal tumour: a randomised, double-blind, placebo-controlled trial. Lancet. 2009;373:1097–104.

68. Casali PG, Le Cesne A, Poveda Velasco A, et al. Imatinib failure-free survival (IFS) in patients with localized gastrointestinal stromal tumors (GIST) treated with adjuvant imatinib (IM): The EORTC/AGITG/FSG/GEIS/ISG randomized controlled phase III trial. ASCO Meeting Abstracts. 2013;31:10500.

69. Joensuu H, Eriksson M, Sundby Hall K, et al. One vs three years of adjuvant imatinib for operable gastrointestinal stromal tumor: a randomized trial. JAMA. 2012;307:1265–72.

70. Corless CL, Ballman KV, Antonescu CR, et al. Pathologic and molecular features correlate with long-term outcome after adjuvant therapy of resected primary GI stromal tumor: the ACOSOG Z9001 trial. J Clin Oncol. 2014; 32:1563–70.

71. Grier HE, Krailo MD, Tarbell NJ, et al. Addition of ifosfamide and etoposide to standard chemotherapy for Ewing's sarcoma and primitive neuroectodermal tumor of bone. N Engl J Med. 2003;348:694–701.

72. Womer RB, West DC, Krailo MD, et al. Randomized controlled trial of interval-compressed chemotherapy for the treatment of localized Ewing sarcoma: a report from the Children's Oncology Group. J Clin Oncol. 2012;30:4148–54.

73. Granowetter L, Womer R, Devidas M, et al. Dose-intensified compared with standard chemotherapy for nonmetastatic Ewing sarcoma family of tumors: a Children's Oncology Group Study. J Clin Oncol. 2009;27:2536–41.

74. Crist WM, Anderson JR, Meza JL, et al. Intergroup rhabdomyosarcoma study-IV: results for patients with nonmetastatic disease. J Clin Oncol. 2001;19:3091–102.

75. Antman K, Crowley J, Balcerzak SP, et al. A Southwest Oncology Group and Cancer and Leukemia Group B phase II study of doxorubicin, dacarbazine, ifosfamide, and mesna in adults with advanced osteosarcoma, Ewing's sarcoma, and rhabdomyosarcoma. Cancer. 1998;82:1288–95.

76. Talbot SM, Keohan ML, Hesdorffer M, et al. A phase II trial of temozolomide in patients with unresectable or metastatic soft tissue sarcoma. Cancer. 2003;98:1942–6.

77. Garcia del Muro X, Lopez-Pousa A, Martin J, et al. A phase II trial of temozolomide as a 6-week, continuous, oral schedule in patients with advanced soft tissue sarcoma: a study by the Spanish Group for Research on Sarcomas. Cancer. 2005;104:1706–12.

78. Boyar MS, Hesdorffer M, Keohan ML, et al. Phase II Study of Temozolomide and Thalidomide in Patients with Unresectable or Metastatic Leiomyosarcoma. Sarcoma. 2008; 2008:412503.

79. Fury MG, Antonescu CR, Van Zee KJ, et al. A 14-year retrospective review of angiosarcoma: clinical characteristics, prognostic factors, and treatment outcomes with surgery and chemotherapy. Cancer J. 2005;11:241–7.

80. Penel N, Italiano A, Ray-Coquard I, et al. Metastatic angiosarcomas: doxorubicin-based regimens, weekly paclitaxel and metastasectomy significantly improve the outcome. Ann Oncol. 2012;23:517–23.

81. Italiano A, Cioffi A, Penel N, et al. Comparison of doxorubicin and weekly paclitaxel efficacy in metastatic angiosarcomas. Cancer. 2012;118:3330–6.

82. Bramwell VH, Mouridsen HT, Santoro A, et al. Cyclophosphamide versus ifosfamide: final report of a randomized phase II trial in adult soft tissue sarcomas. Eur J Cancer Clin Oncol. 1987;23:311–21.

83. Rosen G, Forscher C, Lowenbraun S, et al. Synovial sarcoma. Uniform response of metastases to high dose ifosfamide. Cancer. 1994;73:2506–11.

84. Ryan CW, Schoffski P, Merimsky O, et al. PICASSO 3: A phase 3 international, randomized, double-blind, placebo-controlled study of doxorubicin (dox) plus palifosfamide (pali) vs. dox plus placebo for patients (pts) in first-line for metastatic soft tissue sarcoma (mSTS). Eur J Cancer. 2013;49:876.

85. Hensley ML, Maki R, Venkatraman E, et al. Gemcitabine and docetaxel in patients with unresectable leiomyosarcoma: results of a phase II trial. J Clin Oncol. 2002;20:2824–31.

86. Maki RG, Wathen JK, Patel SR, et al. Randomized phase II study of gemcitabine and docetaxel compared with gemcitabine alone in patients with metastatic soft tissue sarcomas: results of sarcoma alliance for research through collaboration study 002 [corrected]. J Clin Oncol. 2007;25:2755–63.

87. Demetri GD, von Mehren M, Jones RL, et al. Efficacy and Safety of Trabectedin or Dacarbazine for Metastatic Liposarcoma or Leiomyosarcoma After Failure of Conventional Chemotherapy: Results of a Phase III Randomized Multicenter Clinical Trial. J Clin Oncol. 2016; 34: 786-93.

88. Schöffski P, Chawla S, Maki RG, et al. Eribulin versus dacarbazine in previously treated patients with advanced liposarcoma or leiomyosarcoma: a randomised, open-label, multicentre, phase 3 trial. Lancet. 2016; 387:1629–37.

89. van der Graaf WT, Blay JY, Chawla SP, et al. Pazopanib for metastatic soft-tissue sarcoma (PALETTE): a randomised, double-blind, placebo-controlled phase 3 trial. Lancet. 2012;379:1879–86.

90. Chawla SP, Chua VS, Hendifar AF, et al. A phase 1B/2 study of aldoxorubicin in patients with soft tissue sarcoma. Cancer. 2015;121:570–9.

91. Chawla SP, Cranmer LD, Van Tine BA, et al. Phase II study of the safety and antitumor activity of the hypoxia-activated prodrug TH-302 in combination with doxorubicin in patients with advanced soft tissue sarcoma. J Clin Oncol. 2014;32:3299–306.

92. Tap WD, Jones RL, Van Tine BA, et al. Olaratumab and doxorubicin versus doxorubicin alone for treatment of soft-tissue sarcoma: an open-label phase 1b and randomised phase 2 trial. 2016. Lancet. 388:488–97.

93. Mason M, Robinson M, Harmer C, et al. Intra-arterial adriamycin, conventionally fractionated radiotherapy and conservative surgery for soft tissue sarcomas. Clin Oncol (R Coll Radiol). 1992;4:32–5.

94. Eggermont AM, Schraffordt Koops H, Lienard D, et al. Isolated limb perfusion with high-dose tumor necrosis factor-alpha in combination with interferon-gamma and melphalan for nonresectable extremity soft tissue sarcomas: a multicenter trial. J Clin Oncol. 1996;14: 2653–65.

95. Eggermont AM, de Wilt JH, ten Hagen TL. Current uses of isolated limb perfusion in the clinic and a model system for new strategies. Lancet Oncol. 2003;4:429–37.

96. Hoven-Gondrie ML, Bastiaannet E, van Ginkel RJ, et al: [Limb perfusion in soft tissue sarcomas: twenty years of experience]. Ned Tijdschr Geneeskd. 2013;157:A6148.

97. Wiedemann GJ, d'Oleire F, Knop E, et al. Ifosfamide and carboplatin combined with 41.8 degrees C whole-body hyperthermia in patients with refractory sarcoma and malignant teratoma. Cancer Res. 1994;54:5346–10.

98. Wendtner CM, Abdel-Rahman S, Krych M, et al. Response to neoadjuvant chemotherapy combined with regional hyperthermia predicts long-term survival for adult patients with retroperitoneal and visceral high-risk soft tissue sarcomas. J Clin Oncol. 2002;20:3156–64.

99. Issels RD, Abdel-Rahman S, Wendtner C, et al. Neoadjuvant chemotherapy combined with regional hyperthermia (RHT) for locally advanced primary or recurrent high-risk adult soft-tissue sarcomas (STS) of adults: long-term results of a phase II study. Eur J Cancer. 2001;37:1599–608.

100. Issels RD, Lindner LH, Verweij J, et al. Neo-adjuvant chemotherapy alone or with regional hyperthermia for localised high-risk soft-tissue sarcoma: a randomised phase 3 multicentre study. Lancet Oncol. 2010;11:561–70.

101. Meyers PA, Schwartz CL, Krailo MD, et al. Osteosarcoma: the addition of muramyl tripeptide to chemotherapy improves overall survival--a report from the Children's Oncology Group. J Clin Oncol. 2008;26:633–8.

102. Tawbi H, Burgess MA, Crowley J, et al. Safety and efficacy of PD-1 blockade using pembrolizumab in patients with advanced soft tissue and bone sarcomas: Results of SARC028--A multicenter phase II study. ASCO Meeting Abstracts. 2016;34:11006.

103. Paoluzzi L, Ghesani MV, Cacavio A, et al. Anti-PD1 therapy with nivolumab in sarcoma. ASCO Meeting Abstracts. 2016;34:11047.

104. Robbins PF, Kassim SH, Tran TL, et al. A pilot trial using lymphocytes genetically engineered with an NY-ESO-1-reactive T-cell receptor: long-term follow-up and correlates with response. Clin Cancer Res. 2015;21:1019–27.

第 2 部分
特定组织病理学类型的诊疗

第 4 章

胃肠间质瘤

自 1998 年以来，胃肠间质瘤（GIST）已被确认为一种独立的生物学类型，与癌基因 KIT 或 PDGFRA 中的突变密切相关。过去认为 GIST 是平滑肌肿瘤，经常归为平滑肌肉瘤或胃肠道自主神经肿瘤（GANT），或两者混合。GIST 的细胞起源被认为是 Cajal 间质细胞或其前体细胞[1]。GIST 通常表现为腹块，体积较大，可伴有破裂和（或）转移。GIST 占所有内脏肉瘤的 1/3（图 4.1）。我们原来的报道[2]中描述了 200 例 GIST 患者，约占我们机构所收治的 3500 例肉瘤患者的 6%。年龄和性别分布如图 4.2 所示。病灶部位多在胃，较小肠和其他部位更为常见（图 4.3）。图 4.4 显示的是 1 例原发胃的 GIST 患者。

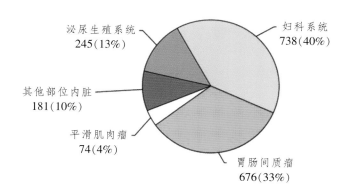

图 4.1　内脏肉瘤成年患者的部位分布。MSKCC 7/1/1982-6/30/2010，*n*=1914。

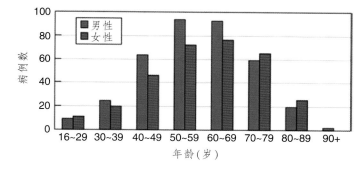

图 4.2　GIST 成年患者的年龄和性别分布。MSKCC 7/1/1982-6/30/2010，*n*=676。

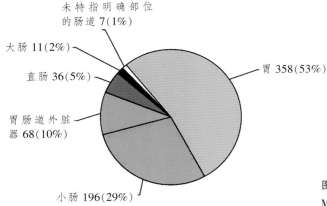

图 4.3   GIST 成年患者的内脏发病部位。MSKCC 7/1/1982–6/30/2010,*n*=676。

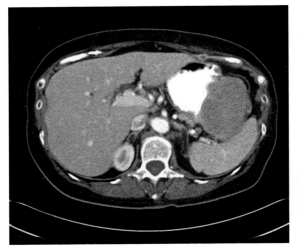

图 4.4   胃大弯原发巨大 GIST 增强 CT 的横断面图像,显示胃壁巨大肿块,由于肿瘤中央坏死而与脾脏密度类似。

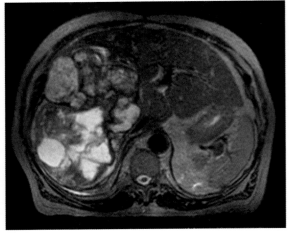

图 4.5   GIST 转移至肝的横断面 T2 加权增强 MRI 图像。

低的优点。

4.1   影像学表现

最常用的影像学检查工具是 CT 或 MRI,可用来了解原发病灶的情况、发病部位,以及是否存在转移(图 4.5 和图 4.6)。¹⁸F-FDG PET-CT 已被用来识别初次手术病例存在的隐匿转移,并可以用于转移性疾病的随访。然而,对于后一种情况,具有对比度的常规解剖学成像可达到相同的效果,且具有成本低、放射性剂量

4.2   家族性 GIST

家族性 GIST 是一种具有遗传性倾向的、罕见的、由于胚系突变而导致的 GIST。各种临床表现类型已被描述,但大多数患者表现为多发性肿瘤,可同时累及胃和空肠,常形成小肠憩室。家族性 GIST 的平均诊断年龄为 53 岁[3]。多数肿瘤的核分裂活性较低。突变主要发生在 *KIT* 基因,少数情况下也可发生在 *PDGFRA* 基

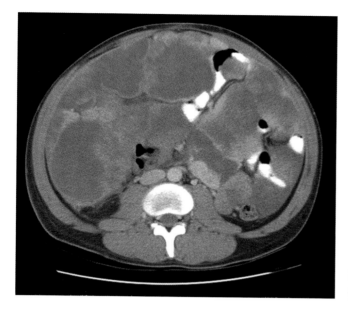

图 4.6　GIST 广泛腹膜转移的增强 CT 横断面图像。

因。常伴有皮肤色素改变,色素沉积主要发生在手、足、腋下部位或腹股沟(图 4.7),由于肠神经丛肥大,常出现类似肠激惹综合征的胃肠动力障碍表现。由于观察到 *KIT* 基因突变的遗传性,因此通过功能获得性 *KIT* 基因胚系突变可建立小鼠模型[4]。

有趣的是,多发性 GIST 也见于 I 型神经纤维瘤病患者[5]。然而,这些 GIST 往往缺乏 *KIT* 或 *PDGFRA* 基因突变。GIST 也可以是 Carney-Stratakis 综合征(伴有副神经节瘤)的特征之一,并且这些肿瘤特征性地具有琥珀酸脱氢酶复合物(SDH)中功能缺失的突变,例如编码该柠檬酸循环酶的亚基 B(*SDHB*)基因的突变,或可能影响 *SDHA* 或 *SDHC* 的突变。

对家族性 GIST 的治疗旨在尽可能切除最大或有症状的病灶。由于所有沿胃肠道的部位都有发生 GIST 的危险性,因此切除范围应尽可能保守。长期随访同时对症治疗是合适的。对于不可切除或转移性的患者,伊马替尼是一种有效的治疗。然而,辅助治疗以外的长期预防性治疗是无法进行验证的。

4.3　自然病程

在酪氨酸激酶抑制剂(TKI)使用之前[6],GIST 的 2 年生存率为 40%,5 年生存率<25%。原发肿瘤完整切除者的预后较好,尤其是发生于胃和小肠者优于结肠和直肠的 GIST(图 4.8)[7]。原发肿瘤部位、大小、核分裂象<5/50HPF、无病间期、手术切除等都是与生存相关的独立预后因素。基因突变状态没有独立预测价值。人们认识到,某些 *KIT* 基因突变,如 557~558 位点的缺失,是与肿瘤复发有关的不良预后指标。

TKI 的出现明确改变了转移性 GIST 患者的生存。为了确定酪氨酸激酶抑制剂在辅助治疗中的作用,我们建立了一种预测手术后在无酪氨酸激酶抑制剂辅助治疗时的无复发生存率的列线图模型。这个模型的基础来自对 127 例患者的研究,并通过另一个独立的队列进行了验证。这个列线图与纪念斯隆一凯特琳癌症中心数据库的相合性为 0.78,与验证队列的相合性为 0.80。我们无法证明在列线图中加入突变状态可提高其对不同预后的区分能力。通过

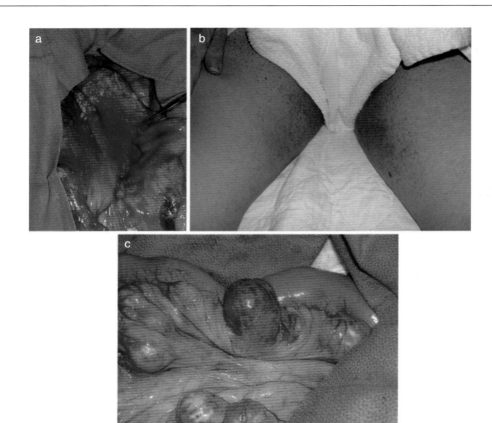

图 4.7 家族性 GIST。(a)胃和小肠多发病灶。(b)特征性的大腿内侧色素沉积。(c)小肠憩室。

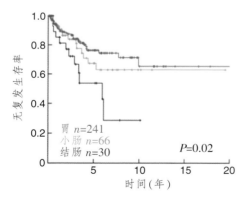

图 4.8 不同部位 GIST 成年患者行局部肿瘤完整切除术后的无复发生存率。MSKCC 7/1/1982–6/30/2010,$n=$ 337。

酪氨酸激酶使用前的数据库资料,我们发现核分裂象、肿瘤的大小和部位是预测 GIST 术后

复发的独立预后因素。新版的 GIST 列线图根据核分裂象可以更好地区分不同的复发风险,而在旧版中它是一个二进制变量[8]。通过对与细胞检查点(checkpoint)和染色体不稳定性有关的基因进行分析,能更好地进行风险分层,增强对患者预后的识别能力[9]。最后,观察到一个有趣的现象是血液中性粒细胞与淋巴细胞比值可以提示预后[10](图 4.9)。

原发性 GIST 患者的解剖部位、大小、核分裂象和肿瘤破裂等因素可以使用热图进行风险分层,这可以确定多个连续变量预测原发性 GIST 的风险,这样预测风险的方法比现有的分期系统更有效[11]。利用 SSGXVⅢ研究数据,可以在使用伊马替尼之后进行复发危险度评分[12]。

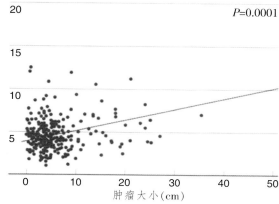

中性粒细胞–
淋巴细胞比率

$P=0.0001$

图 4.9　肿瘤大小（$P<0.01$，Pearson 相关系数 +36）与血液 NLR 显著相关（$n=271$）。肿瘤较大的患者有较高的 NLR 淋巴细胞。（With permission from: Perez DR, et al. Ann Surg Oncol. 20（2）:593–599,2013.）

4.4　病理学诊断及分子病理

根据尸检数据，如果将显微镜下发现的 GIST 和偶然发现的 GIST 等也包含在"小肉瘤"的范畴内，那么 GIST 是最常见的肉瘤。而如果不这么计算的话，GIST 则是消化道中最常见的间叶源性肿瘤。几乎所有的 GIST 均表达受体酪氨酸激酶 KIT，并且大部分 GIST 发生 KIT 基因突变。1 例上皮样 GIST 病例的显微镜下 KIT 染色结果见图 4.10。Chi 等研究表明，GIST 过表达 ETV1 癌基因，也是其特异性的肿瘤表型[13]。很少情况下，GIST 也有 PDGFRA 基因突变。5%~7% 的 GIST 患者未检测到 KIT 或 PDGFRA 突变，一般称为"野生型"GIST，极个别其实为 BRAF 突变。许多野生型 GIST 表达胰岛素样生长因子 1（IGF1）受体（IGF1R）[14]，尽管 IGF1 基因在 GIST 中并不突变，在这些病例中琥珀酸脱氢酶（SDHB）亚单位 B 表达缺失[15]。SDHB 表达见于 Carney-Stratakis 综合征的患者，在这些患者中可发现副神经节瘤，因为存在 SDH 复合体亚基之一的突变[16]。在 Carney 三联征中可发现这两种肿瘤和肺软骨瘤，其遗传因素尚不太清楚[17]，但 SDHB 是失表达的。在 KIT 和 PDGFRA 非突变 GIST 的年轻成年人中已发现有胚系 SDHA 突变[18]。与 KIT 突变的 GIST 相比，SDH 缺陷型 GIST 与特征性甲基化相关，提示存在琥珀酸水平代谢紊乱的表观遗传学靶点[19]；同样通过甲基化分析显示 Carney-Stratakis 综合征相关的 GIST 是一个独立的亚型。要注意的是，有些其他的肉瘤如平滑肌肉瘤可能显示 KIT 弱阳性，而另一些肿瘤常常为 KIT 阳性，如尤文肉瘤、小细胞癌，但这些肿瘤没有 KIT 活化性突变，并且对伊马替尼治疗无反应。当需要其他标

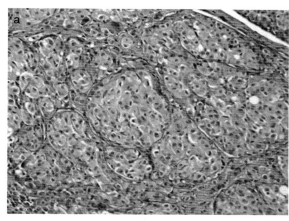
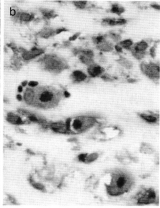

图 4.10　（a）小肠上皮样 GIST。（b）KIT 阳性表达。

记来鉴别胃肠间质瘤和其他肿瘤时，免疫组化检测 DOG1 有助于明确诊断[20,21]。

4.5　治疗

高危患者的主要治疗手段是手术切除后辅助 3 年伊马替尼治疗（见下文）。完整切除假包膜是影响生存的主要因素。出现转移和（或）复发高风险的肿瘤是用酪氨酸激酶抑制剂治疗的明确指征。放疗的疗效有限，这主要是由于解剖位置的限制和其本身对放疗的相对抵抗。

4.6　伊马替尼辅助治疗原发性 GIST

在进入Ⅲ期试验之前，辅助治疗在进行Ⅱ期临床试验，现在辅助治疗被确定为 GIST 的标准治疗方案。目前已报道伊马替尼辅助治疗高风险（>10cm，腹腔内肿瘤破裂或多达 4 个腹膜播散灶）的 Z9000 Ⅱ期试验的长期结果[22]。中位随访 7.7 年后，1 年、3 年和 5 年总生存率分别为 99%、97% 和 83%（图 4.11a）。这可以与既往 5 年 35% 无复发生存率相比较；在较多治疗

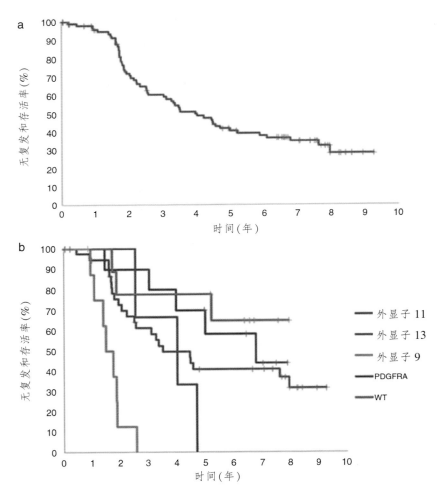

图 4.11　无复发生存率。(a)人口总数。(b)突变状态。(With permission from: DeMatteo R, et al. Ann. Surg. 258(3): 422–429, 2013.)

人群中,1 年、3 年和 5 年的 RFS 分别为 96%、60% 和 40%。RFS 的降低与肿瘤大小增加、小肠部位高核分裂象、*KIT* 外显子 9 突变和年龄较大等因素相关(图 4.11b)。

胃肠间质瘤切除术后 TKI 的辅助治疗问题已经过前瞻性的随机试验进一步阐明。第一个临床试验是在美国外科医师学会肿瘤学组(ACOSOG)的主持下完成的。≥3cm 的 GIST 完整切除后,确认为 KIT 阳性的患者随机接受安慰剂或伊马替尼辅助治疗 1 年。这是一个双盲试验,复发后允许交叉入组。325 例患者进入伊马替尼组,319 例患者进入安慰剂组,伊马替尼组有 21 例复发,而安慰剂组有 62 例复发。这项试验取得阳性结果(图 4.12),两组间无复发生存率有显著差异,风险比为 0.33。但两组的总生存率(图 4.13)差异无统计学意义[23]。肿瘤 >10cm 的患者是否接受伊马替尼治疗,其无复发生存率之间有显著差异(图 4.14)。然而,1 年的伊马替尼治疗不足以消除多数患者的隐匿转移。

研究也调查了基因突变的类型对无复发生存率的影响[24]。*KIT* 外显子 11 突变患者的无复发生存率明显优于 *KIT* 外显子 9 及 *KIT* 外

显子 11 557 或 558 缺失的患者(图 4.15)。这些初步数据表明,1 年伊马替尼辅助治疗仅延迟了复发,但不能避免复发。联邦药物管理局和欧洲药品管理局批准伊马替尼用于辅助治疗。Z9001 研究的数据被另一项来自 EORTC 的独立试验证实:在辅助治疗中验证了 0 年与 2 年伊马替尼。在这项研究中,PFS 和一项新指标"伊马替尼无复发生存期"在 2 年治疗组与无治疗组相比得到改善[25]。

当前确定伊马替尼在辅助治疗中价值的研究是 SSG ⅩⅧ试验,该研究对比 3 年和 1 年的伊马替尼治疗,并以总生存率作为主要终点进行比较。对于高复发风险的患者,术后 3 年伊马替尼辅助治疗较 1 年辅助治疗的无复发生存率(RFS)和总生存率(OS)均明显改善。将 3 年伊马替尼组与 1 年组相比,无复发生存率(5 年 RFS:66% 对 48%)和总生存率(5 年 OS:92% 对 82%)具有统计学优势,尽管分别有 13% 和 26% 的 1 年组和 3 年组的患者因 GIST 复发以外的原因而停止治疗。中位随访时间为 7.5 年,2015 年数据更新显示 3 年与 1 年伊马替尼治疗的 5 年 RFS 分别为 71% 和 52%,5 年 OS 分别为 92% 和 85%,均有统计学差异[26]。

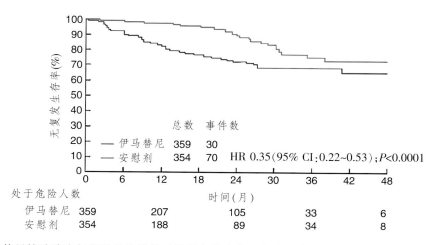

图 4.12 伊马替尼辅助治疗与安慰剂的随机对照研究得出的无复发生存率。(From: DeMatteo RP,et al. Lancet. 2009; 373: 1097–1104.)

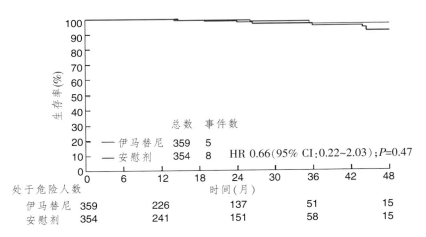

图 4.13　肿瘤≤5cm 组的伊马替尼辅助治疗与安慰剂的随机对照研究得出的总生存率。(From: DeMatteo RP, et al. Lancet. 2009; 373:1097–1104.)

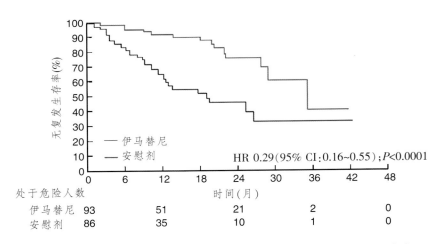

图 4.14　肿瘤>10cm 组的伊马替尼辅助治疗与安慰剂的随机对照研究得出的无复发生存率。(From: DeMatteo RP, et al. Lancet. 2009; 373:1097–1104.)

总生存率(OS)的结果令人吃惊。在 1 年的伊马替尼辅助治疗研究中还没有观察到生存率的提高,也没有在法国的 BFR14 研究中观察到,其中患有转移性 GIST 的患者在 1 年、3 年或 5 年后疾病稳定或更好的情况下停止或继续使用伊马替尼。在后一种情况下,继续使用伊马替尼的患者与中断伊马替尼治疗的患者相比,PFS 有所改善。然而,在 BFR14 中两组的 OS 相同,表明即使在转移性疾病的情况下,生存并不会受到治疗的影响。然而,考虑到生存曲线最终会随着时间的推移而汇总在一起,从长远的情况来看,伊马替尼能够真正治愈一部分患者,或者 3 年伊马替尼治疗之后延迟复发,都是不确定的。

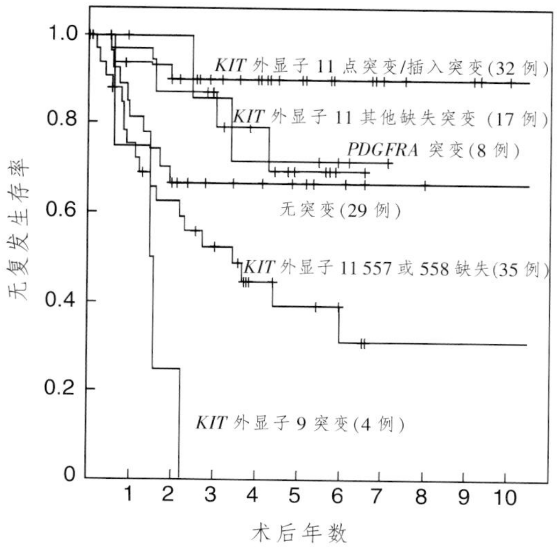

图 4.15 不同突变类型的 127 例胃肠间质瘤(GIST)患者行局部完整切除术后的无复发生存率。(From: DeMatteo, RP, et al. Cancer 2008. 112(3):608-615.)

由于认识到可能需要更长时间的暴露以实现针对高风险肿瘤的最佳 RFS 和 OS，随后的Ⅱ期试验研究了 5 年的伊马替尼，已经完成了实验设计并等待数据的成熟。SSG 还启动了针对具有最高风险 GIST 患者的 5 年和 10 年伊马替尼辅助研究。

在 ACOSOG Z29000 和 Z29001 辅助治疗研究中，有突变相关的进一步数据。这些数据将有助于区分哪些患者应接受辅助治疗[27]。特别是，如果在 KIT 中有缺失而不是插入或点突变，那么 1 年的伊马替尼组较安慰剂组有更好的 RFS。*PDGFRA D842V* 突变的患者似乎并不能从 1 年的伊马替尼中获益，*KIT* 基因第 9 外显子突变，*KIT* 或 *PDGFRA* 中没有突变的患者同样不能获益。*PDGFRA* 非 *D842V* 突变的患者则可获益。由于他们的肿瘤风险较低，这些数据有助于筛选那些不会受益于伊马替尼治疗的患者。然而，关于 *KIT* 第 9 外显子突变的 GIST 以及 *KIT* 或 *PDGFRA* 野生型 GIST 的辅助治疗的问题依然存在。假设没有临床试验，我们的一般方法是在这些临界病例中选择辅助治疗试验，了解可能有较低的阈值来减少这些患者的毒性治疗。

4.7 原发灶不适合手术者的新辅助治疗

临床评估为不可切除的原发性 GIST 患者，在切除前为新辅助治疗提供了机会。在这种情况下，不可切除的或潜在可切除的肿瘤，尤其是在较为困难的解剖部位如直肠，经新辅助治疗后，可转化为可切除[28]。由于这些患者在停止伊马替尼治疗后的复发率较高，因而普遍提倡这些患者术后继续伊马替尼治疗。在病变可切除的情况下，目前尚不清楚伊马替尼治疗后“辅助”手术，或手术后辅助伊马替尼，这两种方式哪种更好[29,30]。有关可切除 GIST 进行的伊马替尼新辅助治疗的两项研究表明，这两种方法都是可行和有效的[29,30]。这种治疗的长期意义需要更长的随访期来明确。

4.8 复发 GIST 的治疗

就局部复发的危险因素而言，显微镜下肿瘤切缘阳性的影响已有研究证实[31]。819 例 GIST 患者中约 9%的患者进行了 R1 切除术。与 R1 切除相关的重要因素包括肿瘤大小≥10cm、部位和破裂。在接受 R1 和 R0 切除的患者中，无论有无伊马替尼治疗的无复发生存率的差异性，在 4 年的中位随访期间无统计学意义(图 4.16)。

对于复发性 GIST 的治疗，其主要治疗药物仍然是酪氨酸激酶抑制剂，手术在复发病灶治疗中的作用尚不清楚。手术或其他干预措施如射频消融(RFA)或冷冻治疗确有一定的作用，特别是存在病灶对酪氨酸激酶抑制剂无反应或耐药时。关于转移性 GIST 早期对晚期手术选择时机的临床试验因不能持续开展而被停止。

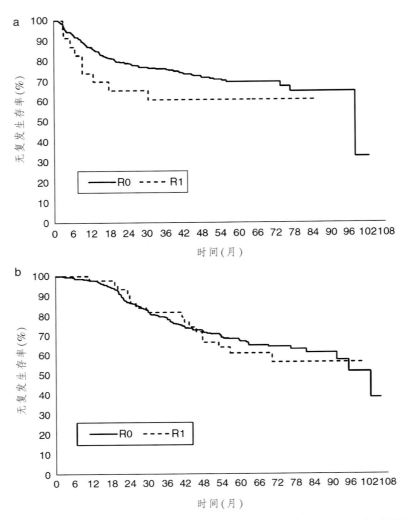

图 4.16 (a)安慰剂组患者无复发生存率(RFS)(R0:n=330,R1:n=23);风险比 1.5;95% CI:0.76~2.99;P=0.24。(b)伊马替尼组患者的无复发生存率(R0:n=415,R1:n=49);风险比 1.1;95% CI:0.66~1.83;P=0.73。(With permission from: McCarter MD, et al. J Am Coll Surg. 215:53-60, 2012.)

4.9 转移性胃肠间质瘤的一线伊马替尼治疗

最初在一株 GIST 细胞系上观察到伊马替尼可诱导 KIT 信号通路的抑制和细胞的凋亡[32],从而促成了首例 GIST 患者的伊马替尼治疗[33]。伊马替尼在标准细胞毒药物化疗抵抗的 GIST 患者上显示出明显的活性。在首例患者上的疗效迅速促进了 I 期研究[34]、II 期随机研究[35]、II 期验证试验[36]在更多的患者中证实了伊马替尼的成功。

大包块的患者在治疗数天后,症状得以明显改善,这最终促使以伊马替尼 400mg、每日 1 次和 400mg、每日 2 次这两种不同剂量治疗转移性 GIST 的两项随机研究[37,38]。研究显示,对于转移性 GIST 患者,两种剂量按照 RECIST 标准(实体瘤疗效评价标准)的有效率一致,约为

50%,且 400mg 和 800mg 组患者的总生存率无差异。因此,伊马替尼 400mg,每日口服被注册为转移性 GIST 患者的一线标准治疗。

伊马替尼治疗转移性 GIST 的首个 Ⅲ 期临床研究(n=946)中的总生存率数据见图 4.17。接受多柔比星治疗的第二组为非随机的对照数据,在较早的临床研究中是一组患胃肠道平滑肌肉瘤/GIST 患者,结果显示伊马替尼治疗明显改善了转移性患者的生存。美国 B2222 的随机研究获得了类似的结果,746 例受试患者的中位总生存期为 58 个月[37]。用 RECIST 标准评估为疾病稳定的患者与部分缓解及完全缓解患者的存活时间相似,提示 RECIST 标准不适合用于评价伊马替尼治疗转移性 GIST 的疗效[39,40]。因此,影像学检查无进展是提示临床获益的重要指标。PET 可以跟踪伊马替尼或其他 TKI 的治疗反应,但并未较增强 CT 扫描增加更多的预后信息(图 4.18 和图 4.19)。

来自法国的数据表明,转移性 GIST 患者需要终身治疗,这项建议的基础来自法国 BFR14 研究。在这项研究中,患者先接受伊马替尼治疗 12 个月。有效患者随机分配至继续治疗组或停止伊马替尼治疗组。那些停止伊马替尼治疗的患者,在中位 6 个月的时间内进展,而继续用药患者的中位进展时间则为 28 个月[41]。几乎所有中止伊马替尼治疗的患者,重新给药时会再次有效,两组间总生存率没有差异。这些数据显示,即使中断伊马替尼治疗一段时间,对患者的总生存率并没有造成负面影响。然而,患有 HIV 病毒感染的患者在接受抗反转录病毒治疗时,临床肿瘤学家的普遍共识是,患者在可耐受伊马替尼的情况下应继续服用伊马替尼,除非减量后仍不可耐受或疾病持续进展者。以上这些数据在另一项类似的研究中被证实。这些患者在随机分组前接受了 3 年的伊马替尼治疗,目前已公布了其 5 年的随访结果[42],研究结论相似。

对于转移性 GIST,尽管接受 400mg/d 与

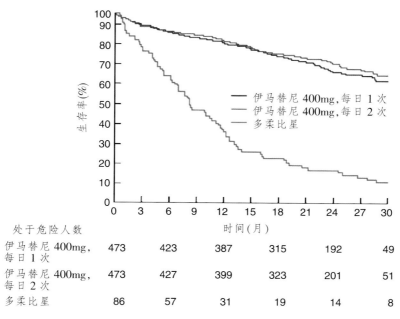

图 4.17　转移性 GIST 患者每日口服伊马替尼 400mg 与每日 800mg 两组相比较的总生存率,欧洲/澳大利亚随机研究,n=1032。(From: Verweij J, et al. Lancet 2004;364:1127-1134.)

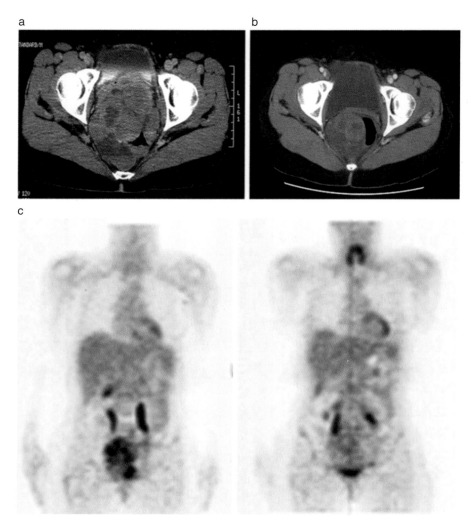

图 4.18　CT 和 PET 扫描显示伊马替尼的疗效(*KIT* 基因 11 外显子突变)。(a,b)CT 在基线和 2 个月后的表现。(c)PET 在基线和 2 个月后的表现。

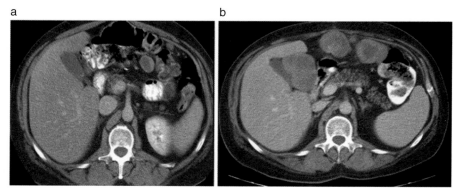

图 4.19　CT 和 PET 显示伊马替尼治疗 GIST 后的疾病进展(*KIT* 基因外显子 9 突变)。CT 在基线和 2 个月后的表现。

800mg/d 治疗的总生存率没有差异，但无进展生存率在 800mg 组更优，3 年的风险比为 0.89，$P=0.04$[43]。现在已经很清楚，剂量对 PFS 影响最大的是外显子 9 突变的患者人群[43]。在这组患者中，400mg/d 剂量组的 PFS 为 6 个月，800mg/d 剂量组的 PFS 为 17 个月（$P=0.017$），且高剂量的患者显示了 OS 改善的趋势。基于这个亚组的分析结果，美国国家综合癌症网络（NCCN）和欧洲临床肿瘤学会（ESMO）有关 GIST 的指南中将突变状态作为伊马替尼剂量的参考，尤其是建议给予 KIT 基因外显子 9 突变者 400mg，每日 2 次，给予其他基因型 400mg/d，每日口服[42]。KIT 基因突变检测已商业化，可以用来指导用药。

什么样的 GIST 患者应该进行突变检测？可以说，这个试验应该是对具有足够高风险疾病的患者进行标准治疗，以寻找潜在值得辅助治疗的对象。由于对每例 1cm 的 GIST 都进行监测没有临床意义，其复发风险很低，了解目前正在治疗的 GIST 的基因亚型很有作用，以及进行针对性的辅助治疗；在某些情况下还可治疗转移性疾病。例如，在 KIT 外显子 9 突变的 GIST 中，有回顾性数据表明，较高剂量（每日口服 800mg）比较低剂量的伊马替尼治疗具有较高的无进展生存率，因此预先收集这些数据是有意义的[44]。值得注意的是，绝大多数 KIT 外显子 9 突变的 GIST 发生于小肠，因此可以考虑测试该亚组。同样地，即使在小肠中，KIT 外显子 9 突变的 GIST 仍然是少数。同样地，PDGFRA 突变最常见于胃。

我们仍然对使用高剂量伊马替尼治疗 KIT 外显子 9 突变的患者持怀疑态度，这是由于在两项大型随机临床试验中，转移性 GIST 的随机临床试验数据显示其获益不大[37,45]。具体而言，两项随机研究中伊马替尼剂量增加后的缓解率为 2%~3%，疾病稳定率为 27%~28%，中位 PFS 为 2.5~5 个月，1 年 PFS 约为 20%。其他患者每天口服 400mg 时有明显的不良反应，每日 800mg 时

会恶化。尽管如此，考虑到除伊马替尼之外对于转移性 GIST 的治疗选择依然很少，如果患者能耐受更高的剂量，对于 9 号外显子突变的 GIST 的更大剂量仍然是一个有价值的选择。

4.10　时间–剂量强度

第一位接受伊马替尼治疗意义非凡的患者是在 2000 年 3 月[33]。值得回顾一下这个药物的剂量。尤其是对于 GIST 患者，为什么我们会给予口服 400mg/d 这样一个平稳的剂量？直观的估计是，由于在 5 项 Ⅰ 期、Ⅱ 期、Ⅲ 期研究中，400mg、600mg 或 800mg 剂量组间，无论是按照 RECIST 标准的缓解率或是生存率在高剂量组均未获得改善[34-38,46]。我们并不清楚，在这些患者中，接受较低剂量或较高剂量伊马替尼治疗是否有长期的生存获益。EORTC 62005 组间研究比较了 400mg 和 800mg 伊马替尼治疗转移性 GIST 的差异[36]，进一步的数据分析结果显示，对于 KIT 外显子 9 突变的转移性 GIST 患者，高剂量伊马替尼治疗提高了患者的疗效和生存率[47]。在这项研究中，外显子 9 突变的患者整体预后不如其他患者。

一些与伊马替尼耐药有关的因素与剂量有关，而有些则不然。所有与伊马替尼体内分布有关的药代动力学参数均可影响伊马替尼的剂量强度。但是，KIT 继发性突变、KIT 扩增，以及 KIT 表达缺失或其他因素，如负责伊马替尼泵出或泵入肿瘤细胞的通道蛋白 OCT-1 或 ABCB1，并不受剂量强度的影响。

对每日口服 400mg 对 600mg 伊马替尼治疗 GIST（B2222）患者的第一次大型随机 Ⅱ 期研究数据的再分析表明，与其他患者相比，血浆药物浓度最低的 1/4 患者的疾病进展时间最短[48]。这些数据与来自慢性粒细胞性白血病（CML）的数据一致，获得分子水平缓解的患者同其他较低分子水平缓解的患者相比，有更高中位血药

浓度[49]。然而,其他数据不支持这一论点[50]。

在血液恶性肿瘤中,伊马替尼的血药浓度评估成为一个标准,至少在某些临床情况下也应考虑对 GIST 患者行伊马替尼血药浓度检测,尽管数据是有限的。例如,一个体重为 120kg 的患者,在伊马替尼 400mg/d 治疗中没有表现出明显副作用,影像学又显示疾病进展时,可以在血药浓度检测后尝试增加药物剂量以了解是否可能获得更好的疗效。这也是口服药物治疗的一个难题。在口服药物治疗时很难持续检测,而对静脉给药的依从性则容易的多。在研究伊马替尼治疗 CML 患者时,仅依从性差与未能获得明显的分子水平缓解有关[51]。

实际用药的剂量(相对于分配的剂量)是预测伊马替尼治疗获益的重要指标。在比较 400mg 对 800mg 的 EORTC 62005 Ⅲ 期研究中,低于实际给药剂量者较接受足量治疗者的疗效更差。在 62005 研究和 S0033(美国 400mg 对 800mg)研究中,当这些患者交叉至高剂量组后,约 1/3 的患者因此获益,表现为病情稳定或部分缓解[45]。这样的效果部分可能是由于公认的伊马替尼的清除率随时间的推移而增加,另一方面依从性效应也可能是重要的。由于意识到其疾病在恶化,更多的患者继续接受更高的剂量。

手术是否影响疾病进展的时间?在伊马替尼治疗后,残留病灶获得切除的患者与未手术的患者相比,其疾病进展的时间较长。虽然这些数据是非随机的,但这些数据表明,手术是消除潜在耐药病灶的一种方法[52-55]。欧洲和美国的研究将就此问题进行具体阐述。

4.11　伊马替尼的药代动力学

关于伊马替尼的药代动力学,其口服的生物利用度超过 95%,不受食物摄入的影响[56]。目前认为,正是 ATP 结合盒(ATP-binding cassette,ABC)对诸如 P-糖蛋白和乳腺癌耐药蛋白(breast cancer resistance protein,BCRP)等物质的转运泵出模式介导了伊马替尼从肠壁进入血液循环的吸收过程。而在胃肠道中表达的 ABC 将伊马替尼重新泵回到胃肠道内,从而降低伊马替尼的吸收[57]。只有未结合的伊马替尼是有活性的,伊马替尼与血液成分的结合也对发挥伊马替尼的活性起主要作用。与伊马替尼结合的主要血浆蛋白是 α1-酸性糖蛋白(AAG)[58]。

伊马替尼被转化成数种代谢物。CPG 74588,一个 N-去甲基化哌嗪衍生物,是其中最重要的。CPG74588 在体外显示与伊马替尼相似的抗肿瘤活性,而曲线下面积(AUC)仅为伊马替尼的 10%[56]。主要代谢酶包括细胞色素 P450 同工酶 CYP3A4 和 CYP3A5,当然也有其他的代谢酶[56]。伊马替尼主要通过胆汁清除和代谢。ABC 转运蛋白也参与此过程,将伊马替尼和代谢产物泵入胆汁。其余 15%~20% 的伊马替尼由肾脏排泄[56]。出人意料的是,伊马替尼药物代谢不会因严重的肝功能障碍而受影响[59],即使在肾功能中度受损的情况下(肌酐清除率为 20~39mL/min),也不需要调整剂量[60]。

随着时间的推移,伊马替尼的血药浓度随之降低。患者使用伊马替尼超过 12 个月后,其 AUC 值是刚开始使用时的 40%[61]。针对随着时间推移伊马替尼血药浓度降低的现象,提出了两种机制。第一是消化道 ABC 转运蛋白表达增加,导致吸收率降低[57];第二是红细胞的摄取增加[62]。患者的依从性和其他因素也可能有部分影响。

人们期望伊马替尼发挥对 GIST 的治疗活性时要达到一定的血药水平阈值。鉴于不同 KIT 突变亚型的 IC50 值不同,这个阈值可能随 KIT 和 PDGFRA 突变状态而不尽相同,KIT 第 9 外显子突变需要的阈值最高,而 KIT 第 11 外显子突变需要的阈值水平最低,这与临床观察到的数据是一致的。因而,对伊马替尼血药浓度的检测将会变得非常重要。

4.12 舒尼替尼用于伊马替尼耐药、转移性 GIST 的二线治疗

依据单项Ⅲ期临床研究,舒尼替尼获药监局批准。在这项研究中,伊马替尼耐药(400mg/d)或不能耐受的患者以 2:1 被随机分配至舒尼替尼组(50mg,用 4 周,停 2 周)或安慰剂组,疾病进展时可选择组间交叉。在这项试验中,310 例患者随机接受舒尼替尼(n=207)或安慰剂(n=105)。在舒尼替尼组,7%的患者获得部分反应,58%的患者病情稳定,而安慰剂组未观察到治疗有效的患者。治疗组的中位疾病进展时间为 6.3 个月,安慰剂组为 1.5 个月(图 4.20)[63]。有趣的是,与安慰剂组比较,在舒尼替尼组检测到血清 KIT 水平的改变,以及其他与 KIT 和 VEGF 受体阻滞相关因素的改变[64,65]。特别是,12 周后血清中 KIT 水平上升者与无 KIT 水平上升者相比,预后更差。治疗有效的患者往往是第 9 外显子突变或野生型的患者。那些对伊马替尼耐药和由 KIT11 外显子突变的患者常因继发二次突变使得肿瘤对伊马替尼耐药[66]。

回顾起来,一个合适的对照组应继续服用伊马替尼。当前,医学肿瘤学家清楚地知道,当停用酪氨酸激酶抑制剂时,转移性患者的症状会加速。这些数据表明伊马替尼或舒尼替尼的治疗即使在影像学或临床进展的情况下也应该继续,因为治疗可能仍然限制肿瘤生长并与更长的存活相关。

在一项 60 例伊马替尼耐药或伊马替尼不能耐受的 GIST 患者的Ⅱ期临床试验中,连续每日 37.5mg 的舒尼替尼,PFS 和 OS 分别为 8.5 个月和 28 个月[67]。治疗过程中,血清 VEGF 水平增加,而可溶性 KIT、VEGFR2 和 VEGFR3 下降。虽然血清 KIT 水平从基线水平下降的患者的 PFS 和 OS 有改善的趋势,但直到治疗的第 6 周期或之后,这种趋势才显著。

4.13 瑞格菲尼在转移性 GIST 中的三线治疗

实际上,在舒尼替尼失败后,瑞格菲尼凭借安慰剂随机对照试验,即"GRID"试验,而获得

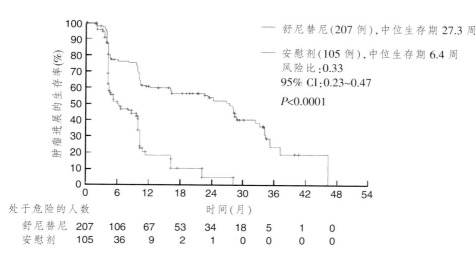

图 4.20 对伊马替尼耐药或无法耐受的患者行舒尼替尼和安慰剂治疗的肿瘤进展生存率。(From: Demetri GD, et al. Lancet 2006;368:1329–1338.)

了诸多机构的批准。在这项研究中,患者随机接受瑞格菲尼每日 160mg,口服,用 3 周停 1 周,或安慰剂,如果安慰剂组疾病恶化,则允许交叉到瑞格菲尼治疗组。在这项研究中,任何原发基因组亚型的患者都能获益(*KIT* 或 *PDGFRA* 突变,或两者都没有突变)[75]。治疗组中位 PFS 为 4.8 个月,对照组为 0.9 个月。安慰剂交叉的患者也有类似获益。

在所有酪氨酸激酶抑制剂失效后,全身治疗优于不治疗。在一项小型随机试验中,将伊马替尼对比安慰剂用于其他系统治疗失败的患者。安慰剂组的中位 PFS 为 0.9 个月,伊马替尼组为 1.8 个月。因此,即使可能持续耐药,伊马替尼也可能减缓进展。这些数据证实了如果患者停止使用酪氨酸激酶抑制剂,则发现临床预后更差[76]。

4.14 用于伊马替尼和舒尼替尼治疗失败后转移性 GIST 的其他酪氨酸激酶抑制剂

现有的其他酪氨酸激酶抑制剂,如索拉非尼、尼罗替尼[68]、瓦他拉尼[69]和瑞戈非尼[70]相较于单纯观察组均显示了一定的疗效。马赛替尼在一线治疗转移性 GIST 患者中有活性[72],因此在后线的治疗当中有一定作用,此外培唑帕尼也有一定作用[73]。达沙替尼似乎在 *PDGFRA D842V* 突变的 GIST 中特别有效[74]。鉴于这些药物在后线治疗中的作用[69,71],表明可尝试将其用于患者病程更早线的治疗。

4.15 GIST 新的药物

至少有 3/4 的 KIT 突变 GIST 患者在伊马替尼治疗过程中出现 *KIT* 继发突变,从而导致分子对伊马替尼不敏感,通常对其他酪氨酸激酶抑制剂也不敏感。肿瘤中,继发突变的异质

性限制了酪氨酸激酶抑制剂的应用。在这种情况下,在医疗上如何对这些多重耐药的克隆进行处理?在伊马替尼和舒尼替尼耐药之后,索拉非尼和其他 TKI 显示了一些抗肿瘤活性[77],但总的治疗反应和疗效持续时间有限。

很显然,即使是在同一肿瘤内或在不同的解剖部位间,耐药的 GIST 也具有遗传异质性[52,66,78-81]。通过聚合酶链式反应可以发现耐药克隆,提示选择性克隆是造成伊马替尼耐药的原因[82]。除了核分裂速度的差异外,完全不清楚为什么有些患者发生耐药的速度较其他人更快。但不管怎样,患者需要针对相关突变所涉及的不同机制选择不同的治疗策略。

克服伊马替尼和(或)舒尼替尼耐药的一种方法是"垂直"靶向于 KIT 信号通路的不同步骤。最近针对下游靶点 TOR(西罗莫司靶点)及 PI3K(磷脂酰肌醇 3-激酶)家族蛋白抑制剂的问世,使其与受体酪氨酸激酶抑制剂的联合使用成为值得进一步探索的治疗模式[83]。

靶向作用于分子伴侣 hsp90(热休克蛋白 90kD)的药物可能为治疗酪氨酸激酶耐药的 GIST 提供一条新的途径。hsp90 蛋白家族(人类有两种蛋白,称为 hsp84 和 hsp86)是"分子伴侣"蛋白质,它们负责使原癌基因表达的蛋白质和正常蛋白一样的折叠和功能。据推测,突变基因所表达的蛋白质在结构上更为不稳定,与野生型蛋白相比,更加依赖于 hsp90 家族成员在蛋白质折叠中的功能[84]。有趣的是,对伊马替尼敏感和伊马替尼耐药的 GIST 细胞系均对 hsp90 抑制剂,如瑞他霉素(retaspimycin,IPI504)敏感,IPI504 是比经典的格尔德霉素类似物 17-AAG 更为可溶的 hsp90 抑制剂。还值得注意的是,*PDGFRA* 突变的 GIST 细胞系对 IPI504 敏感。

这些转化性研究数据促使学者们启动了瑞他霉素治疗 GIST 患者的临床试验。在 22 例可评估患者中,16 例观察到了 PET 活性的下

降，但按照 RECIST 标准，36 例中仅 1 例为部分有效(与瑞他霉素用于其他肉瘤的治疗一样，11 例患者中 1 例观察到治疗反应)[85]。因此，正如 CML 和 BCR-ABL 间的相互关系，这些发现说明，即使在发生多重突变后，GIST 仍依赖于 KIT 表达及其所介导的信号传导。然而，一项瑞他霉素与最佳支持治疗比较的 Ⅲ 期临床研究由于治疗组较早出现了死亡病例而提前终止。这些数据对于未来设计其他药物的三线或更多线研究提供了重要参考。

GIST 的生物学特点一直吸引着生物学家和临床医生去寻找对这个临床难点进行解决的方法。如何有效地联合应用现有的药物和靶向 KIT 非激酶区域或其下游信号通路的新药物开始显得更为重要。另外，对新药的获益进行严格的验证非常重要，以使 GIST 仍然是代表创新药物开发中一种有效的概念验证的疾病。例如，IGF1R(胰岛素样生长因子 1 受体)拮抗剂在缺乏 KIT 突变的 GIST 中可能是有效的[86,87]。但 KIT 抑制剂可能需要与 IGF1R、EGFR（表皮生长因子)或其他抑制剂联合使用，以阻断伴随的 AKT 信号通路有关激酶的活化。这个例子可能证明，平行阻断不同的信号通路与垂直阻断同一信号通路的不同环节同样重要。相信在不久的将来，随着基础研究和转化研究的不断深入，GIST 信号通路和依赖 KIT 信号通路的机制被逐步揭示清楚后，GIST 的研究也将变得更令人振奋(表 4.1)。如上所述，总体上作为肉瘤的常见疾病，免疫疗法、代谢疗法和表观遗传药物在 GIST 中大部分仍未被验证。

表4.1　GIST患者全身治疗的推荐方案^a

诊疗方案		说明
辅助治疗		3 年伊马替尼辅助治疗提高了高危患者无进展生存率和总生存率。伊马替尼用于 *KIT* 外显子 9 突变的 GIST 患者的治疗是有争议的。依据已有的资料，*KIT* 和 *PDGFRA* 野生型或 *PDGFRA D842V* 突变的 GIST 患者不推荐接受伊马替尼辅助治疗，尽管除 *D842V* 外的 *PDGFRA* 基因突变的患者可能从伊马替尼治疗中获益
转移疾病	一线治疗	伊马替尼 400mg/d；如果 *KIT* 外显子 9 突变，可以考虑增加剂量至 800mg/d。对于 *PDGFRA* 基因突变或 *KIT/PDGFRA* 野生型患者，由于伊马替尼反应率低，应该考虑参加临床试验
	二线治疗	舒尼替尼：我们倾向推荐 37.5mg/d 持续口服，而不是 4 周内每日口服 50mg，2 周停药
	三线治疗	瑞戈非尼：因为大多数患者需要剂量减少，从低于机构批准的剂量开始可能是合适的
	四线或更高线治疗	持续或循环使用经批准的抑制剂。一些临床医生会尝试使用帕唑帕尼或其他 RTK 抑制剂

^a 如有临床试验，应尽量予以开展。

(侯英勇 译　刘文帅 校)

参考文献

1. Kindblom LG, Remotti HE, Aldenborg F, et al. Gastrointestinal pacemaker cell tumor (GIPACT): gastrointestinal stromal tumors show phenotypic characteristics of the interstitial cells of Cajal. Am J Pathol. 1998;152:1259–69.
2. DeMatteo RP, Lewis JJ, Leung D, et al. Two hundred gastrointestinal stromal tumors: recurrence patterns and prognostic factors for survival. Ann Surg. 2000;231:51–8.
3. Kleinbaum EP, Lazar AJ, Tamborini E, et al. Clinical, histopathologic, molecular and therapeutic findings in a large kindred with gastrointestinal stromal tumor. Int J Cancer. 2008;122:711–8.
4. Antonescu CR. Gastrointestinal stromal tumor (GIST) pathogenesis, familial GIST, and animal models. Semin Diagn Pathol. 2006;23:63–9.
5. Yantiss RK, Rosenberg AE, Sarran L, et al. Multiple gastrointestinal stromal tumors in type I neurofibromatosis: a pathologic and molecular study. Mod Pathol. 2005;18:475–84.
6. Gold JS, van der Zwan SM, Gonen M, et al. Outcome of metastatic GIST in the era before tyrosine kinase inhibitors. Ann Surg Oncol. 2007;14:134–42.
7. Dematteo RP, Gold JS, Saran L, et al. Tumor mitotic rate, size, and location independently predict recurrence after resection of primary gastrointestinal stromal tumor (GIST). Cancer. 2008;112:608–15.
8. Rossi S, Miceli R, Messerini L, et al. Natural history of imatinib-naive GISTs: a retrospective analysis of 929 cases with long-term follow-up and development of a survival nomogram based on mitotic index and size as continuous variables. Am J Surg Pathol. 2011;35:1646–56.
9. Lagarde P, Perot G, Kauffmann A, et al. Mitotic checkpoints and chromosome instability are strong predictors of clinical outcome in gastrointestinal stromal tumors. 2011. Clin Cancer Res.
10. Perez DR, Baser RE, Cavnar MJ, et al. Blood neutrophil-to-lymphocyte ratio is prognostic in gastrointestinal stromal tumor. Ann Surg Oncol. 2013;20:593–9.
11. Joensuu H, Vehtari A, Riihimaki J, et al. Risk of recurrence of gastrointestinal stromal tumour after surgery: an analysis of pooled population-based cohorts. Lancet Oncol. 2012;13:265–74.
12. Joensuu H, Eriksson M, Hall KS, et al. Risk factors for gastrointestinal stromal tumor recurrence in patients treated with adjuvant imatinib. Cancer. 2014;120:2325–33.
13. Chi P, Chen Y, Zhang L, et al. ETV1 is a lineage survival factor that cooperates with KIT in gastrointestinal stromal tumours. Nature. 2010;467:849–53.
14. Tarn C, Rink L, Merkel E, et al. Insulin-like growth factor 1 receptor is a potential therapeutic target for gastrointestinal stromal tumors. Proc Natl Acad Sci U S A. 2008;105:8387–92.
15. Janeway KA, Kim SY, Lodish M, et al. Defects in succinate dehydrogenase in gastrointestinal stromal tumors lacking KIT and PDGFRA mutations. Proc Natl Acad Sci U S A. 2011;108:314–8.
16. Pasini B, McWhinney SR, Bei T, et al. Clinical and molecular genetics of patients with the Carney-Stratakis syndrome and germline mutations of the genes coding for the succinate dehydrogenase subunits SDHB, SDHC, and SDHD. Eur J Hum Genet. 2008;16:79–88.
17. Stratakis CA, Carney JA. The triad of paragangliomas, gastric stromal tumours and pulmonary chondromas (Carney triad), and the dyad of paragangliomas and gastric stromal sarcomas (Carney-Stratakis syndrome): molecular genetics and clinical implications. J Intern Med. 2009;266:43–52.
18. Italiano A, Chen CL, Sung YS, et al. SDHA loss of function mutations in a subset of young adult wild-type gastrointestinal stromal tumors. BMC Cancer. 2012;12:408.
19. Killian JK, Kim SY, Miettinen M, et al. Succinate dehydrogenase mutation underlies global epigenomic divergence in gastrointestinal stromal tumor. Cancer Discov. 2013;3:648–57.
20. West RB, Corless CL, Chen X, et al. The novel marker, DOG1, is expressed ubiquitously in gastrointestinal stromal tumors irrespective of KIT or PDGFRA mutation status. Am J Pathol. 2004;165:107–13.
21. Espinosa I, Lee CH, Kim MK, et al. A novel monoclonal antibody against DOG1 is a sensitive and specific marker for gastrointestinal stromal tumors. Am J Surg Pathol. 2008;32:210–8.
22. DeMatteo RP, Ballman KV, Antonescu CR, et al. Long-term results of adjuvant imatinib mesylate in localized, high-risk, primary gastrointestinal stromal tumor: ACOSOG Z9000 (Alliance) intergroup phase 2 trial. Ann Surg. 2013;258:422–9.
23. Dematteo RP, Ballman KV, Antonescu CR, et al. Adjuvant imatinib mesylate after resection of localised, primary gastrointestinal stromal tumour: a randomised, double-blind, placebo-controlled trial. Lancet. 2009;373:1097–104.
24. Dematteo RP, Gold JS, Saran L, et al. Tumor mitotic rate, size, and location independently

predict recurrence after resection of primary gastrointestinal stromal tumor (GIST). Cancer. 2008;112:608–15.

25. Casali PG, Le Cesne A, Poveda Velasco A, et al. Imatinib failure-free survival (IFS) in patients with localized gastrointestinal stromal tumors (GIST) treated with adjuvant imatinib (IM): the EORTC/AGITG/FSG/GEIS/ISG randomized controlled phase III trial. In: ASCO Meeting Abstracts 31:10500, 2013

26. Joensuu H, Eriksson M, Sundby HK, et al. Three vs. 1 year of adjuvant imatinib (IM) for operable high-risk GIST: the second planned analysis of the randomized SSGXVIII/AIO trial. In: ASCO Meeting Abstracts 33: 10505 (2015)

27. Corless CL, Ballman KV, Antonescu CR, et al. Pathologic and molecular features correlate with long-term outcome after adjuvant therapy of resected primary GI stromal tumor: the ACOSOG Z9001 trial. J Clin Oncol. 2014;32:1563–70.

28. Fiore M, Rimareix F, Mariani L, et al. Desmoid-type fibromatosis: a front-line conservative approach to select patients for surgical treatment. Ann Surg Oncol. 2009;16:2587–93.

29. Eisenberg BL, Harris J, Blanke CD, et al. Phase II trial of neoadjuvant/adjuvant imatinib mesylate (IM) for advanced primary and metastatic/recurrent operable gastrointestinal stromal tumor (GIST): early results of RTOG 0132/ACRIN 6665. J Surg Oncol. 2009;99:42–7.

30. McAuliffe JC, Hunt KK, Lazar AJ, et al. A randomized, Phase II study of preoperative plus postoperative imatinib in GIST: evidence of rapid radiographic response and temporal induction of tumor cell apoptosis. Ann Surg Oncol. 2009;16:910–9.

31. McCarter MD, Antonescu CR, Ballman KV, et al. Microscopically positive margins for primary gastrointestinal stromal tumors: analysis of risk factors and tumor recurrence. J Am Coll Surg. 2012;215:53–9.

32. Tuveson DA, Willis NA, Jacks T, et al. STI571 inactivation of the gastrointestinal stromal tumor c-KIT oncoprotein: biological and clinical implications. Oncogene. 2001;20:5054–8.

33. Joensuu H, Roberts PJ, Sarlomo-Rikala M, et al. Effect of the tyrosine kinase inhibitor STI571 in a patient with a metastatic gastrointestinal stromal tumor. N Engl J Med. 2001;344:1052–6.

34. van Oosterom AT, Judson I, Verweij J, et al. Safety and efficacy of imatinib (STI571) in metastatic gastrointestinal stromal tumours: a phase I study. Lancet. 2001;358:1421–3.

35. Demetri GD, von Mehren M, Blanke CD, et al. Efficacy and safety of imatinib mesylate in advanced gastrointestinal stromal tumors. N Engl J Med. 2002;347:472–80.

36. Verweij J, van Oosterom A, Blay JY, et al. Imatinib mesylate (STI-571 Glivec, Gleevec) is an active agent for gastrointestinal stromal tumours, but does not yield responses in other soft-tissue sarcomas that are unselected for a molecular target. Results from an EORTC Soft Tissue and Bone Sarcoma Group phase II study. Eur J Cancer. 2003;39:2006–11.

37. Blanke CD, Rankin C, Demetri GD, et al. Phase III randomized, intergroup trial assessing imatinib mesylate at two dose levels in patients with unresectable or metastatic gastrointestinal stromal tumors expressing the kit receptor tyrosine kinase: S0033. J Clin Oncol. 2008;26:626–32.

38. Verweij J, Casali PG, Zalcberg J, et al. Progression-free survival in gastrointestinal stromal tumours with high-dose imatinib: randomised trial. Lancet. 2004;364:1127–34.

39. Benjamin RS, Choi H, Macapinlac HA, et al. We should desist using RECIST, at least in GIST. J Clin Oncol. 2007;25:1760–4.

40. Choi H, Charnsangavej C, Faria SC, et al. Correlation of computed tomography and positron emission tomography in patients with metastatic gastrointestinal stromal tumor treated at a single institution with imatinib mesylate: proposal of new computed tomography response criteria. J Clin Oncol. 2007;25:1753–9.

41. Blay JY, Le Cesne A, Ray-Coquard I, et al. Prospective multicentric randomized phase III study of imatinib in patients with advanced gastrointestinal stromal tumors comparing interruption versus continuation of treatment beyond 1 year: the French Sarcoma Group. J Clin Oncol. 2007;25:1107–13.

42. Demetri GD, Benjamin RS, Blanke CD, et al. NCCN Task Force report: management of patients with gastrointestinal stromal tumor (GIST)--update of the NCCN clinical practice guidelines. J Natl Compr Canc Netw. 2007;5:S1–29.

43. (MetaGIST) GSTM-AG. Comparison of two doses of imatinib for the treatment of unresectable or metastatic gastrointestinal stromal tumors: a meta-analysis of 1,640 patients. J Clin Oncol 2010; 28: 1247–53

44. Debiec-Rychter M, Sciot R, Le Cesne A, et al. KIT mutations and dose selection for imatinib in patients with advanced gastrointestinal stromal tumours. Eur J Cancer. 2006;42:1093–103.

45. Zalcberg JR, Verweij J, Casali PG, et al. Outcome of patients with advanced gastro-intestinal stromal tumours crossing over to a daily imatinib dose of 800 mg after progression on 400 mg. Eur J Cancer. 2005;41:1751–7.

46. Blanke CD, Demetri GD, von Mehren M, et al. Long-term results from a randomized phase II

trial of standard- versus higher-dose imatinib mesylate for patients with unresectable or meta-static gastrointestinal stromal tumors expressing KIT. J Clin Oncol. 2008;26:620–5.

47. Van Glabbeke MM, Owzar K, Rankin C, et al. Comparison of two doses of imatinib for the treatment of unresectable or metastatic gastrointestinal stromal tumors (GIST): a meta-analyis based on 1,640 patients. J Clin Oncol. 2007; 25

48. von Mehren M, Wang Y, Joensuu H, et al. Imatinib pharmacokinetics and its correlation with clinical response in patients with unresectable/metastatic gastrointestinal stromal tumor. J. Clin. Oncol. 2008; 26: Abstr 4523

49. Larson RA, Druker BJ, Guilhot F, et al. Imatinib pharmacokinetics and its correlation with response and safety in chronic-phase chronic myeloid leukemia: a subanalysis of the IRIS study. Blood. 2008;111:4022–8.

50. Forrest DL, Trainor S, Brinkman RR, et al. Cytogenetic and molecular responses to standard-dose imatinib in chronic myeloid leukemia are correlated with Sokal risk scores and duration of therapy but not trough imatinib plasma levels. Leuk Res. 2009;33:271–5.

51. Marin D, Bazeos A, Mahon F-X, et al. Adherence is the critical factor for achieving molecular responses in patients with chronic myeloid leukemia who achieve complete cytogenetic responses on imatinib. J Clin Oncol. 2010;28:2381–8.

52. DeMatteo RP, Maki RG, Singer S, et al. Results of tyrosine kinase inhibitor therapy followed by surgical resection for metastatic gastrointestinal stromal tumor. Ann Surg. 2007;245:347–52.

53. Gronchi A, Fiore M, Miselli F, et al. Surgery of residual disease following molecular-targeted therapy with imatinib mesylate in advanced/metastatic GIST. Ann Surg. 2007;245:341–6.

54. Raut CP, Posner M, Desai J, et al. Surgical management of advanced gastrointestinal stromal tumors after treatment with targeted systemic therapy using kinase inhibitors. J Clin Oncol. 2006;24:2325–31.

55. Rutkowski P, Nowecki Z, Nyckowski P, et al. Surgical treatment of patients with initially inoperable and/or metastatic gastrointestinal stromal tumors (GIST) during therapy with imatinib mesylate. J Surg Oncol. 2006;93:304–11.

56. Peng B, Lloyd P, Schran H. Clinical pharmacokinetics of imatinib. Clin Pharmacokinet. 2005;44:879–94.

57. Burger H, van Tol H, Brok M, et al. Chronic imatinib mesylate exposure leads to reduced intracellular drug accumulation by induction of the ABCG2 (BCRP) and ABCB1 (MDR1) drug transport pumps. Cancer Biol Ther. 2005;4:747–52.

58. Delbaldo C, Chatelut E, Re M, et al. Pharmacokinetic-pharmacodynamic relationships of imatinib and its main metabolite in patients with advanced gastrointestinal stromal tumors. Clin Cancer Res. 2006;12:6073–8.

59. Ramanathan RK, Egorin MJ, Takimoto CH, et al. Phase I and pharmacokinetic study of imatinib mesylate in patients with advanced malignancies and varying degrees of liver dysfunction: a study by the National Cancer Institute Organ Dysfunction Working Group. J Clin Oncol. 2008;26:563–9.

60. Gibbons J, Egorin MJ, Ramanathan RK, et al. Phase I and pharmacokinetic study of imatinib mesylate in patients with advanced malignancies and varying degrees of renal dysfunction: a study by the National Cancer Institute Organ Dysfunction Working Group. J Clin Oncol. 2008;26:570–6.

61. Judson I, Ma P, Peng B, et al. Imatinib pharmacokinetics in patients with gastrointestinal stromal tumour: a retrospective population pharmacokinetic study over time. EORTC Soft Tissue and Bone Sarcoma Group. Cancer Chemother Pharmacol. 2005;55:379–86.

62. Prenen H, Guetens G, De Boeck G, et al. Everolimus alters imatinib blood partition in favour of the erythrocyte. J Pharm Pharmacol. 2006;58:1063–6.

63. Demetri GD, van Oosterom AT, Garrett CR, et al. Efficacy and safety of sunitinib in patients with advanced gastrointestinal stromal tumour after failure of imatinib: a randomised controlled trial. Lancet. 2006;368:1329–38.

64. Deprimo SE, Huang X, Blackstein ME, et al. Circulating levels of soluble KIT serve as a biomarker for clinical outcome in gastrointestinal stromal tumor patients receiving sunitinib following imatinib failure. Clin Cancer Res. 2009;15:5869–77.

65. Norden-Zfoni A, Desai J, Manola J, et al. Blood-based biomarkers of SU11248 activity and clinical outcome in patients with metastatic imatinib-resistant gastrointestinal stromal tumor. Clin Cancer Res. 2007;13:2643–50.

66. Heinrich MC, Maki RG, Corless CL, et al. Primary and secondary kinase genotypes correlate with the biological and clinical activity of sunitinib in imatinib-resistant gastrointestinal stromal tumor. J Clin Oncol. 2008;26:5352–9.

67. George S, Blay JY, Casali PG, et al. Clinical evaluation of continuous daily dosing of sunitinib

malate in patients with advanced gastrointestinal stromal tumour after imatinib failure. Eur J Cancer. 2009;45:1959–68.

68. Park SH, Ryu MH, Ryoo BY, et al. Sorafenib in patients with metastatic gastrointestinal stromal tumors who failed two or more prior tyrosine kinase inhibitors: a phase II study of Korean gastrointestinal stromal tumors study group. Invest New Drugs. 2012;30:2377–83.

69. Italiano A, Cioffi A, Coco P, et al. Patterns of care, prognosis, and survival in patients with metastatic gastrointestinal stromal tumors (GIST) refractory to first-line imatinib and second-line sunitinib. 2011. Ann Surg Oncol.

70. Joensuu H, De Braud F, Grignagni G, et al. Vatalanib for metastatic gastrointestinal stromal tumour (GIST) resistant to imatinib: final results of a phase II study. Br J Cancer. 2011;104:1686–90.

71. Demetri GD. Differential properties of current tyrosine kinase inhibitors in gastrointestinal stromal tumors. Semin Oncol. 2011;38 Suppl 1:S10–9.

72. Le Cesne A, Blay JY, Bui BN, et al. Phase II study of oral masitinib mesilate in imatinib-naive patients with locally advanced or metastatic gastro-intestinal stromal tumour (GIST). Eur J Cancer. 2010;46:1344–51.

73. Ganjoo KN, Villalobos VM, Kamaya A, et al. A multicenter phase II study of pazopanib in patients with advanced gastrointestinal stromal tumors (GIST) following failure of at least imatinib and sunitinib. Ann Oncol. 2014;25:236–40.

74. Dewaele B, Wasag B, Cools J, et al. Activity of dasatinib, a dual SRC/ABL kinase inhibitor, and IPI-504, a heat shock protein 90 inhibitor, against gastrointestinal stromal tumor-associated PDGFRAD842V mutation. Clin Cancer Res. 2008;14:5749–58.

75. Demetri GD, Reichardt P, Kang YK, et al. Efficacy and safety of regorafenib for advanced gastrointestinal stromal tumours after failure of imatinib and sunitinib (GRID): an international, multicentre, randomised, placebo-controlled, phase 3 trial. Lancet. 2013;381:295–302.

76. Kang YK, Ryu MH, Yoo C, et al. Resumption of imatinib to control metastatic or unresectable gastrointestinal stromal tumours after failure of imatinib and sunitinib (RIGHT): a randomised, placebo-controlled, phase 3 trial. Lancet Oncol. 2013;14:1175–82.

77. Kindler HL, Campbell NP, Wroblewski K, et al. Sorafenib (SOR) in patients (pts) with imatinib (IM) and sunitinib (SU)-resistant (RES) gastrointestinal stromal tumors (GIST): final results of a University of Chicago Phase II Consortium trial. In: ASCO Meeting Abstracts 29:10009, 2011

78. Antonescu CR, Besmer P, Guo T, et al. Acquired resistance to imatinib in gastrointestinal stromal tumor occurs through secondary gene mutation. Clin Cancer Res. 2005;11:4182–90.

79. Debiec-Rychter M, Cools J, Dumez H, et al. Mechanisms of resistance to imatinib mesylate in gastrointestinal stromal tumors and activity of the PKC412 inhibitor against imatinib-resistant mutants. Gastroenterology. 2005;128:270–9.

80. Heinrich MC, Corless CL, Blanke CD, et al. Molecular correlates of imatinib resistance in gastrointestinal stromal tumors. J Clin Oncol. 2006;24:4764–74.

81. Wardelmann E, Thomas N, Merkelbach-Bruse S, et al. Acquired resistance to imatinib in gastrointestinal stromal tumours caused by multiple KIT mutations. Lancet Oncol. 2005;6:249–51.

82. Liegl B, Kepten I, Le C, et al. Heterogeneity of kinase inhibitor resistance mechanisms in GIST. J Pathol. 2008;216:64–74.

83. Schoffski P, Reichardt P, Blay JY, et al. A phase I-II study of everolimus (RAD001) in combination with imatinib in patients with imatinib-resistant gastrointestinal stromal tumors. Ann Oncol. 2010;21:1990–8.

84. Taldone T, Gozman A, Maharaj R, et al. Targeting Hsp90: small-molecule inhibitors and their clinical development. Curr Opin Pharmacol. 2008;8:370–4.

85. Wagner AJ, Morgan JA, Chugh R, et al. Inhibition of heat shock protein 90 with the novel agent IPI-504 in metastatic GIST following failure of tyrosine kinase inhibitors or other sarcomas: clinical results from phase I trial. J Clin Oncol. 2008; 26: Abstr. 10503

86. Prakash S, Sarran L, Socci N, et al. Gastrointestinal stromal tumors in children and young adults: a clinicopathologic, molecular, and genomic study of 15 cases and review of the literature. J Pediatr Hematol Oncol. 2005;27:179–87.

87. Tarn C, Rink L, Merkel E, et al. Insulin-like growth factor 1 receptor is a potential therapeutic target for gastrointestinal stromal tumors. Proc Natl Acad Sci U S A. 2008;105:8387–92.

第 5 章

脂肪肉瘤

脂肪肉瘤作为一种常见的软组织肉瘤,其发病高峰人群年龄为 50~70 岁(图 5.1),且男女发病无差异。如前文所述(见第 1 章,图 1.6),脂肪肉瘤约占成人软组织肉瘤的 20%。脂肪肉瘤的解剖分布广泛(图 5.2),通常认为有 3 种生物学亚型。最常见的亚型是分化良好的脂肪肉瘤[有时称为非典型脂肪瘤样肿瘤(ALT)]及其高度变异的去分化脂肪肉瘤;其次为黏液性(低级别)/圆细胞(高级别)脂肪肉瘤;最罕见的为多形性脂肪肉瘤(高级别)。每一种亚型都有其特征性的形态学、自然病程和具有诊断价值的基因改变。

高分化(WD)脂肪肉瘤,或称作 ALT,是一种非转移性低级别且有局部复发倾向的脂肪瘤样病变。根据不同的发病部位,其名称不同。

发病于四肢者常被称作 ALT,而发病于腹膜后与躯干者常被称为 WD 脂肪肉瘤。因脂肪瘤亦好发于四肢,我们需要认识到的是与脂肪瘤相比,ALT 的局部复发率更高,且高复发率更提示其有恶变的潜能。在 ALT 和 WD 细胞中皆可检测到来源于 12q13~15 区的标志性环状巨型染色体,导致 HDM2、CDK4 和 HMGIC 扩增,这一发现证实了两者为同一类型的肿瘤,因此世界卫生组织病理分类将其统称为 ALT/WD 脂肪肉瘤。回顾 800 例组织病理学诊断为脂肪肉瘤的病例[1],ALT 较少复发,而 WD 脂肪肉瘤复发常见,尤其在硬化型的患者中最为常见。

高分化脂肪肉瘤是一种具有局部浸润特征,且转移罕见的肿瘤。肿瘤主要由成熟的、大小不同并伴有局灶异型性改变的脂肪细胞构

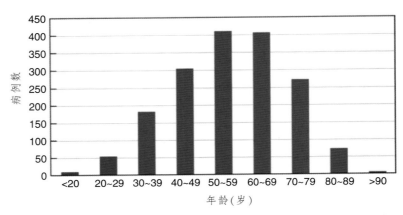

图 5.1 成年脂肪肉瘤患者的年龄分布(包括各发病部位)。MSKCC 7/1/1982–6/30/2010,n=1713。

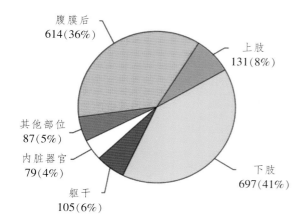

图 5.2 成年脂肪肉瘤患者的发病部位分布(包括所有患者)。MSKCC 7/1/1982–6/30/2010,*n*=1713。

成,多位于人体深部组织,表现为不断生长的巨大肿块。高分化脂肪肉瘤可分为 3 种类型,分别是脂肪瘤样型、硬化型和炎症型。高分化脂肪肉瘤的高级别部分。是一种去分化脂肪肉瘤,与肢体相比这种情况更常发生于腹膜后。腹膜后以原发为主,继发者少见(图 5.3)。肿瘤常包绕肾脏,可侵犯肾包膜,通常不侵犯肾实质(见下文)。在去分化脂肪肉瘤中,最常见的非脂肪细胞成分包括肌纤维肉瘤或未分化多形性肉瘤(过去称为恶性纤维组织细胞瘤),尽管其他组织病理学类型, 如骨肉瘤或横纹肌肉瘤也并不罕见。值得注意的是,去分化脂肪肉瘤这一主要病理学改变决定了其侵袭性, 而次要的组织病理学改变不能用来预测肿瘤是否更具侵袭性。

黏液性脂肪肉瘤(图 5.4)和圆细胞脂肪肉瘤占所有脂肪肉瘤的肿瘤发现时体积多较大(图 5.5)。组织病理学表现为由形态均一、圆形或卵圆形原始间叶细胞组成的肿瘤,可见数量不等、体积较小的印戒样脂肪母细胞,间质呈明显的黏液样。肿瘤血管分支的分布呈现"鸡爪样"改变,是本病的特征性改变。研究表明,圆形细胞比例>5%的肿瘤为高级别变异,肿瘤转移风险明显增大。黏液性/圆细胞脂肪肉瘤最常发

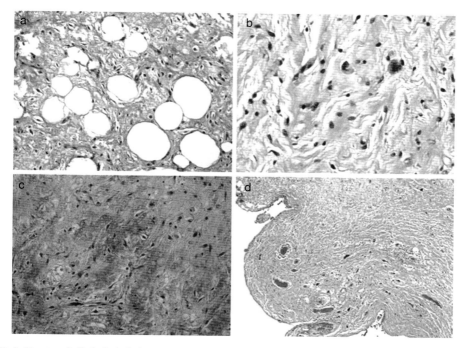

图 5.3 脂肪肉瘤。(a)高分化脂肪肉瘤的黏液状区域。(b)非脂肪分化、低级别的其他成分。(c)高级别的去分化成分。(d)肾包膜粘连。

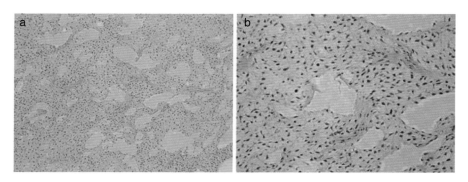

图 5.4 低级别并不含圆细胞的脂肪肉瘤。

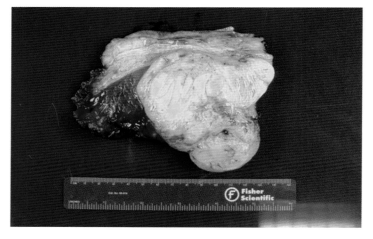

图 5.5 肉眼完整切除的位于左侧臀部的级别性黏液性脂肪肉瘤,15.2cm×10.1cm×6.3cm。

生于四肢的深部组织,以近端大腿最为常见。

多形性脂肪肉瘤(图 5.6)的恶性程度高,占各类型脂肪肉瘤的比例<5%,好发于老年,发病部位多为四肢深部软组织。多形性脂肪肉瘤由多形性脂母细胞构成。肿瘤核分裂象活跃,并且出血和坏死常见。肿瘤易发生早期转移,受

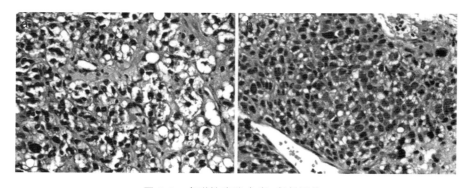

图 5.6 多形性脂肪肉瘤,穿刺活检。

累器官基本都为肺脏。关于不同亚型分布与不同部位各类亚型发病状况可见图 5.7 和图 5.8。

在我们中心,我们发现肿瘤复发与发病部位密切相关,四肢发病者的复发风险较低。肿瘤复发时间多较晚,一般在 5 年后出现[1]。发生于腹膜后和纵隔腔的高分化脂肪肉瘤复发类似,常伴肿瘤去分化,部分病例尚可见肿瘤转移。目前尚难确定复发肿瘤发生去分化的概率,但基本可以确定的是其概率超过 10%,并且通过终身的随访其概率甚至有可能达 40%。

5.1 影像学表现

脂肪肉瘤的影像学表现具有特征性,特别是发生于腹膜后者,肿瘤高分化的成分易于识别,并常伴有去分化。在 CT 图像上,使用亨斯菲尔德单位(HU)度量,高分化成分常表现为脂肪密度,去分化成分多样但在 HU 上表现为高密度。有人将信号>0HU 者定义为去分化成分,这可能有助于辨别此类肿瘤,但这一观点尚未

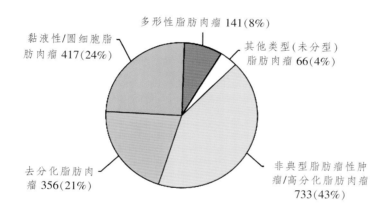

图 5.7　成人脂肪肉瘤患者的组织学类型分布(包括各发病部位)。MSKCC 7/1/1982–6/30/2010,n=1713。

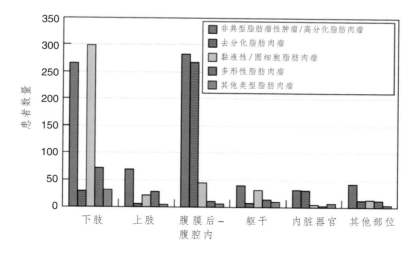

图 5.8　成年脂肪肉瘤患者的发病部位和组织学类型的分布情况。MSKCC 7/1/1982–6/30/2010,n=1713。

被前瞻性的证实。一旦肿瘤复发,复发病灶常多发,此时肿瘤不可能通过再次手术治愈。而对于腹膜后脂肪肉瘤,其病灶多较大,常伴高分化成分并可存在数年(图 5.9 和图 5.10)。多数病例伴有去分化成分,正是这一高级别的成分增加了肿瘤进展导致腹腔内脏器受压移位的风险,但并不侵犯腹腔内的脏器(图 5.11)。肿瘤最大者甚至可延伸至一侧大腿和臀部(图 5.12 和图5.13)。

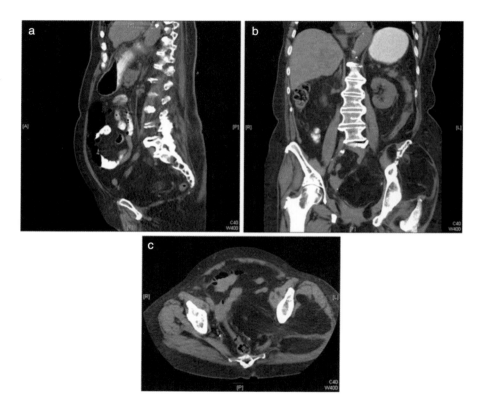

图 5.9　CT 见高分化脂肪肉瘤分布广泛,从盆腔内向臀部后方延伸。

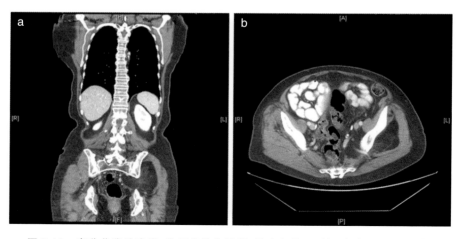

图 5.10　高分化脂肪肉瘤,位于盆腔和臀部,肿瘤包绕 L5 神经根部和臀上血管。

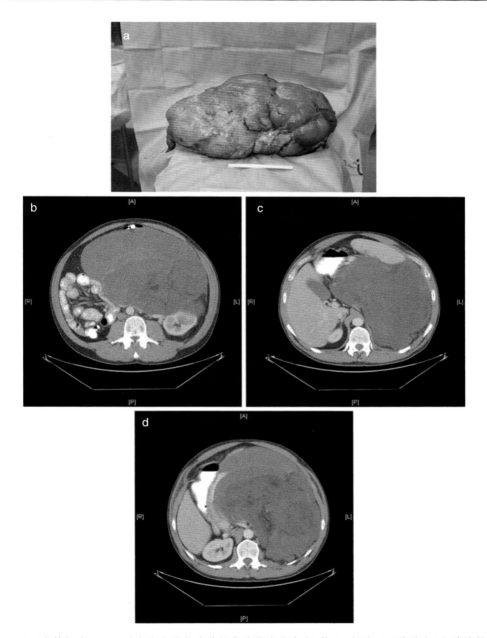

图 5.11　(a)大体标本,CT 显示含有去分化成分的高分化脂肪肉瘤,伴(b)肾脏、(c)脾脏和(d)胰腺的移位。

多形性脂肪肉瘤的转移率较高,转移部位多变,包括肺、软组织、骨和肝脏(图 5.14)。黏液性/圆细胞脂肪肉瘤发生转移时更倾向于软组织且部位特殊(图 5.15),转移一旦发生往往预示着死亡。以上特点使得肿瘤转移的监测极为困难,具体内容会在下文的放射治疗章节中论述。

5.2　诊断

脂肪肉瘤各亚型的遗传学特征使得各亚型之间的差异如同乳腺癌与肾细胞癌之间截然不同,各亚型间的生物学特性和治疗效果也

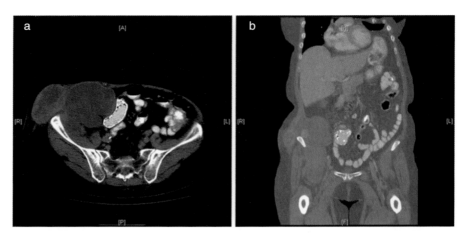

图 5.12　CT 显示腹膜后去分化脂肪肉瘤跨越盆腔延伸至股部。

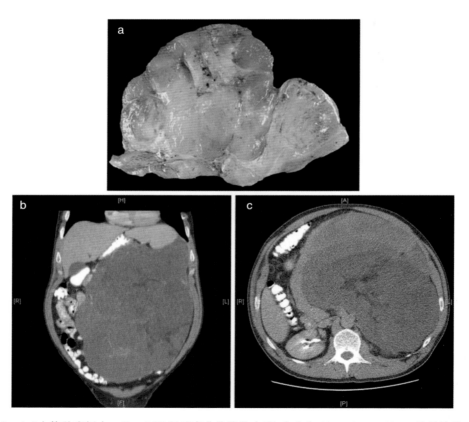

图 5.13　(a)大体肿瘤标本。(b,c)CT 显示高分化脂肪肉瘤,大小为 44cm×31cm×23cm,重量约为 14kg。

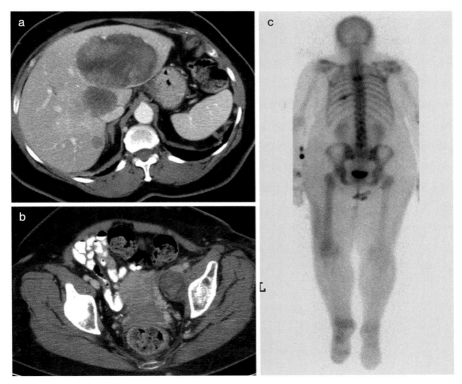

图 5.14　(a,b)轴位 CT 和(c)PET 扫描显示多形性脂肪肉瘤转移至肝脏、腹膜后和骨组织。

有明显的差异。高分化脂肪肉瘤和去分化脂肪肉瘤具有特征性的源于 12q 的环状巨型染色体的扩增,特别是编码 CDK4 基因和 HDM2 基因(人类的 MDM2 基因)区域的扩增。在黏液性/圆细胞脂肪肉瘤中常可检测到 t(12;16),FUS–DDIT3 融合基因(过去分别称为 TLS 和 CHOP),偶然可见 t(12;22),EWSR1–DDIT3(见第 1 章,表 1.1)。多形性脂肪肉瘤与另外两个亚型明显不同,其遗传学特征与未分化多形性肉瘤[UPS,过去称为恶性纤维组织细胞瘤(MFH)]更为类似。与多形性脂肪肉瘤等非整倍体肉瘤相比,黏液/圆细胞脂肪肉瘤较少出现继发突变。目前来看,在黏液性/圆细胞脂肪肉瘤中,最常见的继发突变类型是 PIK3CA,其发生率为 10%~15%。此突变对于肿瘤的治疗意义仍未知。

5.3　治疗

目前,针对各亚型的脂肪肉瘤,其主要治疗手段仍然是手术切除。手术范围依病灶发生部位和组织病理学亚型而定。与其他各类肉瘤一样,手术强调实现肿瘤的完整切除。而完整切除的范围因肿瘤发生部位和肿瘤亚型而定。ALT 晚期常表现为巨大的肿块,初次手术时常可发现肿块由一层纤细的假包膜包绕,手术将肿瘤完整切除已足够,无须扩大手术范围。而对于高级别的脂肪肉瘤,则强调扩大手术范围,切除包括肿瘤缘外 2cm 的正常组织。然而扩大手术常因肿瘤侵犯肿瘤周围的神经血管而无法实现。此时,我们首先强调对四肢功能的保留,因为局部复发仅可能对患者的长期生存产生有限影响。

对于腹膜后脂肪肉瘤,初次手术的目的是实现肿瘤的完整切除。我们发现扩大手术范围、切除肿瘤周围未累及的脏器并不能使得患者获益[2]。需要强调的是,肾脏实质极少受累。肾脏包膜侵犯时,只需将肾包膜与肿瘤一并完整切除即可(图5.3)。术后复发常见,且复发肿瘤常呈多灶性。在大多数情况下,当复发肿瘤未出现高级别进展和去分化时,低级别复发的肿瘤可根据患者症状随访观察。放疗和化疗对此类患者亦不合适。

当复发患者出现症状后,可建议其再次手术。有证据表明,即使不完整切除也能缓解症状延长生存期[3]。对于四肢发病者,肿瘤侵犯骨组织并不常见,但骨膜则可能受累,手术时应将受累骨膜完整剥离。若该类患者接受辅助放疗,

其术后发生骨折的风险增加[4]。腹膜后复发病灶与初发病灶相比,更易侵犯或累及初次手术时分离的组织,特别是脏器与肠系膜。这一现象最常见于那些发生率较高且能够切除的局灶性病变中(图5.16)。

5.4 放射治疗

与我们团队相比,其他许多中心对放疗的运用更为积极,但就现有的数据来看,放疗对此类肿瘤的疗效有限且放疗可提高并发症的发生率。

放疗在脂肪肉瘤中的运用应依据肿瘤的病理学亚型和发病部位。对于非典型性脂肪肉瘤和高分化脂肪肉瘤,放疗的运用仍有争议。如 MSK 列线图所示,对于原发于四肢的肿瘤,

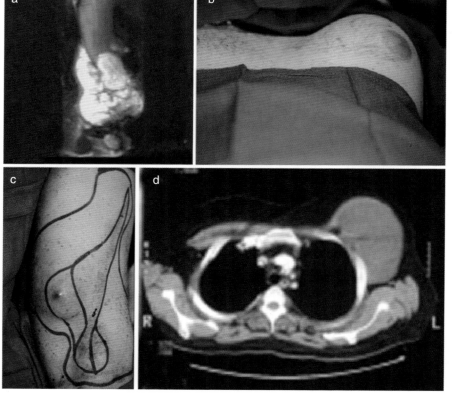

图 5.15　(a)原发于后侧臀部的黏液性脂肪肉瘤。(b~d)该肉瘤转移至左侧乳腺。

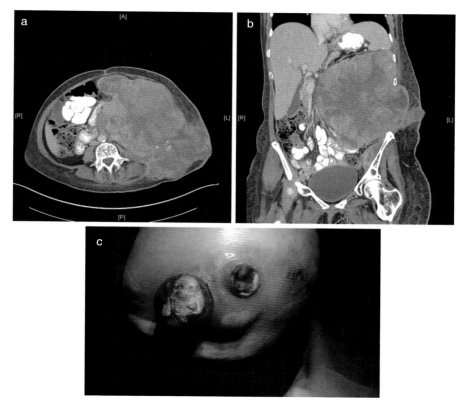

图 5.16　局部复发的去分化脂肪肉瘤,伴内脏,骨组织和腹壁侵犯。

即使病灶较大且伴有切缘阳性,肿瘤的局部复发风险仍较低[5]。而对于腹膜后肿瘤,高分化脂肪肉瘤可在体内存在数年而无进展,并且患者可无任何症状,从而使得对这些患者进行常规放疗并不合理。去分化脂肪肉瘤是一种侵袭性强且复发率高的肿瘤。布莱根妇女医院分析了119 例原发性腹膜后去分化脂肪肉瘤,其中84%的患者出现了复发,92%的患者复发部位在腹膜后。这就使得放疗的运用非常吸引人。然而,放疗能否被运用仍取决于放疗相关的并发症发生率。目前的研究认为,黏液性脂肪肉瘤对放疗较为敏感。一项来自玛格丽特公主医院包含 88 例患者的研究发现,放疗对该亚型的 5 年局部控制率为 97.7%[6]。如前所述,与其他发生在四肢的软组织肿瘤相比,黏液性脂肪肉瘤常复发于肺以外的脏器,如软组织、脊柱和骨盆[7],

而放疗可有效缓解该部位及其他部位复发病灶(图 5.15)。同时我们也必须认识到,黏液性脂肪肉瘤中的骨转移灶常无法被 CT 或 PET 发现,而仅可被 MRI 诊断[7,8]。对于多形性脂肪肉瘤,放疗的适应证与其他高级别的肿瘤亚型相似。

5.5　系统治疗:一般注意事项

在为转移的患者制订综合治疗方案时,特别重要的是应当先回顾一下脂肪肉瘤的 3 种主要亚型[9-20]。各亚型的复发表现明显不同。腹膜后发生的高分化和去分化脂肪肉瘤常在腹腔内复发,而较少发生远处转移。而对于较为常见的分化程度高分化/去分化脂肪肉瘤,其发生远处转移的部位包括身体其他部位的脂肪组织或骨组织,且与发生肺转移的概率相当。

黏液性/圆细胞脂肪肉瘤的转移较常出现在身体其他含脂肪组织的部位,如纵隔,脊柱或骨盆的骨髓[7,8]。这就使得我们进行肿瘤疗效评估和确定肿瘤主要转移部位一样极为困难。

5.6   辅助治疗

　　研究表明,多柔比星联合异环磷酰胺的化疗方案对高分化脂肪肉瘤治疗无效,而去分化脂肪肉瘤的反应率也极低[21],故对于此类肿瘤不推荐化疗。而多形性脂肪肉瘤则与未分化多形性肉瘤类似,对多柔比星联合异环磷酰胺的化疗方案敏感(见第 7 章)。一旦诊断确立,对于高危病例,应当依据患者具体情况,并根据个案特点运用辅助化疗方案。Royal Marsden 中心发表的文章[21]和另外两项针对黏液性脂肪肉瘤患者接受辅助化疗和新辅助化疗效果的临床研究[22,23]表明,黏液性/圆细胞脂肪肉瘤对化疗呈相对敏感。然而,对于发生于四肢的肉瘤,其辅助化疗相关的临床数据却相互矛盾。多数相关研究结果显示化疗无效,但也有少数显示化疗有效,各项研究囊括的组织学类型各异[24]。Pervaiz 2008 年发表的一篇荟萃分析显示,化疗对延长总生存率有临床意义[25]。

　　若要从肉瘤中选出一种组织学类型,它与滑膜肉瘤一样可能从化疗中获益,那它一定是黏液性/圆细胞脂肪肉瘤。对于列线图分级为复发高危的年轻患者,推荐给予系统的辅助和新辅助化疗[26]。我们这一观点来源于对现有部分文献的回顾,难免遗漏部分报道,故建议各位读者能参考原始数据,得出自己的结论。

5.7   转移性肿瘤的治疗

　　一直以来,对于各脂肪肉瘤亚型发生转移和复发时,其对化疗的反应率一直未被很好地阐明[21]。Royal Marsden 团队将 88 例转移或复发的脂肪肉瘤患者以亚型进行分组,观察不同亚型对化疗的反应。这是目前关于多柔比星联合异环磷酰胺治疗各脂肪肉瘤亚型最具指导意义的研究。Jones 等发现黏液性脂肪肉瘤对化疗的缓解率为 48%(95% CI:28~69),比所有其他类型脂肪肉瘤 18%(95% CI:8~31)的缓解率有显著提高。14%的患者曾接受过辅助化疗,特别是多柔比星联合异环磷酰胺的化疗。尽管低级别肿瘤对化疗的缓解率更高,但脂肪肉瘤的高级别类型(圆细胞脂肪类型)比黏液性脂肪肉瘤发生肿瘤进展的间隔时间更长,分别为 16 个月与 4 个月,这提示化疗对黏液性/圆细胞脂肪肉瘤有一定的活性和疗效。值得注意的是,依据实体肿瘤疗效评价标准(RECIST),高分化脂肪肉瘤患者的化疗缓解率为 0。已知曲贝替定对黏液性/圆细胞脂肪肉瘤有效,但尚缺乏使用该药的数据[27]。

　　另有研究结果证明[23]或推测[22],对于原发或者转移性的黏液性/圆细胞脂肪肉瘤患者,其对基于多柔比星或异环磷酰胺的化疗方案相对敏感。近期上市的奥拉单抗联合多柔比星也可作为转移性脂肪肉瘤的一线治疗方案,因为此病理学亚型至少对多柔比星的治疗有一定的敏感性。

　　黏液性/圆细胞脂肪肉瘤对曲贝替定(ET743,Yondelis®)的化疗敏感性极高。曲贝替定为一种 DNA 小沟结合剂。截至 2011 年,该药已被欧洲、美国等批准运用于临床[27,28]。虽然在曲贝替定的 II 期临床研究中,该药对黏液性/圆细胞脂肪肉瘤的疗效显著,并具有确切的抗瘤效果,但在对于其他亚型的脂肪肉瘤和各类平滑肌肉瘤的随机对照临床 II 期研究中,分别采用曲贝替定每 3 周给予 24 小时缓慢滴注和连续 3 周每周 1 次的 1 小时快速滴注,其反应率分别仅为 2%和 6%(参考 RECIST 1.0 标准)[28]。值得关注的是,曲贝替定在两种方案中都显示具有化疗活性,尽管二者的中位无进展生存时间存在轻微的差异，前者为 3.7 个月，后者为 2.3 个月（多变量调整后 P<0.02）[28]（图 5.17）。虽然文章并未写明各类肉瘤亚型出现肿瘤进展的时间，就作者的经验来看，曲贝替定化疗的有效者包括黏液性/圆细胞脂肪肉瘤患者，而对平滑肌肉瘤、高分化或去分化脂肪肉瘤患者仅能维持病情稳定。

作为二、三线治疗的选择，曲贝替定对脂肪肉瘤的治疗效果可能好于达唑巴嗪[28]。在一项纳入 518 例转移/复发性脂肪肉瘤（各种亚型）和平滑肌肉瘤的研究中，患者被以 2:1 的比例分配，以对比曲贝替定与达唑巴嗪的治疗效果，曲贝替定组的 PFS 为 4.2 个月，而达唑巴嗪组

为 1.5 个月（HR=0.55，P<0.001）；两组患者的总生存时间却无显著差异（曲贝替定组为 12.4 个月，达唑巴嗪组为 12.9 个月）。该数据其实并不令人吃惊，因为既往一直认为达唑巴嗪对脂肪肉瘤治疗无效，但强化了曲贝替定对脂肪肉瘤有效的概念。

在一项类似的 III 期临床研究中，与达唑巴嗪组相比，艾瑞布林可明显延长脂肪肉瘤和平滑肌肉瘤患者的总生存时间。在该研究中，452 例患者被以 1:1 的比例随机分配，艾瑞布林组患者的总生存时间优于达唑巴嗪组（13.5 个月对 11.5 个月，HR=0.77，P<0.017）。进一步的分组研究显示，真正获益的人群可能是脂肪肉瘤

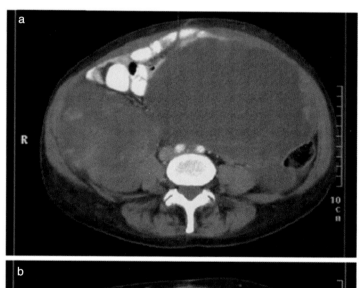

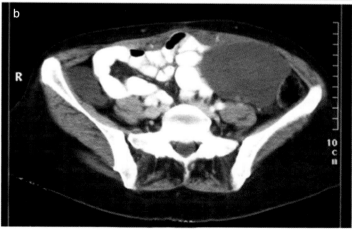

图 5.17　轴位 CT 显示黏液性/圆细胞脂肪肉瘤经曲贝替定（ET743）治疗后的反应。(a)明确诊断时。(b)治疗 7 个月后。

患者,因此对于艾瑞布林批准上市的地区,此药可成为重要的选择[29]。尽管 Jones 等注意到多柔比星联合异环磷酰胺在多形性脂肪肉瘤治疗中的有效性[21],但仍有少数的数据提示多形性脂肪肉瘤对吉西他滨–多西紫杉醇产生反应。在一项随机研究中,3 例患者中有两例对以吉西他滨为基础的治疗产生反应[30],这表明多形性脂肪肉瘤对联合化疗具有独特的敏感性。我们在研究结束后也有临床资料证实多形性脂肪肉瘤对联合化疗有一定的敏感性。也有部分研究证实,多柔比星联合异环磷酰胺对去分化脂肪肉瘤有轻微疗效,但至今尚未观察到化疗对高分化脂肪肉瘤的疗效。

同样的,激酶相关的靶向药物对各亚型脂肪肉瘤的治疗反应性仍鲜有报道[31-34],这就提示我们应该更多关注曲贝替定对该肿瘤的疗效,并关注该药在此类非整倍体肿瘤(除外黏液性/圆细胞脂肪肉瘤)逃避凋亡的同时仍保持其非整倍体的过程中所担当的角色(表 5.1 至表 5.3)。

在脂肪肉瘤的治疗中,根据肿瘤基因组变化而提出的治疗靶点还包括 CDK4 和 MDM2 在高分化/去分化脂肪肉瘤中的潜在治疗意义。不幸的是,尽管 MDM2 或 CDK4 在高分化/去分化脂肪肉瘤中存在明显扩增,但其抑制剂的临床使用对肿瘤治疗的有效性却低于 10%,甚至低于 5%[35]。鉴于 MDM2 抑制剂可出现骨髓毒性(迟发并持续的血小板减少症),此药物是否可与其他的药物联合运用仍有待研究。而

表5.1　高分化/去分化脂肪肉瘤患者的系统治疗方案推荐[a]

诊疗方案	说明	说明
新辅助/辅助化疗 转移/复发疾病[a]	一线治疗	无证据
		多柔比星[b]或多柔比星联合奥拉珠单抗;多柔比星联合异环磷酰胺也可考虑,但对于肾切除术后的患者,运用此化疗方案可出现更多的挑战
	二线治疗	艾瑞布林(对于批准上市的国家);曲贝替定(对于批准上市的国家);吉西他滨单药或联合多西他赛或长春瑞滨
	三线治疗	异环磷酰胺;CDK4 抑制剂(如果可获得);帕唑帕尼临床试验或公益项目;免疫检查点抑制剂的疗效有限

[a] 仅去分化成分有治疗疗效。
[b] 如果 KPS 评分低或为老年患者,可使用聚乙二醇脂质体多柔比星(Doxil®/Caelyx®)。

表5.2　黏液性/圆细胞脂肪肉瘤患者的系统治疗方案推荐

诊疗方案	说明	说明[b]
新辅助/辅助化疗		高复发风险的黏液性/圆细胞脂肪肉瘤患者可行多柔比星联合异环磷酰胺治疗 3~6 周期
	一线治疗	
转移疾病	二线治疗	多柔比星[a]或多柔比星联合奥拉单抗;多柔比星联合异环磷酰胺
		异环磷酰胺(未在一线治疗中使用);艾瑞布林(对于批准上市的国家);曲贝替定(对于批准上市的国家);吉西他滨联合多西他赛可能无效;帕唑帕尼的疗效小
	三线治疗	2016 年提出对 HLA-A2(+)患者行改造 T 细胞靶向 NY-ESO-1 的治疗;临床实验;支持治疗

[a] 如果 KPS 评分低或为老年患者,可使用聚乙二醇脂质体多柔比星(Doxil®/Caelyx®)。
[b] 如有临床试验,应予开展。

表5.3 多形性脂肪肉瘤系统治疗推荐

诊疗方案	诊疗方案	说明[b]
新辅助/辅助化疗 转移疾病	一线治疗	仍有争议,目前仅有个案报道;多柔比星联合异环磷酰胺可考虑运用
	二线治疗	多柔比星±奥拉单抗[a];可选方案包括吉西他滨单药或联合多西他赛或长春瑞滨
	三线治疗	异环磷酰胺或其他在一线治疗中未使用的药物;艾瑞布林(对于批准上市的国家);曲贝替定(对于批准上市的国家)
		免疫治疗效果不明;帕唑帕尼在临床实验中效率低;支持治疗

[a] 如果 KPS 评分低或为老年患者,可使用聚乙二醇脂质体多柔比星(Doxil®/Caelyx®)。
[b] 如有临床试验,应予开展。

CDK4/6 抑制剂因为相对较少的毒性可能被用于其他联合运用。表观遗传和代谢相关调节因子在脂肪肉瘤中的作用仍不清楚。而对于免疫治疗,在SARC28临床研究中,其对去分化脂肪肉瘤的作用虽然较低但却不是毫无作用,各亚型对免疫治疗的反应性仍有待进一步研究[36]。

5.8 预后

脂肪肉瘤的死亡率因不同的组织学类型而差异很大,从 1% 至 90% 不等,这充分说明了组织学分型的重要性。脂肪肉瘤的肿瘤易复发,复发概率与肿瘤发病部位及其组织学类型相关,且二者对肿瘤复发预测同等重要。除了组织学分型,组织学分级对预后判断也极为重要。其主要反映的是肿瘤分化/去分化的程度。我们近期制订了一个针对原发脂肪肉瘤患者群的列线图表[26],有助于我们对患者预后的评价。在制订该列线图表的过程中,总结了我们中心收治的 800 余例原发性脂肪肉瘤患者,并清晰地描绘各类亚型的生存曲线(图 5.18)。各亚型所占比例为:高分化脂肪肉瘤占 46%,去分化脂肪肉瘤占 18%,黏液性脂肪肉瘤占 18%,圆细胞脂肪肉瘤占 10%,多形性脂肪肉瘤占 8%。

预后还与发病部位相关(图 5.19),其原因主要是发病部位决定肿瘤是否能实现完整切除。对于达到肿瘤完整切除的患者,镜下切缘

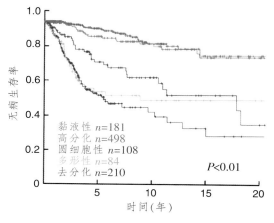

图 5.18 成人原发性脂肪肉瘤患者不同组织学类型对应的疾病特异性生存率。MSKCC 7/1/1982–6/30/2010, n=1081。

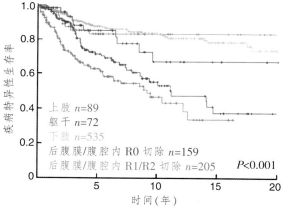

MSKCC 7/1/1982–6/30/2010, n=1060
** 所有部位肿瘤皆为 R0 或 R1 切除,除腹膜后/腹腔内的肿瘤划分为 R0 切除和 R1/R2 切除

图 5.19 成人原发性脂肪肉瘤患者不同发病部位对应的疾病特异性生存率。MSKCC 7/1/1982–6/30/2010, n=1060。

阴性可能提示肿瘤预后较好。而对于腹膜后发病者,镜下切缘受累并不提示肿瘤复发率增加或生存时间缩短。

5.9 转移性肿瘤的预后

尽管有患者对曲贝替定的治疗反应可持续 3 年甚至更长,但多数患者均无法耐受全身治疗。就疗效最好的研究而言,一项欧洲临床研究纳入 51 例以曲贝替定治疗的黏液性/圆细胞脂肪肉瘤患者,发现其平均的 PFS 为 14 个

月[37],同时来自 Royal Marsden 的 Jones 等发现,尽管患者对该药的反应率较低,但低级别的脂肪肉瘤仍可获得更好的生存[21]。对于患者、外科医生、放射科医生和肿瘤科医生而言,高分化/去分化脂肪肉瘤仍是让人困扰的疾病。我们希望能进一步研究多形性脂肪肉瘤和去分化脂肪肉瘤的肿瘤突变负荷,以发现其能否应用免疫检查点抑制剂进行治疗。

(姜铨 译 陆维祺 校)

参考文献

1. Kooby DA, Antonescu CR, Brennan MF, et al. Atypical lipomatous tumor/well-differentiated liposarcoma of the extremity and trunk wall: importance of histological subtype with treatment recommendations. Ann Surg Oncol. 2004;11(1):78–84.
2. Russo P, Brady MS, Conlon K, et al. Adult urological sarcoma. J Urol. 1992;147(4):1032–6. discussion 1036-1037.
3. Shibata D, Lewis JJ, Leung DH, et al. Is there a role for incomplete resection in the management of retroperitoneal liposarcomas? J Am Coll Surg. 2001;193(4):373–9.
4. Alektiar KM, Hu K, Anderson L, et al. High-dose-rate intraoperative radiation therapy (HDR-IORT) for retroperitoneal sarcomas. Int J Radiat Oncol Biol Phys. 2000;47(1):157–63.
5. Al Yami A, Griffin AM, Ferguson PC, et al. Positive surgical margins in soft tissue sarcoma treated with preoperative radiation: is a postoperative boost necessary? Int J Radiat Oncol Biol Phys. 2010;77(4):1191–7.
6. Chung PW, Deheshi BM, Ferguson PC, et al. Radiosensitivity translates into excellent local control in extremity myxoid liposarcoma: a comparison with other soft tissue sarcomas. Cancer. 2009;115(14):3254–61.
7. Schwab JH, Boland PJ, Antonescu C, et al. Spinal metastases from myxoid liposarcoma warrant screening with magnetic resonance imaging. Cancer. 2007;110(8):1815–22.
8. Schwab JH, Boland P, Guo T, et al. Skeletal metastases in myxoid liposarcoma: an unusual pattern of distant spread. Ann Surg Oncol. 2007;14(4):1507–14.
9. Verweij J, Baker LH. Future treatment of soft tissue sarcomas will be driven by histological subtype and molecular aberrations. Eur J Cancer. 2010;46(5):863–8.
10. Romeo S, Dei Tos AP. Soft tissue tumors associated with EWSR1 translocation. Virchows Arch. 2010;456(2):219–34.
11. Rieker RJ, Weitz J, Lehner B, et al. Genomic profiling reveals subsets of dedifferentiated liposarcoma to follow separate molecular pathways. Virchows Arch. 2010;456(3):277–85.
12. Guillou L, Aurias A. Soft tissue sarcomas with complex genomic profiles. Virchows Arch. 2010;456(2):201–17.
13. Pires de Camargo V, van de Rijn M, Maestro R, et al. Other targetable sarcomas. Semin Oncol. 2009;36(4):358–71.
14. Goransson M, Andersson MK, Forni C, et al. The myxoid liposarcoma FUS-DDIT3 fusion oncoprotein deregulates NF-kappaB target genes by interaction with NFKBIZ. Oncogene. 2009;28(2):270–8.
15. Italiano A, Bianchini L, Keslair F, et al. HMGA2 is the partner of MDM2 in well-differentiated and dedifferentiated liposarcomas whereas CDK4 belongs to a distinct inconsistent amplicon. Int J Cancer. 2008;122(10):2233–41.
16. Italiano A, Cardot N, Dupre F, et al. Gains and complex rearrangements of the 12q13-15 chromosomal region in ordinary lipomas: the "missing link" between lipomas and liposarcomas? Int J Cancer. 2007;121(2):308–15.

17. Antonescu CR. The role of genetic testing in soft tissue sarcoma. Histopathology. 2006;48(1): 13–21.
18. Dei Tos AP. Liposarcoma: new entities and evolving concepts. Ann Diagn Pathol. 2000; 4(4):252–66.
19. Mertens F, Fletcher CD, Dal Cin P, et al. Cytogenetic analysis of 46 pleomorphic soft tissue sarcomas and correlation with morphologic and clinical features: a report of the CHAMP Study Group. Chromosomes and MorPhology. Genes Chromosomes Cancer. 1998;22(1):16–25.
20. Turc-Carel C, Limon J, Dal Cin P, et al. Cytogenetic studies of adipose tissue tumors. II. Recurrent reciprocal translocation t(12;16)(q13;p11) in myxoid liposarcomas. Cancer Genet Cytogenet. 1986;23(4):291–9.
21. Jones RL, Fisher C, Al-Muderis O, et al. Differential sensitivity of liposarcoma subtypes to chemotherapy. Eur J Cancer. 2005;41(18):2853–60.
22. Eilber FC, Eilber FR, Eckardt J, et al. The impact of chemotherapy on the survival of patients with high-grade primary extremity liposarcoma. Ann Surg. 2004;240(4):686–95. discussion 695-687.
23. Patel SR, Burgess MA, Plager C, et al. Myxoid liposarcoma. Experience with chemotherapy. Cancer. 1994;74(4):1265–9.
24. Pisters PW, O'Sullivan B, Maki RG. Evidence-based recommendations for local therapy for soft tissue sarcomas. J Clin Oncol. 2007;25(8):1003–8.
25. Pervaiz N, Colterjohn N, Farrokhyar F, et al. A systematic meta-analysis of randomized controlled trials of adjuvant chemotherapy for localized resectable soft-tissue sarcoma. Cancer. 2008;113(3):573–81.
26. Dalal KM, Kattan MW, Antonescu CR, et al. Subtype specific prognostic nomogram for patients with primary liposarcoma of the retroperitoneum, extremity, or trunk. Ann Surg. 2006;244(3):381–91.
27. Grosso F, Sanfilippo R, Virdis E, et al. Trabectedin in myxoid liposarcomas (MLS): a long-term analysis of a single-institution series. Ann Oncol. 2009;20(8):1439–44.
28. Demetri GD, von Mehren M, Jones RL, Hensley ML, Schuetze SM, Staddon A, Milhem M, Elias A, Ganjoo K, Tawbi H, Van Tine BA, Spira A, Dean A, Khokhar NZ, Park YC, Knoblauch RE, Parekh TV, Maki RG, Patel SR. Efficacy and Safety of Trabectedin or Dacarbazine for Metastatic Liposarcoma or Leiomyosarcoma After Failure of Conventional Chemotherapy: Results of a Phase III Randomized Multicenter Clinical Trial. J Clin Oncol. 2016;34(8):786–93.
29. Schöffski P, Chawla S, Maki RG, Italiano A, et al. Eribulin versus dacarbazine in previously treated patients with advanced liposarcoma or leiomyosarcoma: a randomised, open-label, multicentre, phase 3 trial. Lancet. 2016;387:1629–37.
30. Maki RG, Wathen JK, Patel SR, et al. Randomized phase II study of gemcitabine and docetaxel compared with gemcitabine alone in patients with metastatic soft tissue sarcomas: results of sarcoma alliance for research through collaboration study 002 [corrected]. J Clin Oncol. 2007;25(19):2755–63.
31. Chawla SP, Tolcher AW, Sankhala KK, et al. Updated interim results of a phase 2 study of the mTOR inhibitor AP23573 in patients with advanced sarcomas of soft tissue or bone. Connective Tissue Oncology Society 15th Annual Meeting, Vol. 15. Boca Raton, 2005. pp. Abstract 447.
32. Chugh R, Wathen JK, Maki RG, et al. Phase II multicenter trial of imatinib in 10 histologic subtypes of sarcoma using a bayesian hierarchical statistical model. J Clin Oncol. 2009; 27(19):3148–53.
33. Maki RG, D'Adamo DR, Keohan ML, et al. Phase II study of sorafenib in patients with meta-static or recurrent sarcomas. J Clin Oncol. 2009;27(19):3133–40.
34. Sleijfer S, Ray-Coquard I, Papai Z, et al. Pazopanib, a multikinase angiogenesis inhibitor, in patients with relapsed or refractory advanced soft tissue sarcoma: a phase II study from the European Organisation for Research and Treatment of Cancer-Soft Tissue and Bone Sarcoma Group (EORTC study 62043). J Clin Oncol. 2009;27(19):3126–32.
35. Dickson MA, Tap WD, Keohan ML, et al. Phase II trial of the CDK4 inhibitor PD0332991 in patients with advanced CDK4-amplified well-differentiated or dedifferentiated liposarcoma. J Clin Oncol. 2013;31(16):2024–8.
36. Tawbi HA-H, Burgess MA, Crowley J, et al. Safety and efficacy of PD-1 lockade using pem-brolizumab in patients with advanced soft tissue (STS) and bone sarcomas (BS): Results of SARC028--A multicenter Phase II study. ASCO Meeting Abstracts. 2016;34:11006.
37. Grosso F, Jones RL, Demetri GD, et al. Efficacy of trabectedin (ecteinascidin-743) in advanced pretreated myxoid liposarcomas: a retrospective study. Lancet Oncol. 2007;8(7):595–602.

第 6 章

平滑肌肉瘤

平滑肌肉瘤(leiomyosarcoma,LMS)是常见的软组织肉瘤之一。2015 年统计数据显示,美国每年约有 2500 例平滑肌肉瘤。成人平滑肌肉瘤的年龄分布如图 6.1 所示。

平滑肌肉瘤可发生于身体的多个不同部位(图 6.2),约有 1/2 位于腹膜后或腹腔内,最常见于子宫。平滑肌肉瘤可起源于大血管,包括下腔静脉(图 6.3 至图 6.5)。平滑肌肉瘤是不同发生部位决定其肿瘤生物学行为的极好例子,这一点很重要。例如,皮肤平滑肌肉瘤一般不会发生转移,表现为皮肤小结节,无论组织学表现如何,都属于低级别的肿瘤。

平滑肌肉瘤的典型免疫组化标志物的表达具有相对一致性,如结蛋白和平滑肌肌动蛋白(图 6.6),因此其在显微镜下很容易被识别。

相比之下,伴上皮样或黏液样特征的平滑肌肉瘤会出现不一致的平滑肌免疫组化表达,从而导致诊断困难,这些少见亚型的临床相关性尚不明确。

6.1　影像学表现

肢体肿瘤通常首选 MRI,虽然 CT 也可提供相似的信息。腹膜后肿瘤的 CT 和 MRI 可提供不同的信息,MRI 能更好地显示血管的轮廓。如果肿瘤的手术切除不完全,往往会出现局部复发(图 6.7)。CT 很容易识别转移,原发于内脏的肿瘤常转移到肝脏(图 6.8),而原发于子宫和肢体肿瘤的常见转移部位是肺。

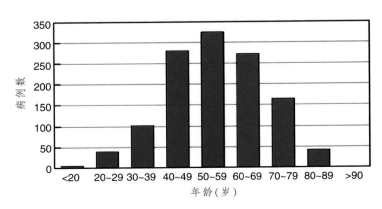

图 6.1　成年患者不同部位平滑肌肉瘤的年龄分布。MSKCC 7/1/1982–6/30/2010,n=1229。

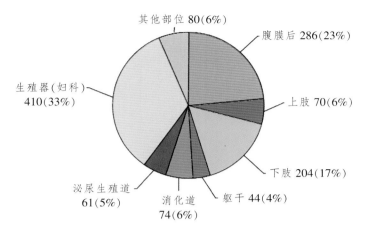

图 6.2　成年患者平滑肌肉瘤的发病部位。MSKCC 7/1/1982–6/30/2010, n=1229。

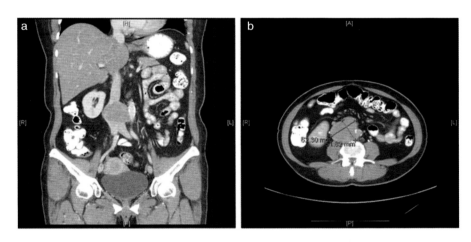

图 6.3　下腔静脉高级别平滑肌肉瘤的 CT 图像。

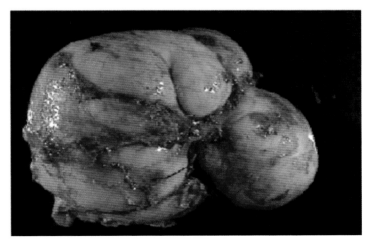

图 6.4　下腔静脉平滑肌肉瘤的大体标本。

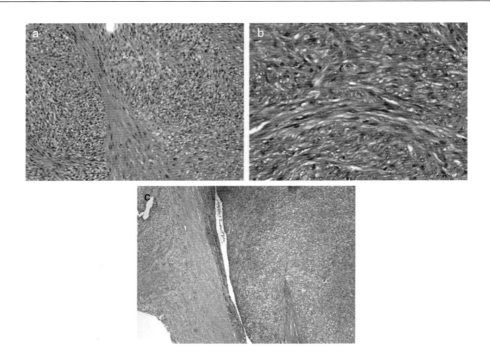

图 6.5　平滑肌肉瘤伴下腔静脉壁侵犯的显微镜下表现。

6.2　病理学诊断及分子病理

　　LMS 主要由嗜酸性梭形细胞组成，按 90° 角排列交织成束状，并伴有不同程度的坏死、核分裂象和异型性，取决于病灶的组织学分级（图 6.9）。

　　平滑肌肉瘤的免疫组化显示结蛋白、平滑肌肌动蛋白、肌特异性肌动蛋白和钙结合蛋白阳性。在上皮样亚型中，一些少见的标志物为阳性，如细胞角蛋白或 EMA。平滑肌肉瘤有一种非整倍体核型[1-3]。1/2 以上的平滑肌肉瘤具有结构明显变异的核型，如 1、13、14、16、18 和 22 号染色体的数目改变或缺失，不过变异的概率都<20%。平滑肌肉瘤中很少见到复发突变，除了 TP53 和 CDKN2A 突变。在二代测序中观察到一些可以预测部分侵袭性强的平滑肌肉瘤的线索。有一种端粒延长替代机制（alternative lengthening of telomeres，ALT）的标志物，如

ATRX 表达缺失，与平滑肌肉瘤的预后不良有关，有助于在较低级别肿瘤中区分出侵袭性强的病变[4,5]。

　　根据解剖部位，低级别平滑肌肉瘤首先要和间叶源性的良性肿瘤进行鉴别，如平滑肌瘤、细胞神经鞘瘤和 GIST 等其他肉瘤。子宫平滑肌瘤和平滑肌肉瘤的鉴别相当困难，即使良性病变也会有不典型增生（共质性），并且有丝分裂率高。因此，对于交界性子宫病变应采用有丝分裂潜能不确定的平滑肌瘤（smooth muscle tumor of uncertain mitotic potential，STUMP）这一术语[6]。有人提出，CA125 升高有助于鉴别子宫平滑肌瘤和子宫平滑肌肉瘤，这还有待证实[7]。通过 KIT 的免疫组织化学检测，许多胃肠道平滑肌肉瘤已经被证实是 GIST。明显异型的高级别平滑肌肉瘤应根据进一步的免疫组织化学检测与 UPS 和多形性横纹肌肉瘤相鉴别。

　　平滑肌肉瘤要与 EB 病毒相关性平滑肌肿瘤（Epstein-Barr virus-associated smooth muscle

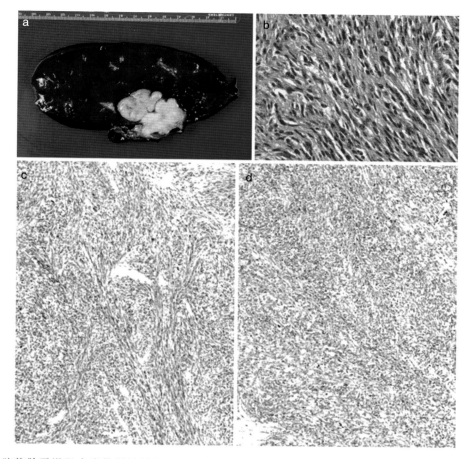

图 6.6　下腔静脉平滑肌肉瘤伴肝脏侵犯。(a)大体标本。(b)显微镜下表现。免疫组织化学染色:(c)结蛋白;
(d)平滑肌肌动蛋白(smooth muscle actin,SMA)。

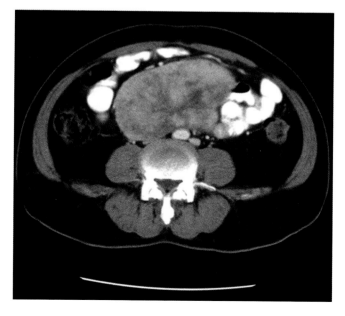

图 6.7　手术不完全切除的腹膜后平滑肌肉瘤
的 CT 图像。

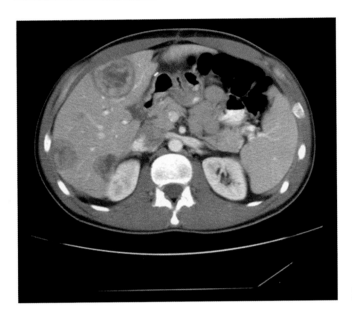

图 6.8　平滑肌肉瘤肝转移的 CT 图像。

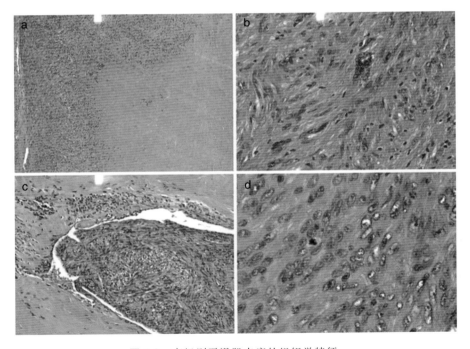

图 6.9　高级别平滑肌肉瘤的组织学特征。

tumor, EBV–SMT)相鉴别,这是一种少见的低级别病变,见于长期接受免疫抑制剂治疗或 HIV 患者。EBV–SMT 常发生于少见部位,可以是多灶性的,类似于转移灶,其特点是缓慢而持续地生长。同样,要与平滑肌肉瘤相鉴别,前者同时表达平滑肌和黑素细胞标志物[8]。

6.3　初始治疗

平滑肌肉瘤与其他肉瘤一样,首选手术治疗,完整切除对于延长生存期非常重要。一些少见部位如下腔静脉的病变,其切除和重建术在一些技术上具有一定的挑战性[9]。长期以来人们一直认为腔静脉置换是有必要的,但我们认为没有必要。对于大多数患者而言,只要保证有一个肾脏的静脉回流,使肝静脉能安全地流入远端腔静脉,不会出现严重的后遗症。由于下腔静脉在起病时经常出现阻塞并产生侧枝,因此不需要进行腔静脉置换。然而,这些广泛的侧支使手术更加复杂,这些未被肿瘤累及的血管均应保留。术后即开始进行观察,并注意预防远端水肿。预防和治疗重度水肿,能使术后6~8 周内下肢肿胀得到改善和缓解。在 IVC 结扎术后,一些患者的运动耐量受到限制,可能是由于运动时出现血管舒张和静脉淤积。如果腔静脉可以进行简单修补,尽可能不做结扎手术,腹膜修补腔静脉[10]的简单方法已经被牛心包等替代物所取代。

6.4　放射治疗

与其他组织学类型相比,平滑肌肉瘤数量相对较少,很难确定放射治疗对其产生的影响。在 MSK 的肢体和浅表躯干的 BRT 随机研究中,164 例患者中平滑肌肉瘤 12 例,未接受 BRT 治疗的 8 例患者中有 3 例出现局部复发,接受 BRT 治疗的 4 例患者均未出现局部复发。因此,与其他软组织肉瘤一样,辅助放疗通常用于肿瘤>5cm,或者解剖结构复杂的部位,如头颈部和腹膜后。关于放射治疗在子宫平滑肌肉瘤辅助治疗中的使用仍然存在争议。已发表的资料表明,虽然无进展生存期和总生存期没有明显获益,但是减少了局部复发[11,12]。在 I ~

II 期子宫肉瘤的 EORTC 随机研究中,平滑肌肉瘤 99 例,单纯手术治疗组中孤立的局部复发率为 14%,术后盆腔放射治疗组为 2%[13]。在这些患者中,远处转移的风险高于辅助放疗的潜在益处。因此,放疗作用并不那么受到关注。在我们的临床实践中,辅助放疗仅限于盆壁结构明显受累的子宫平滑肌肉瘤。

6.5　全身治疗

6.5.1　平滑肌肉瘤的辅助化疗

已前瞻性地开展应用多柔比星或多西他赛联合吉西他滨辅助化疗治疗子宫平滑肌肉瘤。妇科肿瘤协作组在 I ~ II 期的子宫肉瘤患者中开展的第一个前瞻性随机研究,比较做和不做辅助化疗的疗效,其中大多数是平滑肌肉瘤,辅助化疗并没有显著改善无进展生存期和总生存期[14]。

在一项初步研究中,各期不能手术的原发性子宫平滑肌肉瘤患者,接受 4 周期吉西他滨+多西他赛化疗[15],无进展生存期和总生存期取得了令人满意的结果。与历史对照相比,这项研究是比较成功的。因此,进一步开展了 II 期研究,评估在非转移性原发性子宫平滑肌肉瘤的术后辅助治疗中序贯使用 4 周期吉西他滨+多西他赛和 4 周期多柔比星化疗的疗效[16]。共纳入女性患者 47 例,仅限于子宫的肿瘤,中位随访 27.4 个月,2 年无进展生存率为 78%,中位无进展生存期为 39.3 个月[16]。

根据这些数据,在子宫和其他部位的平滑肌肉瘤中可能会开展随机研究,以进一步探讨这个问题。据笔者所知,尽管缺乏生存获益的证据,一些肿瘤学家还是在采用多柔比星+吉西他滨+多西他赛的辅助化疗。正如该研究的第一作者指出的,GOG/NRG 的 2016 年 III 期临床研究的标准治疗仍然是单纯手术治疗,并不需要辅助化疗[17]。有关肢体肉瘤新辅助治疗中应用表柔比星+异环磷酰胺的证据并不能直接支持在腹部或内脏原发性平滑肌肉瘤中使用这些药物。

6.6 初始治疗的预后

肢体平滑肌肉瘤的疾病特异性生存率约为 70%。不同大小原发肢体肿瘤(即≤5cm,5~10cm,>10cm)的生存率如图 6.10 所示。无论原发肿瘤大小如何,腹膜后平滑肌肉瘤的预后差,与瘤体巨大的肢体肿瘤是一致的(图 6.11 和表6.1)[18]。

6.7 复发的形式

平滑肌肉瘤的原发肿瘤部位决定其是否复发以及如何复发。在 MSKCC 数据库的分析中,Gladdy 等[18]调查了 353 例患者,其中肢体肿瘤 170 例(48%),腹部/腹膜后 144 例(41%),躯干 39 例(11%)。中位随访 50 个月,大多数肿瘤是高级别(75%)、深部(73%)和完全切除(97%)的肿瘤,中位肿瘤大小为 6.0cm。

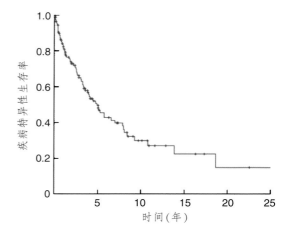

图 6.11 腹膜后平滑肌肉瘤成年患者的疾病特异性生存率。MSKCC 7/1/1982–6/30/2010,n=146。

与肢体或躯干肿瘤相比,腹腔内/腹膜后肿瘤的长期 DSS 更差(P=0.005)。多因素分析显示,肿瘤级别和大小是 DSS 的独立预后因素。总共 139 例(39%)患者复发,其中 51% 是腹腔内/腹膜后肿瘤,33% 是肢体肿瘤,26% 是躯干肿瘤。局部复发的独立预后因素是肿瘤大小和切缘,而远处转移的预后因素是肿瘤大小和级别(表 6.2)。肿瘤部位不是复发的独立预后因素。9% 的腹腔内/腹膜后肿瘤和 4% 的肢体肿瘤患者出现晚期复发(>5 年)(图 6.12 和图 6.13)。

6.7.1 复发的治疗

单个部位复发可以手术切除,有治愈的可能。平滑肌肉瘤是肺转移最常见的组织学类型,应尽可能行肺切除术。一些医生主张采用射频消融术、冷冻疗法或放射治疗,这些治疗方法之间没有进行过相互比较。除了这些方法之外,还可以采取以姑息治疗为目的的全身治疗。

6.8 转移性肿瘤

通过不同随机研究的分析,我们发现,与脂肪肉瘤、滑膜肉瘤和多形性未分化肉瘤(以前称为恶性纤维组织细胞瘤,MFH)等[19]相比,平滑

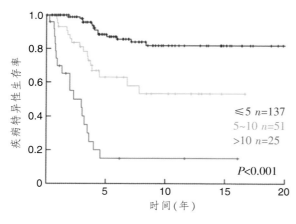

图 6.10 原发性肢体平滑肌肉瘤成年患者不同大小肿瘤的疾病特异性生存率。MSKCC 7/1/1982–6/30/2010,n=213。

表6.1　原发性平滑肌肉瘤患者DSS的累积发病率和预后因素

预后因素	例数	5 年 DSS(%)	单变量 P 值	多变量P值	危险比	95%CI
年龄 (岁)						
≤60	203	77	0.104	–		
>60	150	66				
性别						
女	157	72	0.605	–		
男	196	72				
组织学级别						
高	265	65	<0.001	0.001	3.7	1.7~8.2
低	88	98.5				
肿瘤大小[a]						
≤5cm	155	91	<0.001			
>5 到 ≤10cm	95	71		0.049	1.8	1.0~3.3
>10cm	99	47		<0.001	3.4	1.9~6.3
深度						
深部	257	66	<0.001	0.076	2.0	0.9~4.5
浅表	96	90				
部位						
肢体	170	75	0.005			
腹腔内/腹膜后	144	67		0.696	0.9	0.6~1.4
躯干	39	81				
切缘						
阴性	289	74	0.226	–		
镜下阳性	52	70				
大体阳性	12	42				

With permission from: Gladdy RA, et al. Ann Surg Oncol 20：1851–1857, 2013.

DSS：疾病特异性生存率；CI：可信区间。

[a] 4 例患者的肿瘤大小没有得到。

表6.2　原发性平滑肌肉瘤中局部复发和远处转移的竞争风险分析

临床病理变量	局部复发			远处转移		
	P 值	危险比	95%CI	P 值	危险比	95%CI
切缘：R1 对 R0[a]	0.024	2.1	1.1~3.9	–	–	–
部位：腹腔内/腹膜后 对肢体/躯干	0.744	1.1	0.6~2.2	0.258	0.8	0.5~1.2
大小：>10cm 对 ≤10cm	0.013	2.9	1.2~6.7	0.001	2.6	1.5~4.6
高级别对低级别	0.266	1.7	0.7~4.4	<0.001	3.9	1.9~7.8
深部对浅表	0.125	2.7	0.8~9.2	0.059	1.9	1.0~3.6

With permission from: Gladdy RA, et al. Ann Surg Oncol 20：1851–1857, 2013.

CI：可信区间。

[a] R2 切缘除外。

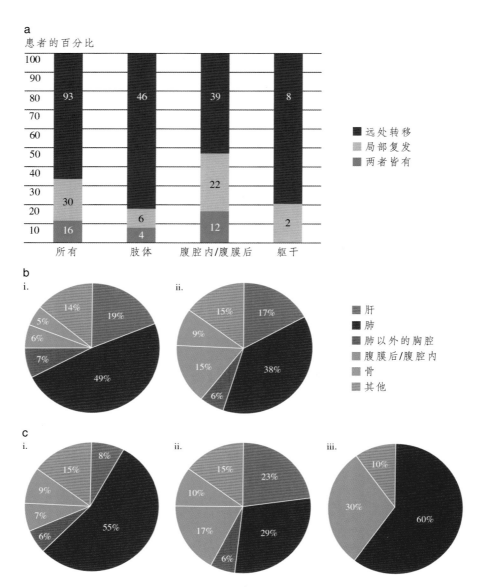

图 6.12 原发性平滑肌肉瘤的复发方式和转移部位。(a)原发性平滑肌肉瘤患者首次复发转移部位的比例。(b)所有患者的远处转移部位：首次远处转移部位(i)和所有远处转移部位(ii)。(c)不同原发部位的远处转移部位：肢体(i)、腹腔内/腹膜后(ii)和躯干(iii)。肺以外的胸腔：胸壁、软组织和(或)纵隔。其他：脑或淋巴结。(With permission from: Gladdy RA, et al. Ann Surg Oncol 20：1851–1857, 2013.)

肌肉瘤对治疗有不同的反应。值得注意的是，亚组分析不能代替化疗的初步研究，但有助于提出假设。

根据初步研究和回顾性分析，就平滑肌肉瘤整体而言，多柔比星是有效的，异环磷酰胺似乎并没有增加疗效[20,21]。一些资料很难分析，因为平滑肌肉瘤组明显受到了现在被称为 GIST 的影响，后者占胃肠道肉瘤的大多数。达卡巴嗪及其同类口服制剂替莫唑胺对平滑肌肉瘤有轻微的活性。但是，除了孤立性纤维瘤以外[22,23]，其对其他亚型的肉瘤几乎没有活性。多柔比星联合达卡巴嗪对平滑肌肉瘤也是有

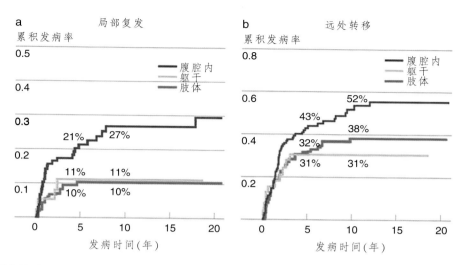

图 6.13　原发性平滑肌肉瘤不同部位的(a)局部复发率和(b)远处转移率,图示 5 年和 10 年复发转移率。(With permission from: Gladdy RA,et al. Ann Surg Oncol 20:1851−1857,2013.)

活性的[19,24],但与单药相比,两者之间并没有明显的协同作用。蒽环类药物联合奥拉单抗治疗转移性平滑肌肉瘤,总生存有获益,成为合适的一线治疗方案。

在子宫肉瘤(大部分是平滑肌肉瘤)的研究中,妇科肿瘤协作组的一些随机研究比较了多柔比星单药和多柔比星联合达卡巴嗪的疗效,两组的缓解率和总生存期之间没有差异。接受多柔比星治疗女性平滑肌肉瘤 28 例,缓解率为 25%[25]。雌激素或三苯氧胺与子宫平滑肌肉瘤的发展有一定的关联[26-29]。然而,雌激素或孕激素受体阳性的平滑肌肉瘤对芳香化酶抑制剂等内分泌治疗很少有反应[30]。对于无症状、转移瘤负荷小的患者,内分泌治疗可能是比标准细胞毒性化疗更安全的治疗选择。

上述研究提出了这样的观点,不同部位平滑肌肉瘤的复发风险不同,其对化疗的反应也不同。在协作组的研究中,不同部位平滑肌肉瘤对化疗的反应差异显著[20,21,31],只有 20%~25%的子宫平滑肌肉瘤对化疗有反应。但与胃肠道来源的平滑肌肉瘤(大部分是 GIST)相比,子宫平滑肌肉瘤对化疗的缓解率大约是其两倍。这些

数据与转移性肉瘤治疗的 EORTC 累积性荟萃分析不一致[32]。但在这项 EORTC 分析中,平滑肌肉瘤没有根据部位进行分层,化疗反应差的 GIST 可能与化疗反应好的其他部位平滑肌肉瘤混在一起。

吉西他滨联合多西他赛的疗效也与组织学特性和解剖部位有关,至少作为转移性肿瘤的后线治疗。Ⅱ期研究表明,吉西他滨联合多西他赛治疗不同部位的平滑肌肉瘤是有效的,原发子宫的平滑肌肉瘤比其他部位的平滑肌肉瘤疗效更佳[33-38]。随机研究和非随机研究显示,联合化疗优于吉西他滨单药化疗[34,35,38-41],并且吉西他滨联合多西他赛用于转移性肿瘤的一线或二线治疗的疗效相当[34,35]。与之相反,有一项不包括平滑肌肉瘤的随机研究表明,吉西他滨单药和吉西他滨联合多西他赛的疗效一致[42]。值得注意的是,吉西他滨联合多西他赛治疗其他组织学类型肉瘤的有效率比平滑肌肉瘤更高,包括 UPS、多形性脂肪肉瘤和多形性横纹肌肉瘤(这些肉瘤都有非整倍体核型)[38]。吉西他滨还可以和其他药物联用治疗软组织肉瘤,包括长春瑞滨[43]或达卡巴嗪[44]。有关达卡

巴嗪的研究显示,吉西他滨联合达卡巴嗪与联合多西他赛一样[44]也有总生存的获益[38]。

研究数据也支持 DNA 双螺旋小沟结合剂曲贝替定(ET-743)治疗复发或转移性平滑肌肉瘤是有效的,但有效率明显低于黏液性/圆细胞脂肪肉瘤[45-48]。根据一项Ⅱ期随机研究和其他临床研究的结果,曲贝替定在欧洲获得批准用于治疗转移性肉瘤。根据一项与达卡巴嗪对照的Ⅲ期研究结果,曲贝替定在美国获得批准[49]。值得注意的是,在曲贝替定与达卡巴嗪治疗脂肪肉瘤和平滑肌肉瘤的对照研究中,仅显示曲贝替定组的 PFS 延长(约 4 个月对 2 个月),而总生存并没有获益[49]。在与曲贝替定类似的研究中,艾瑞布林优于达卡巴嗪,但不包括平滑肌肉瘤。因此,在美国艾瑞布林仅批准用于脂肪肉瘤的治疗[50]。

如前面的章节所述,根据一项大型Ⅲ期安慰剂对照临床研究(PALETTE)中组织学类型的亚组分析结果[51],培唑帕尼在一些国家获得批准用于治疗平滑肌肉瘤。一项有关曲贝替定与达卡巴嗪治疗脂肪肉瘤和平滑肌肉瘤的对照研究表明,曲贝替定组 PFS 延长 2 个月,但总生存没有获益[49]。与曲贝替定类似的研究表明,艾瑞布林优于达卡巴嗪,总生存期延长 2 个月[50]。

在有关肉瘤的临床研究中,激酶类靶向药物几乎是无效的,贝伐珠单抗的应用也有了结果。在一些Ⅱ期临床研究中,贝伐珠单抗首次与多柔比星或与吉西他滨和多西他赛联合。在前一项研究中,17 例平滑肌肉瘤患者中,多柔比星联合贝伐珠单抗治疗有效的患者仅 2 例,低于多柔比星单药治疗的疗效。值得注意的是,6 例患者出现 2~4 级心脏毒性(通常是可逆的)[52]。根据这些数据,很难进一步推广应用多柔比星联合贝伐珠单抗。最近一项关于吉西他滨和多西他赛联合或不联合贝伐珠单抗的随机研究也没有获得更好的结果。这项研究计划入组患者 130 例,由于贝伐珠单抗组的 PFS 更低,入组 107 例后研究终止[53]。

显然,我们必须确定平滑肌肉瘤的哪些分子特征与化疗反应有关。通过免疫组化方法[46]或更为复杂的分子技术确定平滑肌肉瘤的亚型来预测化疗疗效和预后仍然是目前研究的课题。例如,与其他肉瘤亚型相比,很少有数据表明平滑肌肉瘤对培唑帕尼相对敏感。同样,靶向 PD-1 的免疫检查点抑制剂单药治疗平滑肌肉瘤看来是无效的,联合其他免疫治疗可能更有效。免疫检查点抑制剂的临床研究结果可能在 2017 年发表。

综上所述,在组织学上平滑肌肉瘤看来是相对一致的,但其生物学特性有所不同。除了解剖部位不同而有不同的化疗反应以外,我们开始关注一部分具有 ATRX 突变和表达缺失的肿瘤。多柔比星联合奥拉单抗、达卡巴嗪、吉西他滨联合多西他赛、培唑帕尼、艾瑞布林和曲贝替定治疗转移性肿瘤都是有效的。截至 2016 年,没有证据表明辅助化疗是有效的。明确治疗有效的亚型以及确定维持平滑肌肉瘤非整倍体性机制等方面的进展,应该有助于产生新的治疗方法,如免疫治疗药物以及影响细胞代谢或表观遗传状态的药物(表 6.3)。

表6.3 平滑肌肉瘤患者全身治疗的推荐方案[a]

诊疗方案		说明
新辅助/辅助化疗		肢体平滑肌肉瘤的辅助化疗获益有限,腹腔内或内脏平滑肌肉瘤的辅助化疗没有明显获益。截至2016年,来自1998年Pervaiz荟萃分析的数据支持在平滑肌肉瘤患者中应用全身辅助治疗
转移疾病	一线治疗	蒽环类联合奥拉单抗[b]
	二线治疗	吉西他滨单药或联合[c]、曲贝替定、达卡巴嗪、替莫唑胺或培唑帕尼
	三线治疗	二线没有使用过的药物;在一些国家获批的艾瑞布林
	四线治疗	异环磷酰胺(合适的患者);临床研究;支持治疗;靶向PD-1的免疫检查点抑制剂单药治疗似乎无效,联合其他免疫治疗可能更有效

[a] 如有临床试验,总是合适的。在子宫或腹膜后平滑肌肉瘤中,ER+或PR+更常见,可选择内分泌治疗,如芳香化酶抑制剂。

[b] KPS评分差或老年患者可使用聚乙二醇脂质体多柔比星(Doxil®/Caelyx®)。

[c] 周剂量吉西他滨联合多西他赛也是有效的。有关每周低剂量治疗和吉西他滨d1/d8联合多西他赛d8方案相比较的数据没有。吉西他滨联合长春瑞滨或达卡巴嗪可能有某种协同作用。

(庄荣源 译 王志明 校)

参考文献

1. Guillou L, Aurias A. Soft tissue sarcomas with complex genomic profiles. Virchows Arch. 2010;456:201–17.
2. Meza-Zepeda LA, Kresse SH, Barragan-Polania AH, et al. Array comparative genomic hybridization reveals distinct DNA copy number differences between gastrointestinal stromal tumors and leiomyosarcomas. Cancer Res. 2006;66:8984–93.
3. Sandberg AA. Updates on the cytogenetics and molecular genetics of bone and soft tissue tumors: leiomyosarcoma. Cancer Genet Cytogenet. 2005;161:1–19.
4. Liau JY, Tsai JH, Jeng YM, et al. Leiomyosarcoma with alternative lengthening of telomeres is associated with aggressive histologic features, loss of ATRX expression, and poor clinical outcome. Am J Surg Pathol. 2015;39:236–44.
5. Yang CY, Liau JY, Huang WJ, et al. Targeted next-generation sequencing of cancer genes identified frequent TP53 and ATRX mutations in leiomyosarcoma. Am J Transl Res. 2015;7:2072–81.
6. Miettinen M, Fetsch JF. Evaluation of biological potential of smooth muscle tumours. Histopathology. 2006;48:97–105.
7. Juang CM, Yen MS, Horng HC, et al. Potential role of preoperative serum CA125 for the differential diagnosis between uterine leiomyoma and uterine leiomyosarcoma. Eur J Gynaecol Oncol. 2006;27:370–4.
8. Folpe AL, Mentzel T, Lehr HA, et al. Perivascular epithelioid cell neoplasms of soft tissue and gynecologic origin: a clinicopathologic study of 26 cases and review of the literature. Am J Surg Pathol. 2005;29:1558–75.
9. Hollenbeck ST, Grobmyer SR, Kent KC, et al. Surgical treatment and outcomes of patients with primary inferior vena cava leiomyosarcoma. J Am Coll Surg. 2003;197:575–9.
10. Suzman MS, Smith AJ, Brennan MF. Fascio-peritoneal patch repair of the IVC: a workhorse in search of work? J Am Coll Surg. 2000;191:218–20.
11. Reed NS, Mangioni C, Malmstrom H, et al. Phase III randomised study to evaluate the role of adjuvant pelvic radiotherapy in the treatment of uterine sarcomas stages I and II: an European Organisation for Research and Treatment of Cancer Gynaecological Cancer Group Study (protocol 55874). Eur J Cancer. 2008;44:808–18.
12. Wright JD, Seshan VE, Shah M, et al. The role of radiation in improving survival for early-stage carcinosarcoma and leiomyosarcoma. Am J Obstet Gynecol 2008;199:536e1–8.

13. Sampath S, Schultheiss TE, Ryu JK, et al. The role of adjuvant radiation in uterine sarcomas. Int J Radiat Oncol Biol Phys. 2010;76:728–34.

14. Omura GA, Blessing JA, Major F, et al. A randomized clinical trial of adjuvant adriamycin in uterine sarcomas: a Gynecologic Oncology Group Study. J Clin Oncol. 1985;3:1240–5.

15. Hensley ML, Ishill N, Soslow R, et al. Adjuvant gemcitabine plus docetaxel for completely resected stages I-IV high grade uterine leiomyosarcoma: results of a prospective study. Gynecol Oncol. 2009;112:563–7.

16. Hensley ML, Wathen K, Maki RG, et al. Adjuvant treatment of high-risk primary uterine leiomyosarcoma with gemcitabine/docetaxel, followed by doxorubicin: results of phase II multicenter trial SARC005. J Clin Oncol 2010;28:abstr 10021.

17. Hensley ML. Role of chemotherapy and biomolecular therapy in the treatment of uterine sarcomas. Best Pract Res Clin Obstet Gynaecol. 2011;25:773–82.

18. Gladdy RA, Qin LX, Moraco N, et al. Predictors of survival and recurrence in primary leiomyosarcoma. Ann Surg Oncol. 2013;20:1851–7.

19. Borden EC, Amato DA, Rosenbaum C, et al. Randomized comparison of three adriamycin regimens for metastatic soft tissue sarcomas. J Clin Oncol. 1987;5:840–50.

20. Edmonson JH, Ryan LM, Blum RH, et al. Randomized comparison of doxorubicin alone versus ifosfamide plus doxorubicin or mitomycin, doxorubicin, and cisplatin against advanced soft tissue sarcomas. J Clin Oncol. 1993;11:1269–75.

21. Sleijfer S, Ouali M, van Glabbeke M, et al. Prognostic and predictive factors for outcome to first-line ifosfamide-containing chemotherapy for adult patients with advanced soft tissue sarcomas: an exploratory, retrospective analysis on large series from the European Organization for Research and Treatment of Cancer-Soft Tissue and Bone Sarcoma Group (EORTC-STBSG). Eur J Cancer. 2010;46:72–83.

22. Gottlieb JA, Benjamin RS, Baker LH, et al. Role of DTIC (NSC-45388) in the chemotherapy of sarcomas. Cancer Treat Rep. 1976;60:199–203.

23. Talbot SM, Keohan ML, Hesdorffer M, et al. A phase II trial of temozolomide in patients with unresectable or metastatic soft tissue sarcoma. Cancer. 2003;98:1942–6.

24. Zalupski M, Metch B, Balcerzak S, et al. Phase III comparison of doxorubicin and dacarbazine given by bolus versus infusion in patients with soft-tissue sarcomas: a Southwest Oncology Group study. J Natl Cancer Inst. 1991;83:926–32.

25. Omura GA, Major FJ, Blessing JA, et al. A randomized study of adriamycin with and without dimethyl triazenoimidazole carboxamide in advanced uterine sarcomas. Cancer. 1983;52:626–32.

26. Botsis D, Koliopoulos C, Kondi-Pafitis A, et al. Myxoid leiomyosarcoma of the uterus in a patient receiving tamoxifen therapy: a case report. Int J Gynecol Pathol. 2006;25:173–5.

27. Yildirim Y, Inal MM, Sanci M, et al. Development of uterine sarcoma after tamoxifen treatment for breast cancer: report of four cases. Int J Gynecol Cancer. 2005;15:1239–42.

28. Sabatini R, Di Fazio F, Loizzi P. Uterine leiomyosarcoma in a postmenopausal woman treated with tamoxifen: case report. Eur J Gynaecol Oncol. 1999;20:327–8.

29. McCluggage WG, Varma M, Weir P, et al. Uterine leiomyosarcoma in patient receiving tamoxifen therapy. Acta Obstet Gynecol Scand. 1996;75:593–5.

30. O'Cearbhaill R, Zhou Q, Iasonos A, et al. Treatment of advanced uterine leiomyosarcoma with aromatase inhibitors. Gynecol Oncol. 2010;116:424–9.

31. Antman K, Crowley J, Balcerzak SP, et al. An intergroup phase III randomized study of doxorubicin and dacarbazine with or without ifosfamide and mesna in advanced soft tissue and bone sarcomas. J Clin Oncol. 1993;11:1276–85.

32. Van Glabbeke M, Verweij J, Judson I, et al. Progression-free rate as the principal end-point for phase II trials in soft-tissue sarcomas. Eur J Cancer. 2002;38:543–9.

33. Bay JO, Ray-Coquard I, Fayette J, et al. Docetaxel and gemcitabine combination in 133 advanced soft-tissue sarcomas: a retrospective analysis. Int J Cancer. 2006;119:706–11.

34. Hensley ML, Blessing JA, Degeest K, et al. Fixed-dose rate gemcitabine plus docetaxel as second-line therapy for metastatic uterine leiomyosarcoma: a Gynecologic Oncology Group phase II study. Gynecol Oncol. 2008;109:323–8.

35. Hensley ML, Blessing JA, Mannel R, et al. Fixed-dose rate gemcitabine plus docetaxel as first-line therapy for metastatic uterine leiomyosarcoma: a Gynecologic Oncology Group phase II trial. Gynecol Oncol. 2008;109:329–34.

36. Hensley ML, Maki R, Venkatraman E, et al. Gemcitabine and docetaxel in patients with unresectable leiomyosarcoma: results of a phase II trial. J Clin Oncol. 2002;20:2824–31.

37. Leu KM, Ostruszka LJ, Shewach D, et al. Laboratory and clinical evidence of synergistic cytotoxicity of sequential treatment with gemcitabine followed by docetaxel in the treatment

of sarcoma. J Clin Oncol. 2004;22:1706–12.

38. Maki RG, Wathen JK, Patel SR, et al. Randomized phase II study of gemcitabine and docetaxel compared with gemcitabine alone in patients with metastatic soft tissue sarcomas: results of sarcoma alliance for research through collaboration study 002 [corrected]. J Clin Oncol. 2007;25:2755–63.

39. Look KY, Sandler A, Blessing JA, et al. Phase II trial of gemcitabine as second-line chemotherapy of uterine leiomyosarcoma: a Gynecologic Oncology Group (GOG) Study. Gynecol Oncol. 2004;92:644–7.

40. Okuno S, Edmonson J, Mahoney M, et al. Phase II trial of gemcitabine in advanced sarcomas. Cancer. 2002;94:3225–9.

41. Okuno S, Ryan LM, Edmonson JH, et al. Phase II trial of gemcitabine in patients with advanced sarcomas (E1797): a trial of the Eastern Cooperative Oncology Group. Cancer. 2003;97:1969–73.

42. Duffaud F, Bui BN, Penel N, et al. A FNCLCC French Sarcoma Group—GETO multicenter randomized phase II study of gemcitabine versus gemcitabine and docetaxel in patients with metastatic or relapsed leiomyosarcoma. J Clin Oncol 2008;26:Abstr 10511.

43. Dileo P, Morgan JA, Zahrieh D, et al. Gemcitabine and vinorelbine combination chemotherapy for patients with advanced soft tissue sarcomas: results of a phase II trial. Cancer. 2007;109:1863–9.

44. Garcia-Del-Muro X, Lopez-Pousa A, Maurel J, et al. Randomized phase II study comparing gemcitabine plus dacarbazine versus dacarbazine alone in patients with previously treated soft tissue sarcoma: a Spanish Group for Research on Sarcomas study. J Clin Oncol. 2011;29:2528–33.

45. Amant F, Coosemans A, Renard V, et al. Clinical outcome of ET-743 (Trabectedin; Yondelis) in high-grade uterine sarcomas: report on five patients and a review of the literature. Int J Gynecol Cancer. 2009;19:245–8.

46. Demetri GD, Chawla SP, von Mehren M, et al. Efficacy and safety of trabectedin in patients with advanced or metastatic liposarcoma or leiomyosarcoma after failure of prior anthracyclines and ifosfamide: results of a randomized phase II study of two different schedules. J Clin Oncol. 2009;27:4188–96.

47. Tewari D, Saffari B, Cowan C, et al. Activity of trabectedin (ET-743, Yondelis) in metastatic uterine leiomyosarcoma. Gynecol Oncol. 2006;102:421–4.

48. Grosso F, Jones RL, Demetri GD, et al. Efficacy of trabectedin (ecteinascidin-743) in advanced pretreated myxoid liposarcomas: a retrospective study. Lancet Oncol. 2007;8:595–602.

49. Demetri GD, von Mehren M, Jones RL, et al. Efficacy and safety of trabectedin or dacarbazine for metastatic liposarcoma or leiomyosarcoma after failure of conventional chemotherapy: results of a phase III randomized multicenter clinical trial. J Clin Oncol. 2016;34:786–93.

50. Schoffski P, Chawla S, Maki RG, et al. Eribulin versus dacarbazine in previously treated patients with advanced liposarcoma or leiomyosarcoma: a randomised, open-label, multicentre, phase 3 trial. Lancet. 2016;387:1629–37.

51. van der Graaf WT, Blay JY, Chawla SP, et al. Pazopanib for metastatic soft-tissue sarcoma (PALETTE): a randomised, double-blind, placebo-controlled phase 3 trial. Lancet. 2012;379:1879–86.

52. D'Adamo DR, Anderson SE, Albritton K, et al. Phase II study of doxorubicin and bevacizumab for patients with metastatic soft-tissue sarcomas. J Clin Oncol. 2005;23:7135–42.

53. Hensley ML, Miller A, O'Malley DM, et al. Randomized phase III trial of gemcitabine plus docetaxel plus bevacizumab or placebo as first-line treatment for metastatic uterine leiomyosarcoma: an NRG Oncology/Gynecologic Oncology Group study. J Clin Oncol. 2015;33:1180–5.

第 7 章

未分化多形性肉瘤(恶性纤维组织细胞瘤及黏液纤维肉瘤)

在编写 2013 WHO 肉瘤分册时,将用于描述普通高级别肉瘤的这一常见术语,经过多年演变,从最初的"纤维肉瘤"进化为"恶性纤维组织细胞瘤(MFH)",而现在则命名为高级别"未分化多形性肉瘤(UPS)"。新命名是为了将该肿瘤与真正的组织细胞性肿瘤(如组织细胞肉瘤)相区分,因为目前认为该类肿瘤在显微镜下的形态并非这种肉瘤亚型的特异性表现。原先所谓的 MFH 特殊亚型,后来均被证实为一种独立的病种。例如,现在明确定义黏液纤维肉瘤为一种肉瘤亚型,而其此前的正式命名为黏液性 MFH。黏液纤维肉瘤常发生在皮下组织,呈浸润性生长(图 7.1)。血管瘤样 MFH 被重新分类为血管瘤样纤维组织细胞瘤,临床过程多为良性,且发生于儿童和青少年。当 MFH 这一术语有时仍被用作缺乏成骨细胞或软骨母细胞分化的高级别骨肉瘤的术语时(而这类儿童患者常被当作骨肉瘤进行治疗),则情况更为复杂。越来越多的人用骨的未分化多形性肉瘤代替骨的恶性纤维组织细胞瘤。

黏液纤维肉瘤成年患者的年龄分布详见图 7.2,其发生在各种部位的概况详见图 7.3。

7.1 影像学表现

从放射影像学上来看,UPS/黏液纤维肉瘤没有特征性表现以与其他肉瘤相区别(图 7.4)。其最常见的转移部位是肺,应通过 X 线或 CT

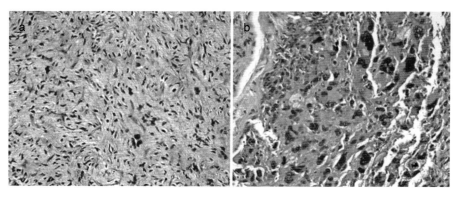

图 7.1 (a)黏液纤维肉瘤:梭形和多形性细胞嵌在主要成分为黏液的基质中,同时含有丰富的血管网。(b)高级别多形性型 UPS(未分化多形性肉瘤)的奇特多核细胞,可见核深染及细胞间变。

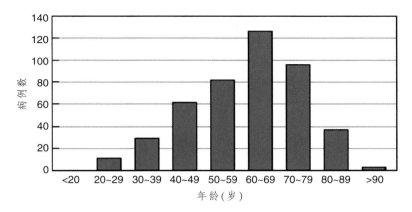

图 7.2　所有部位黏液纤维肉瘤成年患者的年龄分布。MSKCC 7/1/1982–6/30/2010,n=445。

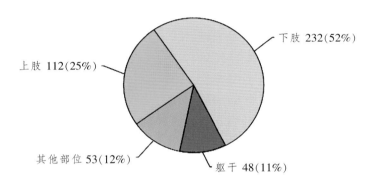

图 7.3　黏液纤维肉瘤成年患者的解剖部位分布。MSKCC 7/1/1982–6/30/2010,n=445。

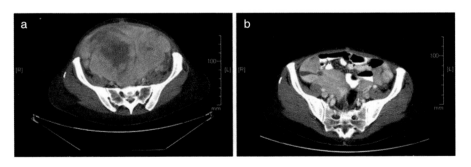

图 7.4　(a)腹部恶性纤维组织细胞瘤/未分化多形性肉瘤的 CT 图像。(b)经过 4 个月治疗后的反应。

进行监测。

7.2　病理学诊断及分子病理

　　UPS 的细胞形态表现为成纤维细胞或肌纤维母细胞,但从定义上不能显示出特定的细胞系分化。鉴别诊断有赖于肿瘤被发现时所处的解剖部位。例如,在腹膜后的大多数(即使不是所有)多形性病变一般表现为去分化脂肪肉瘤中的去分化成分,MDM2 在这类肿瘤中过表达。在细胞遗传学上,UPS 是一种没有复发性或特异性基因异常的非整倍体肿瘤。相反,大多数血管瘤样纤维组织细胞瘤患者均具有特异性 t(2;22)染色体易位并产生 *EWSR1-CREB1* 融合基因,鲜见 t(12;22)或 t(12;16)导致的 *EWSR1-ATF1* 或 *FUS-ATF1* 融合基因[1-4]。若发现此类染色体易位,则可除外 UPS 诊断。黏液纤维肉瘤具有特异性光镜下形态表现,但和 UPS 一样没有特异性遗传异常。有趣的是,从胚胎性横纹肌肉瘤到 UPS 的一系列肿瘤频谱已通过一整套精妙的小鼠试验得以定义和描述,提示 UPS 原本可能起源于肿瘤抑制基因 *Rb1* 丢失的肌卫星细胞[5]。

本章没有提及的一些罕见肉瘤似乎也与成纤维细胞或肌纤维母细胞相关,如低级别纤维黏液样肉瘤(Evans 瘤)、硬化性上皮样纤维肉瘤、隆突性皮肤纤维肉瘤,甚至更罕见的炎性肌纤维母细胞瘤及肢端黏液炎性成纤维细胞肉瘤(见第 12 章)。对于这组难以划分到某种亚型的相对罕见的肉瘤,只有在慎重应用免疫组化和分子技术后才能明确诊断。

7.3　自然病程

即便与 UPS 相比,黏液纤维肉瘤最令人顾虑的仍是容易局部复发。黏液纤维肉瘤的切缘常难以界定且处理不满意。

黏液纤维肉瘤治疗失败的形式包括局部复发和远处转移。局部复发主要与其弥漫性生长方式及其浸润性相关。肺是最常见的远处转移部位,但在原发瘤区域常可见转移性卫星病灶,特别是发生在肢端的低级别黏液纤维肉瘤。组织学分级是影响预后的一个因素,低级别病变的预后常较好,而高级别病变的局部复发率和远处转移率则显著增高。

7.4　治疗

手术是首选治疗方式。对这类肉瘤而言,

获得阴性的手术切缘极具挑战性。皮肤受累罕见,因此很少进行皮肤移植。

7.5　放射治疗

在 MSKCC 的短程放疗的随机试验中,与非 BRT 组中 6/20 患者局部复发相比,在 BRT 组中 19 例 MFH 患者仅有 3 例局部复发[6]。从 MSKCC 外照射治疗数据中发现,117 例原发性肢体 MFH 的 5 年局部控制率为 85%[7]。我们要指出的是,关于 UPS 放射治疗重要作用的数据还是有限的,因为大多数报告包括 UPS 和黏液纤维肉瘤还是在 MFH 的旧术语之下。在一项关于强调放射治疗(IMRT)在肢体原发性肉瘤中作用的报道中,UPS 患者($n=35$)的局部控制率为 87.5%,这同黏液纤维肉瘤($n=33$)的 88.1%相似[8]。

关于黏液纤维肉瘤可能对放射治疗抵抗的概念需要澄清。Mutter 等将 88 例肢体原发性高级别平滑肌肉瘤与 144 例高级别黏液纤维肉瘤做比较[9]。5 年局部控制率相似(分别为 86.8%对 85.4%,$P=0.5$)。就局部复发模式而言有所不同:47%的黏液纤维肉瘤的局部复发不在原发部位,与之相反的是平滑肌肉瘤组中仅有 8%($P=0.04$)。此外,一旦发生局部复发,黏液纤维肉瘤随后复发的概率会显著增高(35%对 0%,$P=0.05$)。所有这些情况给人的印象是黏液纤维肉瘤的局部复发率更高。

7.6　转移性肿瘤的治疗

截止到 2016 年,UPS/MFH 可考虑的化疗方案包括蒽环类药物、异环磷酰胺、吉西他滨联用多西他赛(或吉西他滨单药或吉西他滨联用长春瑞滨)和培唑帕尼,至少在美国是这种情况。多柔比星与奥拉单抗被批准适用于 VPS/MFH 及其他对蒽环类敏感的软组织肉瘤的一线治疗。

考虑到传统细胞毒性化疗药物,UPS 对多柔比星或异环磷酰胺有反应,但对达卡巴嗪无效。感谢欧洲癌症研究与治疗组织(EORTC)对前瞻性治疗试验中的患者进行的仔细分析,他们发现异环磷酰胺和多柔比星对转移性肉瘤的全身性用药是有效的[10]。作为"吉西他滨联用多西他赛与吉西他滨单药治疗复发/转移性软组织肉瘤患者随机研究"的一个意外发现[11],我们观察到 UPS/MFH 对吉西他滨联用多西他赛方案的敏感性较低,但仍高于其治疗平滑肌肉瘤的效果(图 7.4)。在一项新辅助/辅助使用吉西他滨+多西他赛与多柔比星+异环磷酰胺治疗超过 80 例原发性软组织肉瘤患者的研究中,入组病例主要诊断为 UPS,PFS 在数值上体现出优势,但总体生存率没有差异。主要终点是住院率,两组在统计学上并无差异。这些数据表明,吉西他滨联用多西他赛可能在治疗原发性 UPS 上更有优势,但需要更大的研究来确定其相应的疗效[12]。

上文所提到的随机性研究一般在临床试验的第 1 天和第 8 天使用吉西他滨,在第 8 天同时使用大剂量多西他赛,但化疗的毒性作用使多达 50%的患者在 6 个月内就不得不终止治疗[11]。吉西他滨和多西他赛也可采用每周小剂量给药方案:第 1 天和第 8 天使用吉西他滨 $600\sim900mg/m^2$,第 1 和第 8 天使用多西他赛 $20\sim35mg/m^2$,可联用或不联用生长因子,每 21 天为一个疗程;该方案根据其他肿瘤的 4 周治疗方案进一步改进为 3 周治疗方案[13,14]。该方案能否像大剂量多西他赛方案一样有效尚待观察,但至少可为那些年老体弱或身体状态较差的患者提供另一种治疗选择,这些患者往往无法耐受第 8 天一次性给予多西他赛 $100mg/m^2$(或仅有 $75mg/m^2$)的治疗方案。当然,吉西他滨单药也是一般情况较差患者的一种选择。

联合化疗方案也可选择吉西他滨联用长春瑞滨或达卡巴嗪[15,16]。艾瑞布林在 UPS 中的作用还未深入研究,也未纳入与达卡巴嗪比较的大型Ⅲ期研究[17]。Ⅱ期临床试验探索了吉西他滨联用多西他赛与贝伐珠单抗在诸多肉瘤中的作用,主要是 UPS。在研究中观察到,相对有利的 PFS 基本上是由于贝伐珠单抗的作用,但作者评估其作用很大程度上是基于对吉西他滨+多西他赛反应良好的肉瘤亚型,例如 UPS[18]。

小分子口服激酶抑制剂,如伊马替尼、索拉非尼和舒尼替尼对 UPS/MFH 均无显著疗效,尽管有相对零散的数据专门报道舒尼替尼抗 UPS/MFH 的效果[19-22]。培唑帕尼在 UPS/MFH 中可能至少有轻微的活性,并且 UPS/MFH 也是批准该药物的适应证之一[22]。理想的药物能够抑制肿瘤细胞周期、免疫检查点或影响非整倍体肿瘤细胞内表观遗传因子的药物可能比激酶抑制剂更有效,或可与化疗药物联用。关于 STS 中免疫检查点抑制剂的第一个数据 (在本例中是派姆单抗)表明,UPS 可能在肉瘤中相对敏感。SARC28 研究的初步结果表明,4/9 可评估患者对治疗有部分反应。目前尚不清楚黏液纤维肉瘤是否会像 UPS 本身一样敏感[23]。

7.7　辅助化疗

由于一些 UPS/MFH 患者的转移性肿瘤对多柔比星/异环磷酰胺敏感,因此可考虑将这些药物运用于辅助化疗。尽管大多数个体研究发现应用多柔比星/异环磷酰胺是无效的[24,25],但仍有一些研究显示其可改善患者的总体生存期[26,27]。关于辅助治疗的最新荟萃分析研究发现,患者可从以多柔比星-异环磷酰胺为基础的辅助治疗中获益[28],不幸的是,EORTC 排除了大量多柔比星/异环磷酰胺治疗无效的病例研究[25]。考虑到较大肿瘤的高风险性(例如,肿瘤超过 10cm),大部分患者在治疗过程中的某些时点需要化疗,因此尽管试验数据彼此矛盾,我

表7.1　UPS患者全身治疗推荐方案ᵃ

诊疗方案		说明
新辅助/辅助化疗		仍然存在争议,应该在具体案例的基础上具体分析;作者经常基于荟萃分析数据选择适合患者的治疗方案,如多柔比星+异环磷酰胺
转移疾病	一线治疗	蒽环类+奥拉单抗ᵇ或对情况较差的患者单独应用吉西他滨或联用(多西他赛或长春瑞滨);多柔比星–异环磷酰胺曾被用于有症状的患者
	二线治疗	异环磷酰胺或其他药物未在一线使用
	三线治疗	培唑帕尼;免疫检查点抑制剂,如 PD1 抑制剂帕姆单抗显示出疗效。目前尚不清楚黏液纤维肉瘤是否对免疫检查点抑制剂同样敏感

ᵃ 如有临床试验,应尽量予以开展。

ᵇ 如果 KPS 评分低或为老年患者,则可使用聚乙二醇脂质体多柔比星(Doxil®/Caelyx®)。

们仍然推荐这样的患者接受辅助化疗(表 7.1)。

7.8　预后

　　未分化多形性肉瘤患者的 10 年局部无病生存率约为 75%,局部复发不常见(图 7.5)。患者有出现转移性肉瘤的极大风险,10 年疾病特异性生存率为 60%(图 7.6),后期可能出现转移复发,但不常见。相反,黏液纤维肉瘤有较高

的局部复发率,10 年复发率至少为 40%(图 7.7),而黏液纤维肉瘤组和未分化多形性肉瘤组的患者的转移风险相似。与未分化多形性肉瘤相比,黏液纤维肉瘤患者可能有更高的晚期复发率和死亡率(图 7.8)[⁹]。最近一项关于肢体黏液纤维肉瘤的综述表明,尽管临床特征更为不利,但黏液纤维肉瘤的复发率低于平滑肌肉瘤。放疗能够降低局部复发率(图 7.9)。

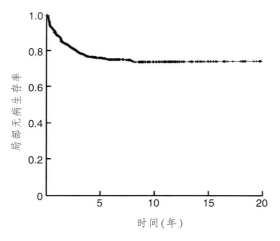

图 7.5　所有部位的原发性恶性纤维组织细胞瘤/未分化多形性肉瘤成年患者的局部无病生存率。MSKCC7/1/1982–6/30/2010,n=772。

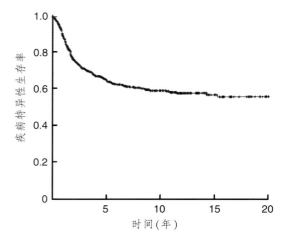

图 7.6　所有部位的原发性恶性纤维组织细胞瘤/未分化多形性肉瘤成年患者的疾病特异性生存率。MSKCC7/1/1982–6/30/2010,n=772。

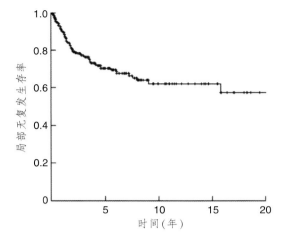

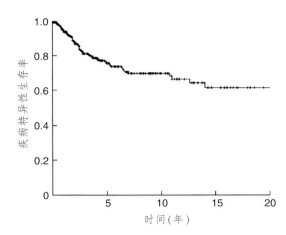

图 7.7　所有部位的原发性黏液纤维肉瘤成年患者的局部无复发生存率。MSKCC7/1/1982–6/30/2010, $n=361$。

图 7.8　所有部位的原发性黏液纤维肉瘤成年患者的疾病特异性生存率 MSKCC7/1/1982–6/30/2010, $n=361$。

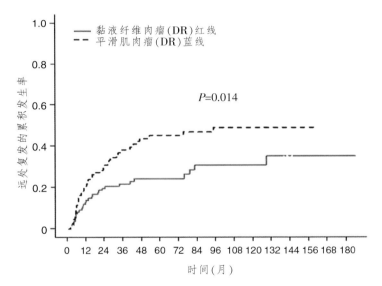

图 7.9　根据组织学亚型显示远处复发(DR)的累积发生率。(With permission from: Mutter RW, et al. Cancer 118(2): 518–527, 2012.)

(刘文帅　译　张立　校)

参考文献

1. Antonescu CR, Dal Cin P, Nafa K, et al. EWSR1-CREB1 is the predominant gene fusion in angiomatoid fibrous histiocytoma. Genes Chromosomes Cancer. 2007;46:1051–60.
2. Hallor KH, Mertens F, Jin Y, et al. Fusion of the EWSR1 and ATF1 genes without expression of the MITF-M transcript in angiomatoid fibrous histiocytoma. Genes Chromosomes Cancer. 2005;44:97–102.
3. Romeo S, Dei Tos AP. Soft tissue tumors associated with EWSR1 translocation. Virchows Arch. 2010;456:219–34.

4. Tanas MR, Rubin BP, Montgomery EA, et al. Utility of FISH in the diagnosis of angiomatoid fibrous histiocytoma: a series of 18 cases. Mod Pathol. 2010;23:93–7.
5. Rubin BP, Nishijo K, Chen HI, et al. Evidence for an unanticipated relationship between undifferentiated pleomorphic sarcoma and embryonal rhabdomyosarcoma. Cancer Cell. 2011; 19:177–91.
6. Pisters PW, Harrison LB, Leung DH, et al. Long-term results of a prospective randomized trial of adjuvant brachytherapy in soft tissue sarcoma. J Clin Oncol. 1996;14:859–68.
7. Folkert MR, Singer S, Brennan MF, et al. Comparison of local recurrence with conventional and intensity-modulated radiation therapy for primary soft-tissue sarcomas of the extremity. J Clin Oncol. 2014;32:3236–41.
8. Lanning RM, Berry SL, Folkert MR, et al. Quantitative dosimetric analysis of patterns of local relapse after IMRT for primary extremity soft tissue sarcomas. CTOS Meeting Program 2013.
9. Mutter RW, Singer S, Zhang Z, et al. The enigma of myxofibrosarcoma of the extremity. Cancer. 2012;118:518–27.
10. Sleijfer S, Ouali M, van Glabbeke M, et al. Prognostic and predictive factors for outcome to first-line ifosfamide-containing chemotherapy for adult patients with advanced soft tissue sarcomas: an exploratory, retrospective analysis on large series from the European Organization for Research and Treatment of Cancer-Soft Tissue and Bone Sarcoma Group (EORTC-STBSG). Eur J Cancer. 2010;46:72–83.
11. Maki RG, Wathen JK, Patel SR, et al. Randomized phase II study of gemcitabine and docetaxel compared with gemcitabine alone in patients with metastatic soft tissue sarcomas: results of sarcoma alliance for research through collaboration study 002 [corrected]. J Clin Oncol. 2007;25:2755–63.
12. Davis EJ, Chugh R, Zhao L, et al. A randomised, open-label, phase II study of neo/adjuvant doxorubicin and ifosfamide versus gemcitabine and docetaxel in patients with localised, high-risk, soft tissue sarcoma. Eur J Cancer. 2015;51:1794–802.
13. Hainsworth JD, Carrell D, Drengler RL, et al. Weekly combination chemotherapy with docetaxel and gemcitabine as first-line treatment for elderly patients and patients with poor performance status who have extensive-stage small cell lung carcinoma: a Minnie Pearl Cancer Research Network phase II trial. Cancer. 2004;100:2437–41.
14. O'Shaughnessy JA, Pluenneke R, Sternberg J, et al. Phase II trial of weekly docetaxel/ gemcitabine as first-line chemotherapy in patients with locally recurrent or metastatic breast cancer. Clin Breast Cancer. 2006;6:505–10.
15. Dileo P, Morgan JA, Zahrieh D, et al. Gemcitabine and vinorelbine combination chemotherapy for patients with advanced soft tissue sarcomas: results of a phase II trial. Cancer. 2007; 109:1863–9.
16. Garcia-Del-Muro X, Lopez-Pousa A, Maurel J, et al. Randomized phase II study comparing gemcitabine plus dacarbazine versus dacarbazine alone in patients with previously treated soft tissue sarcoma: a Spanish Group for Research on Sarcomas study. J Clin Oncol. 2011;29:2528–33.
17. Schoffski P, Ray-Coquard IL, Cioffi A, et al. Activity of eribulin mesylate in patients with soft-tissue sarcoma: a phase 2 study in four independent histological subtypes. Lancet Oncol. 2011;12:1045–52.
18. Dickson MA, D'Adamo DR, Keohan ML, et al. Phase II Trial of gemcitabine and docetaxel with bevacizumab in soft tissue sarcoma. Sarcoma. 2015;2015:532478.
19. Chugh R, Wathen JK, Maki RG, et al. Phase II multicenter trial of imatinib in 10 histologic subtypes of sarcoma using a bayesian hierarchical statistical model. J Clin Oncol. 2009; 27:3148–53.
20. D'Adamo DR, Keohan M, Schuetze S, et al. Clinical results of a phase II study of sorafenib in patients (pts) with non-GIST sarcomas (CTEP study #7060). J Clin Oncol. 2007;25:Abstr 10001.
21. George S, Merriam P, Maki RG, et al. Multicenter phase II trial of sunitinib in the treatment of nongastrointestinal stromal tumor sarcomas. J Clin Oncol. 2009;27:3154–60.
22. Sleijfer S, Ray-Coquard I, Papai Z, et al. Pazopanib, a multikinase angiogenesis inhibitor, in patients with relapsed or refractory advanced soft tissue sarcoma: a phase II study from the European organisation for research and treatment of cancer-soft tissue and bone sarcoma group (EORTC study 62043). J Clin Oncol. 2009;27:3126–32.
23. Tawbi HA-H, Burgess MA, Crowley J, et al. Safety and efficacy of PD-1 blockade using pembrolizumab in patients with advanced soft tissue (STS) and bone sarcomas (BS): results of SARC028—a multicenter phase II study. ASCO Meeting Abstr. 2016;34:11006.
24. Gortzak E, Azzarelli A, Buesa J, et al. A randomised phase II study on neo-adjuvant chemo-

therapy for 'high-risk' adult soft-tissue sarcoma. Eur J Cancer. 2001;37:1096–103.

25. Woll PJ, Van Glabbeke M, Hohenberger P, et al. Adjuvant chemotherapy with doxorubicin and ifosfamide in resected soft tissue sarcoma: interim analysis of a randomised phase III trial. J Clin Oncol. 2007;25:Abstr 10008.

26. Frustaci S, Gherlinzoni F, De Paoli A, et al. Adjuvant chemotherapy for adult soft tissue sarcomas of the extremities and girdles: results of the Italian randomized cooperative trial. J Clin Oncol. 2001;19:1238–47.

27. Frustaci S, De Paoli A, Bidoli E, et al. Ifosfamide in the adjuvant therapy of soft tissue sarcomas. Oncology. 2003;65 Suppl 2:80–4.

28. Pervaiz N, Colterjohn N, Farrokhyar F, et al. A systematic meta-analysis of randomized controlled trials of adjuvant chemotherapy for localized resectable soft-tissue sarcoma. Cancer. 2008;113:573–81.

第 **8** 章

滑膜肉瘤

滑膜肉瘤的典型表现为发生于四肢的肿块。作者认为,滑膜肉瘤是一种比其他肉瘤更常见疼痛性肿块的软组织肉瘤。这种肉瘤历来被认为与外周关节相关,现在已经清楚其与滑膜本身无关。与其他肉瘤相比,年轻患者多见,其是一种主要发生于青少年和青壮年的疾病。由于我们的数据包括了年龄>16岁的患者,因而低估了青少年的实际发病情况(图8.1)。成年患者的发病部位分布见图8.2。在未来几年,这种组织学亚型将成为免疫治疗和表观遗传学诊治的极好典范。

8.1 影像学表现

与其他肉瘤一样,CT 和 MRI 是基本的影像学检查手段(图8.3)。滑膜肉瘤可以发生在纵隔、胸膜,也可以原发于肺,除了偶尔有钙化表现外,尚没有其他特别的影像学特征可将其与其他肉瘤进行鉴别。与肉瘤的其他一些亚型相比,其影像学上更多表现为骨浸润。

8.2 病理学诊断及分子病理

虽然暂时未明确滑膜肉瘤的组织发生,但小鼠模型显示骨骼肌来源的卫星细胞可能是滑膜肉瘤的起源细胞[1]。单相型和双相型是众所周知的两种亚型;2/3 的滑膜肉瘤是单相型(图8.4 和图8.5)。单相型滑膜肉瘤细胞呈交叉束状排列,表现为单一的细胞形态。它们经常有血管外皮瘤样血管构型,并经常出现病灶内钙盐沉积。双相型的梭形区与单相型相似,但穿插有分化的腺体,腺体内衬低立方形到柱状上

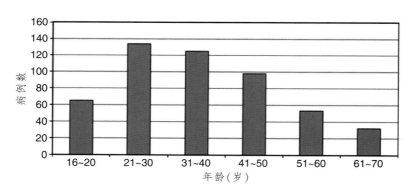

图 8.1 所有部位滑膜肉瘤成年患者的年龄分布。MSKCC 7/1/1982–5/31/2013,n=515。

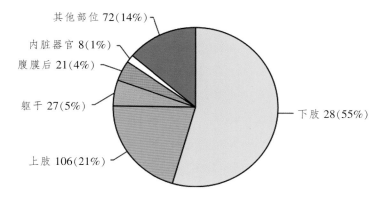

图 8.2　滑膜肉瘤成年患者的发病部位分布。MSKCC 7/1/1982–5/31/2013，n=262。

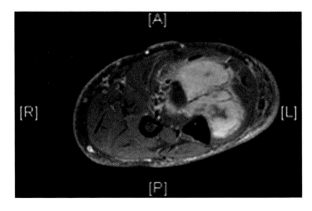

图 8.3　大腿广泛受累的滑膜肉瘤 MRI 图像。

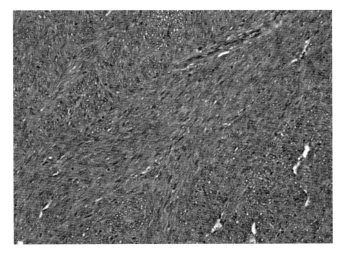

图 8.4　单相型滑膜肉瘤，显示单一的梭形细胞增生，并呈长束状交叉排列。典型表现是未见细胞核的多形性或坏死（HE，200×）。

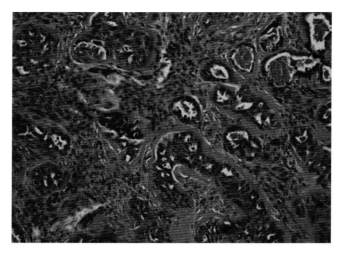

图 8.5   双相型滑膜肉瘤,在梭形细胞及粗大的、具有折光性的胶原基质背景上显示出界线清楚的腺体结构(HE,200×)。

皮样细胞。有一种罕见的低分化变异型,可出现更具侵袭性的小圆细胞成分,可能被误诊为尤文肉瘤或横纹肌肉瘤[2]。EMA 和细胞角蛋白在肿瘤腺体和梭形细胞成分上都可染色。

滑膜肉瘤的特征性易位为 t(X;18)(p11.2;q11.2)[3],18 号染色体上的 SS18(以前称为 SYT)融合到 SSX1、SSX2,偶尔也会与 SSX4 融合[4,5]。通过 FISH、RT-PCR 或细胞遗传学检查可确诊滑膜肉瘤,也可以据此与其他肉瘤进行鉴别[6]。大多数双相型肿瘤含有 SS18-SSX1 易位,而单相型肿瘤有 SS18-SSX1 或 SS18-SSX2 易位的机会均等。SS18-SSX2 滑膜肉瘤几乎均为单相型[7]。SSX1 和 SSX2 表达的变化可通过 Snail 和 Slug 基因的表达影响滑膜肉瘤的分化,而 Snail 和 Slug 两者均可抑制 E-cadherin 的表达[8,9]。E-cadherin 基因突变也是滑膜肉瘤的常见现象[10]。

借助于 SS18-SSX 融合基因的表达,滑膜肉瘤已被诊断于既往认为罕见的发病部位,如前列腺、腹膜后和膈肌。滑膜肉瘤作为分子诊断的一个很好范例使我们认识到,过去认为仅发生于一个特定的年龄组或特定部位的肿瘤,实际上可以发生在任何年龄和任何部位。

在一项生化研究中,Kadoch 等人证明了易位产物取代了来自 BAF(SWI/SNF)染色质重构复合物中原始的 SS18 和 BAF47,这改变了染色质上 H3K27me3 组蛋白标记的模式,影响了滑膜肉瘤的增殖。表观遗传组蛋白修饰因子作用的明确,使得人们针对这种在滑膜肉瘤和其他易位相关肉瘤中的关键表观遗传调节因子的新药开发成为可能[11]。滑膜肉瘤也经常表达癌症-种系抗原 NY-ESO-1,使其成为针对 T 细胞定向治疗的靶标,这种针对 NY-ESO-1 的 T 细胞治疗已经在初步研究中取得了成功[12]。

8.3   治疗

最主要的治疗手段是手术,并在部分患者中选择辅助放疗(通常>5cm 的原发肿瘤)以减少局部复发的风险。辅助化疗(见下文)被认为是有价值的,而且比在其他肉瘤中更有价值,尤其是当治疗方案中包含异环磷酰胺时[13]。

另一种说法是,在包含两个试验和 819 例患者的 EORTC 联合数据库中,共纳入 108 例滑膜肉瘤患者,发现基于异环磷酰胺的辅助化疗没有明显的获益[14]。

8.4　放射治疗

通常,我们对最大径>5cm 的滑膜肉瘤采用放射治疗,但对于局部病情难以控制的部位,例如头部和颈部,可考虑对较小的病变进行放射治疗,同时平衡短期和长期的毒性风险与局部治疗失败的风险。在 MD 安德森癌症中心的一份报告中,150 例非转移性滑膜肉瘤患者接受了保守手术和放射治疗,中位随访 13.2 年,10 年局部控制率为 82%,上肢为 86%,下肢为 80%[15]。在 MSKCC 辅助放射治疗的 30 例原发性滑膜肉瘤中,局部控制率为 96%[16]。

8.5　化疗

对于软组织肉瘤患者进行术后辅助化疗仍存有争论。虽然一项对既往关于辅助化疗的临床试验进行的新的荟萃分析结果显示,辅助化疗有总生存的获益[13],但与发表于 1997 年的

研究[17]不同,该研究并没有审核患者的个体资料。这些数据与来自 EORTC 有关辅助治疗的最大规模单中心的研究报告存在矛盾,他们的研究显示接受化疗的患者无总生存获益[18]。来自美国加州大学洛杉矶分校和 MSKCC 的患者数据分析表示,接受化疗患者的预后优于 MSKCC 患者列线图中所预测,因为 MSKCC 的患者列线图包括的大多是未接受过辅助化疗的患者[19](图 8.6 和图 8.7)。

鉴于滑膜肉瘤对化疗相对敏感,通常将其作为对最大直径>5cm 的高危肿瘤进行化疗的依据(与黏液性圆细胞脂肪肉瘤和儿童常见肉瘤一样)。鉴于上述 EORTC 联合试验数据库并不获益[14],辅助化疗仍然是一个有争议的问题。我们一般予 5~6 个周期的 AIM 方案,即多柔比星 75mg/m² 和异环磷酰胺 9g/m²,分至少 3 天给予(多柔比星静脉推注,异环磷酰胺滴注超过 3h,并与美司那同时使用)。在 MD 安德森癌症中心使用的方案中,多柔比星的剂量为 75mg/m²,异环磷酰胺为每周期 10g/m²。粒细胞集落刺激因子(即非格司亭或聚乙二醇化非格司亭)对于

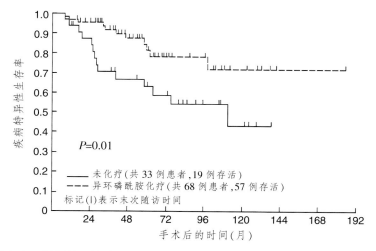

图 8.6　肢体原发滑膜肉瘤,根据是否接受异环磷酰胺治疗进行分组后的疾病特异性生存率。(From: Eilber FC, Brennan MF, Eilber FR, et al. Ann Surg 2007; 246(1):105–113.)

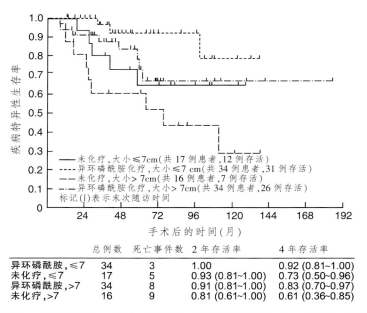

图 8.7　肢体原发滑膜肉瘤，根据肿瘤大小和是否接受异环磷酰胺化疗进行分组后的疾病特异性生存率。(From: Eilber FC, Brennan MF, Eilber FR, et al. Ann Surg 2007; 246(1):105–113.)

预防中性粒细胞减少和该方案中常见的黏膜炎是必要的。

8.6　复发性肿瘤的治疗

8.6.1　局部复发

对于局部复发的患者,仍应尽可能争取手术切除。造成局部复发的原因可能是技术问题(首次切除时切缘过近或切缘阳性),也可能是肿瘤生物学行为的侵袭性。在许多情况下,这意味着手术将带来较高的并发症或必须牺牲如神经、静脉、动脉或骨等重要的结构,甚至有时必须损失肢体才可保全这些结构。对于发生于手的滑膜肉瘤,切除受累手指仍属于保肢,而当滑膜肉瘤复发在足部时,经距骨或从膝盖以下截肢可能是控制肿瘤的唯一选择。对于那些已经接受了终身限制性放射剂量的特定部位,再次放疗通常是不可行的。但是,我们也发现,即使有些患者接受过放疗,通过近距离放射治疗技

术补充放疗仍可能将并发症减少到最低[20,21]。

与其他高级别肉瘤相似,局部复发是预后不良的标志,往往预示着肿瘤将出现明显转移。在对一个局部复发的患者进行手术切除前,应重新进行影像学评估以确定无远处转移存在。如果发现肿瘤有转移,应对转移的范围与局部控制进行权衡,从而为患者制订最佳治疗方案。

8.7　全身治疗

当截肢是唯一的局部控制选择时,肢体灌注肿瘤坏死因子(TNF)和化疗药物已可成功应用于局部复发[22-24]。肢体灌注在欧洲已经 EMA 批准,并允许在某些专门的中心使用。但在美国尚不能获得 TNF,其肢体热灌注的药物仅限于化疗。联合 TNF 与化疗不仅增加了抗肿瘤血管效应,也有助于瘤内摄取更多化疗药物[22]。一般来说,系统治疗对单纯局部复发的患者通常是无效的,偶有患者因此获得疾病的稳定。但滑膜肉瘤可能代表了很少一部分局部复发后

可通过化疗获得肿瘤缩小的病理类型。

对于转移性肿瘤，异环磷酰胺和蒽环类药物是最有效的药物。根据既往的用药史及对症状缓解的需求，可以单独或联合使用。多柔比星+奥拉单抗的批准使其成为一线转移性疾病的良好治疗标准。与 UPS 和平滑肌肉瘤不同，吉西他滨–多西紫杉醇对滑膜肉瘤几乎无效，至少在成人中是这样。曲贝替定（ET743）[25]在少数患者中有效，并可在需要时应用。艾瑞布林也可能有轻微的疗效。如其他章节所述，这两种药物在其他类型的肉瘤中有疗效，但这些研究未包括滑膜肉瘤[26]。我们发现个别患者用顺铂–依托泊苷治疗（图 8.8），甚至部分体能状态差的患者口服依托泊苷，每日口服 50mg，口服 7 天，停药 7 天，也能有一定的疗效。前面还提到过，培唑帕尼的 Ⅱ 期和 Ⅲ 期研究表明，其在滑膜肉瘤中有效，而索拉非尼或舒尼替尼在 Ⅱ 期研究中却失败，这使得培唑帕尼作为口服的多靶点酪氨酸激酶抑制剂而成为除临床研究之外的最可行全身治疗选择[27]。根据我们的经验，尽管作用机制不明确，但滑膜肉瘤是对帕唑帕尼治疗反应最好的组织学类型之一。

通过诱导自体 T 细胞在体外成熟，或工程化 T 细胞研究，HLA-A*0201+患者可接受 T 细胞治疗。已经证明患者可以通过这种治疗方法获益，无论是从影像学还是临床表现[12]。鉴于 NY-ESO-1 在滑膜肉瘤中几乎普遍表达，其他针对 NY-ESO-1 的免疫治疗也值得研究（表 8.1）。而在滑膜肉瘤中，有关免疫检查点抑制剂的研究，开始并不顺利。一项在相对晚期患者中开展的小型研究并未发现影像学反应，该患者应用 CTLA-4 抑制剂伊匹单抗治疗[28]。

滑膜肉瘤的系统治疗需要开发新的治疗药物，其中 Nielsen 和 Kadoch 等在过去几年中为（组蛋白）去乙酰化酶抑制剂或其他 DNA 修饰剂进入临床验证打下了坚实的临床前研究基础[11,29-31]。

8.8　预后

SS18-SSX 基因融合类型被认为具有一定的预后预测价值。我们中心的经验显示[32]，携带 SSX2 基因融合的患者较 SSX1 融合者预后差，但这些数据与其他学者报道的数据存在矛盾，他们的研究显示不同的基因融合类型的预后无显著差异[33]。在我们先前的一项分析中显示[34]，126 例患者中，大多数患者表现为一个发生于下肢的、相对较小的病灶，这些患者的局

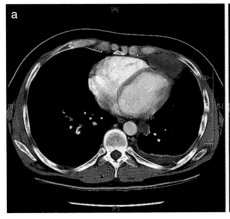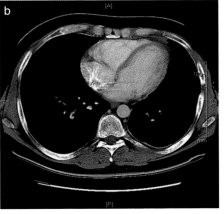

图 8.8　转移性滑膜肉瘤对异环磷酰胺的治疗反应。

表8.1 滑膜肉瘤患者全身治疗推荐方案[a]

诊疗方案		说明[b]
新辅助/辅助化疗		高危患者可接受蒽环类/异环磷酰胺(AIM)×(5~6)周期方案,同时这些患者也要接受这种治疗的毒性反应
转移疾病	一线治疗	异环磷酰胺±多柔比星(如果之前没有使用过);一些研究者使用比以前更高剂量的异环磷酰胺;多柔比星+奥拉单抗在一线治疗中是一种很好的选择,因为获得的生存优势好于单独使用多柔比星
	二线治疗	如果以前没有用过,可以用蒽环类药物;如能购得曲贝替定,可使用该药
	三线及更强效治疗	培唑帕尼;依托泊苷作为单一药剂或可能组合使用;吉西他滨-多西紫杉醇在成人中基本无效。PD1 和 CTLA4 免疫检查点抑制剂在初始试验中似乎无效;目前尚不清楚组合使用的效果是否更好。针对 NY-ESO-1 的工程化 T 细胞疗法似乎对 HLA-A2+患者有效

[a] 临床试验总是适当的,特别是那些针对 NY-ESO-1 免疫反应或表观遗传方法的试验。HLA-A 测试对于 NY-ESO-1 T 细胞试验是必需的。吉西他滨及其联合方案无效。
[b] 如果 KPS 评分低或为老年患者,则可使用聚乙二醇化脂质体多柔比星(Doxil®/Caelyx®)。

部复发率不足 10%,但却有高达 30%的患者出现了转移。这篇文章仅分析了原发肢体的滑膜肉瘤患者,而其中肺是最常见的转移部位。在文章中,我们首次发现了骨髓累及对滑膜肉瘤患者的重要性,而骨累及在其他类型肉瘤中相对少见。

滑膜肉瘤成年患者的疾病特异性生存率和局部复发率详见图 8.9 和图 8.10。

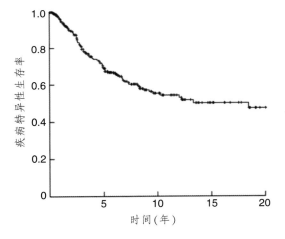

图 8.9 所有部位滑膜肉瘤成年患者的疾病特异性生存率。MSKCC 7/1/1982–6/30/2010,n=297。

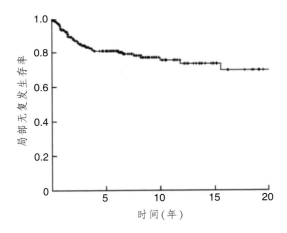

图 8.10 所有部位滑膜肉瘤成年患者的局部无复发生存率。MSKCC 7/1/1982–6/30/2010,n=297。

(侯英勇 译 刘文帅 校)

参考文献

1. Haldar M, Hancock JD, Coffin CM, et al. A conditional mouse model of synovial sarcoma: insights into a myogenic origin. Cancer Cell. 2007;11:375–88.
2. van de Rijn M, Barr FG, Xiong QB, et al. Poorly differentiated synovial sarcoma: an analysis of clinical, pathologic, and molecular genetic features. Am J Surg Pathol. 1999;23:106–12.
3. Turc-Carel C, Dal Cin P, Limon J, et al. Involvement of chromosome X in primary cytogenetic change in human neoplasia: nonrandom translocation in synovial sarcoma. Proc Natl Acad Sci U S A. 1987;84:1981–5.
4. Lasota J, Jasinski M, Debiec-Rychter M, et al. Detection of the SYT-SSX fusion transcripts in formaldehyde-fixed, paraffin-embedded tissue: a reverse transcription polymerase chain reaction amplification assay useful in the diagnosis of synovial sarcoma. Mod Pathol. 1998;11:626–33.
5. Skytting B, Nilsson G, Brodin B, et al. A novel fusion gene, SYT-SSX4, in synovial sarcoma. J Natl Cancer Inst. 1999;91:974–5.
6. Coindre JM, Pelmus M, Hostein I, et al. Should molecular testing be required for diagnosing synovial sarcoma? A prospective study of 204 cases. Cancer. 2003;98:2700–7.
7. Kawai A, Woodruff J, Healey JH, et al. SYT-SSX gene fusion as a determinant of morphology and prognosis in synovial sarcoma. N Engl J Med. 1998;338:153–60.
8. Saito T, Nagai M, Ladanyi M. SYT-SSX1 and SYT-SSX2 interfere with repression of E-cadherin by snail and slug: a potential mechanism for aberrant mesenchymal to epithelial transition in human synovial sarcoma. Cancer Res. 2006;66:6919–27.
9. Saito T, Oda Y, Kawaguchi K, et al. E-cadherin mutation and Snail overexpression as alternative mechanisms of E-cadherin inactivation in synovial sarcoma. Oncogene. 2004;23:8629–38.
10. Saito T, Oda Y, Sugimachi K, et al. E-cadherin gene mutations frequently occur in synovial sarcoma as a determinant of histological features. Am J Pathol. 2001;159:2117–24.
11. Kadoch C, Crabtree GR. Reversible disruption of mSWI/SNF (BAF) complexes by the SS18-SSX oncogenic fusion in synovial sarcoma. Cell. 2013;153:71–85.
12. Robbins PF, Morgan RA, Feldman SA, et al. Tumor regression in patients with metastatic synovial cell sarcoma and melanoma using genetically engineered lymphocytes reactive with NY-ESO-1. J Clin Oncol. 2011;29:917–24.
13. Pervaiz N, Colterjohn N, Farrokhyar F, et al. A systematic meta-analysis of randomized controlled trials of adjuvant chemotherapy for localized resectable soft-tissue sarcoma. Cancer. 2008;113:573–81.
14. Le Cesne A, Ouali M, Leahy MG, et al. Doxorubicin-based adjuvant chemotherapy in soft tissue sarcoma: pooled analysis of two STBSG-EORTC phase III clinical trials. Ann Oncol. 2014;25:2425–32.
15. Guadagnolo BA, Zagars GK, Ballo MT, et al. Long-term outcomes for synovial sarcoma treated with conservation surgery and radiotherapy. Int J Radiat Oncol Biol Phys. 2007;69:1173–80.
16. Folkert MR, Singer S, Brennan MF, et al. Comparison of local recurrence with conventional and intensity-modulated radiation therapy for primary soft-tissue sarcomas of the extremity. J Clin Oncol. 2014;32:3236–41.
17. Sarcoma Meta-Analysis Collaboration: Adjuvant chemotherapy for localised resectable soft-tissue sarcoma of adults: meta-analysis of individual data. Lancet 350:1647-54, 1997
18. Woll PJ, van Glabbeke M, Hohenberger P, et al: Adjuvant chemotherapy (CT) with doxorubicin and ifosfamide in resected soft tissue sarcoma (STS): Interim analysis of a randomised phase III trial. J Clin Oncol (Meeting Abstracts) 25:10008, 2007
19. Eilber FC, Brennan MF, Eilber FR, et al. Chemotherapy is associated with improved survival in adult patients with primary extremity synovial sarcoma. Ann Surg. 2007;246:105–13.
20. Shiu MH, Hilaris BS, Harrison LB, et al. Brachytherapy and function-saving resection of soft tissue sarcoma arising in the limb. Int J Radiat Oncol Biol Phys. 1991;21:1485–92.
21. Nori D, Schupak K, Shiu MH, et al. Role of brachytherapy in recurrent extremity sarcoma in patients treated with prior surgery and irradiation. Int J Radiat Oncol Biol Phys. 1991;20:1229–33.
22. Eggermont AM, de Wilt JH, ten Hagen TL. Current uses of isolated limb perfusion in the clinic and a model system for new strategies. Lancet Oncol. 2003;4:429–37.
23. Eggermont AM, Schraffordt Koops H, Lienard D, et al. Isolated limb perfusion with high-dose

tumor necrosis factor-alpha in combination with interferon-gamma and melphalan for nonresectable extremity soft tissue sarcomas: a multicenter trial. J Clin Oncol. 1996;14:2653–65.

24. Grunhagen DJ, de Wilt JH, Graveland WJ, et al. The palliative value of tumor necrosis factor alpha-based isolated limb perfusion in patients with metastatic sarcoma and melanoma. Cancer. 2006;106:156–62.

25. Fayette J, Coquard IR, Alberti L, et al. ET-743: a novel agent with activity in soft tissue sarcomas. Oncologist. 2005;10:827–32.

26. Schoffski P, Ray-Coquard IL, Cioffi A, et al. Activity of eribulin mesylate in patients with soft-tissue sarcoma: a phase 2 study in four independent histological subtypes. Lancet Oncol. 2011;12:1045–52.

27. Sleijfer S, Ray-Coquard I, Papai Z, et al. Pazopanib, a multikinase angiogenesis inhibitor, in patients with relapsed or refractory advanced soft tissue sarcoma: a phase II study from the European organisation for research and treatment of cancer-soft tissue and bone sarcoma group (EORTC study 62043). J Clin Oncol. 2009;27:3126–32.

28. Maki RG, Jungbluth AA, Gnjatic S, et al. A Pilot Study of Anti-CTLA4 antibody ipilimumab in patients with synovial sarcoma. Sarcoma. 2013;2013:168145.

29. Lubieniecka JM, de Bruijn DR, Su L, et al. Histone deacetylase inhibitors reverse SS18-SSX-mediated polycomb silencing of the tumor suppressor early growth response 1 in synovial sarcoma. Cancer Res. 2008;68:4303–10.

30. Nguyen A, Su L, Campbell B, et al. Synergism of heat shock protein 90 and histone deacetylase inhibitors in synovial sarcoma. Sarcoma. 2009;2009:794901.

31. Su L, Sampaio AV, Jones KB, et al. Deconstruction of the SS18-SSX fusion oncoprotein complex: insights into disease etiology and therapeutics. Cancer Cell. 2012;21:333–47.

32. Ladanyi M. Correlates of SYT-SSX Fusion Type in Synovial Sarcoma: Getting More Complex But Also More Interesting? J Clin Oncol. 2005;23:3638–9.

33. Guillou L, Benhattar L, Bonichon F, et al. Histologic grade, but not SYT-SSX fusion type, is an important prognostic factor in patients with synovial sarcoma: A multicenter, retrospective analysis. J Clin Oncol. 2004;22:4040–50.

34. Lewis JJ, Antonescu CR, Leung DH, et al. Synovial sarcoma: a multivariate analysis of prognostic factors in 112 patients with primary localized tumors of the extremity. J Clin Oncol. 2000;18:2087–94.

第 9 章

恶性周围神经鞘膜瘤及恶性蝾螈瘤

恶性周围神经鞘膜瘤（malignant peripheral nerve sheath tumors，MPNST）是起源于正常神经细胞成分，即施万细胞和神经束膜细胞的肿瘤，或者是业已存在的良性周围神经鞘瘤（peripheral nerve sheath tumors，PNST）。MPNST是较为罕见的、高度侵袭性的软组织肿瘤，有 3 种类型：散发型、放疗继发型和 1 型神经纤维瘤病（neurofibromatosis type 1，NF1）相关型。尽管它们的临床表现不同，但生物背景相似，由于基因缺失或突变造成神经纤维蛋白表达减少。研究显示，在大部分 MPNST 亚型中，由 *EED* 和 *SUZ12* 突变引起常见的复发性染色质重构复合体 PRC2 失活，可作为一种依据来探讨表观遗传药物治疗 MPNST[1,2]。已弃用的 MPNST 旧称包括神经纤维肉瘤、恶性施万细胞瘤和神经源性肉瘤等。人们认识到，上皮样 MPNST 与 NF1 无关，与传统的 MPNST 相比具有不同的遗传学特征，常伴肿瘤抑制蛋白 INI1 丢失，可能会影响这种肉瘤亚型的治疗选择。

9.1 临床表现

MPNST 表现为肿块，往往伴有疼痛。约 1/3 的 MPNST 与 NF1 有关。MSKCC 成年患者的年龄分布（图 9.1）和部位分布（图 9.2）如图所示。不同研究的中位年龄为 33 岁，男性居多，中位肿块大小为 9.5cm[3]。

NF1 患者中，MPNST 往往源自恶性转化的

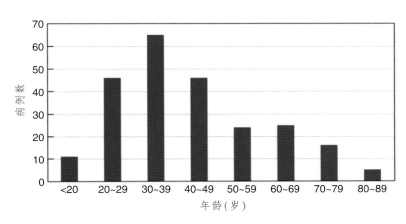

图 9.1 恶性周围神经鞘瘤成年患者的年龄分布。MSKCC 7/1/1982–6/30/2010，*n*=238。

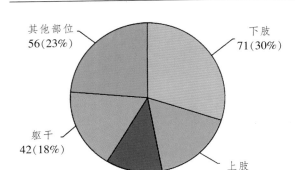

图 9.2　恶性周围神经鞘瘤成年患者的原发部位分布。MSKCC 7/1/1982–6/30/2010，*n*=238。

丛状神经纤维瘤，典型部位是神经主干，如坐骨神经、腰骶丛或臂丛神经（图 9.3）。值得注意的是，<10% 的 NF1 患者（也称 von Recklinghausen 病）会罹患 MPNST。反之，NF1 患者更易发生其他肿瘤，包括最常见的良性皮肤神经纤维瘤病、丛状神经瘤（其中 50% 的 NF1 患者会发生），以及视神经胶质瘤（发生率为 10%~15%）[4]。

9.2　影像学表现

与其他原发性高级别肉瘤一样，MPNST 的影像学检查主要是 MRI 和 CT，两者没有优劣之分（图 9.4 和图 9.5）。MRI 在描述累及臂丛或腰骶丛肿瘤的轮廓和范围时可能更具优势。采用 18F-FDG PET 扫描鉴别丛状神经瘤和 MPNST 的研究尚在进行[5]，根据我们的经验，对于神经纤维瘤很少有帮助。不幸的是，转移性疾病很常见（图 9.6），似乎比其他类型的软组织肉瘤更常见。

9.3　病理学诊断

恶性周围神经鞘瘤的特征性表现为形态单一的梭形细胞，交叉束状排列，常伴有地图状坏死区（图 9.7 和图 9.8）。MPNST 很难与单相型滑膜肉瘤或黑色素瘤鉴别，尤其是头颈部的[6,7]。报道的许多 MPNST 可能就是梭形细胞黑色素瘤，随着先进的肿瘤分子检测技术的出现，使之更容易区分。

MPNST 伴有横纹肌肉瘤方向分化时称为蝾螈瘤[8]。1932 年，Masson 命名了该肿瘤，他观察到，将切断的坐骨神经断端植入蝾螈（Triturus 属的蝾螈）背部的软组织中可以长出冗余的肢体，其镜下表现类似于这种肿瘤。蝾螈瘤也具有高度侵袭性[8]，治疗方法与其他类型的 MPNST 相似。

各种基因表达图谱及其他分子和基因分析比较了 MPNST 与其他肉瘤[9,10]、施万细胞[11]和丛状神经纤维瘤[12–15]。最近采用全基因组学方法

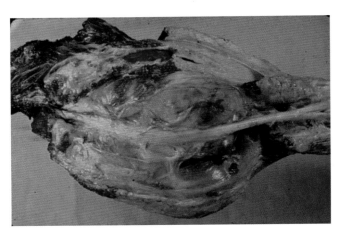

图 9.3　坐骨神经恶性周围神经鞘瘤的大体病理图像，突出显示进出肿瘤的神经。

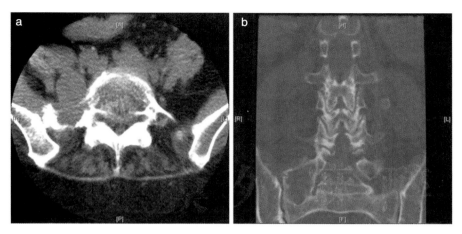

图 9.4　骶骨放疗后发生于右侧腰神经根的恶性周围神经鞘瘤的 CT 平扫图像。(a)轴向面。(b)冠状面。

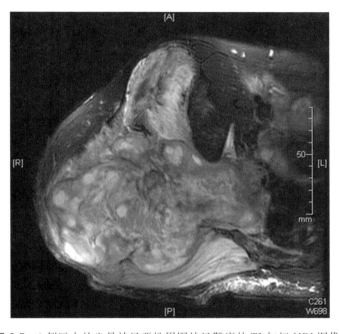

图 9.5　1 例巨大的坐骨神经恶性周围神经鞘瘤的 T2 加权 MRI 图像。

进行基因分析,明确了常见体细胞的 *CDKN2A*(占所有 MPNST 的 81%)和 *NF1*(占非 NF1 相关型 MPNST 的 72%)基因突变,两者都与 *PRC2* 基因突变同时发生[1]。在 92% 的散发型 MPNST、90% 的放疗继发型 MPNST 和 70% 的 NF1 相关型 MPNST 中,多梳抑制复合物 2(polycomb repressive complex 2,PRC2)的亚基 EED 和 SUZ12 发生功能性缺失。PRC2 丢失的 MPNST 表现为组蛋白甲基化标志 H3K27me3 完全缺失,可作为重要的辅助标志物。

9.4　1 型神经纤维瘤病与预后

　　1 型神经纤维瘤病的基本基因异常是 17 号染色体上 *NF1* 基因缺失,造成一种功能性蛋白(神经纤维瘤蛋白)丢失,在正常情况下,它是

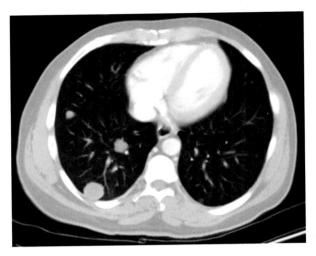

图 9.6 恶性周围神经鞘瘤肺转移的增强 CT 图像。

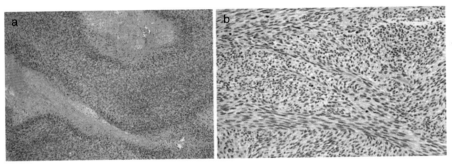

图 9.7 恶性周围神经鞘瘤的显微解剖图像(HE 染色)。(a)低倍镜显示典型的大面积地图状坏死(100×)。(b)高倍镜显示形态单一的梭形细胞呈交叉束状排列,细胞核深染,核分裂象高(200×)。

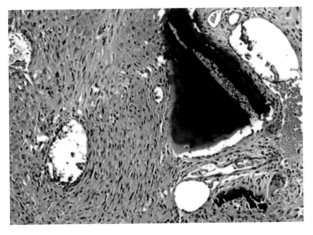

图 9.8 放疗引起的恶性周围神经鞘瘤伴骨骼侵犯(HE 染色,100×)。

p21-ras 的抑制因子。位于 22 号染色体上的 *NF2* 基因，更多见于良性中枢神经系统肿瘤，如施万细胞瘤和脑膜瘤。

　　一些回顾性研究资料显示，NF1 型 MPNST 患者比散发型 MPNST 患者的发病更早，预后更差[16-23]。然而，在一项大型外科手术研究中比较了 NF1 型与散发型 MPNST 患者，经过校正其他已知的预后因素，如肿瘤大小和部位等，两者并没有差别（图 9.9）[24]。

　　梅奥诊所的一项包含 120 例患者的分析显示[19]，在神经纤维瘤病中 MPNST 的患病率达 5%，并且肿瘤发病年龄越早（图 9.10），预后越差（图

9.11）。大多数伴有神经纤维瘤病的 MPNST 是巨大的、高级别的，这些是预后不良的因素。

　　在 MSKCC 治疗的 105 例患者中，散发型和 NF1 相关型 MPNST 患者的生存没有明显差异，而放疗继发型 MPNST 的预后较差[25]。

9.5　手术治疗

　　MPNST 的主要治疗方法是外科手术，MPNST 通常发生于主要神经丛，因此手术并发症可能很高。原发疾病在局部控制方面存在很多问题。对发生于大神经的肿瘤而言，功能丧

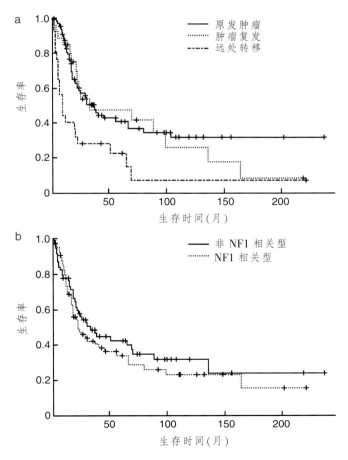

图 9.9　不同人群 MPNST 患者总生存率的 Kaplan-Meier 曲线。(a)转移性 MPNST 患者(虚线)比局限期原发性患者(黑色实线)的生存率更低(*P*=0.0025)；原发性与复发性 MPNST 患者的疾病特异性生存率无差异(淡实线，*P*=0.92)。(b)NF1 相关型 MPNST 患者(淡实线)与散发型 MPNST 患者(深实线)的总生存率无统计学差异。(From：Zou C，Smith KD，Liu J，et al. Ann Surg 2009；249(6)：1014-1022.)

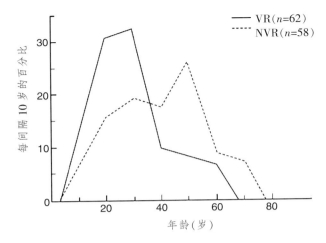

图 9.10　NF1 相关型 MPNST 患者(实线)的发病年龄早于散发型 MPNST 患者(虚线)。(From：Ducatman BS,Scheithauer BW,Piepgras DG,et al. Cancer 1986；57(10)：2006-2021.)

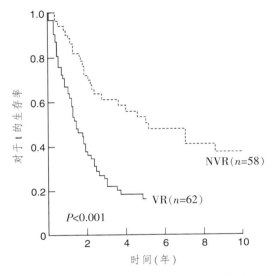

图 9.11　来自图 9.10 的一项独立研究的数据表明，NF1 相关型 MPNST 患者(实线)的总生存率低于散发型 MPNST 患者(虚线)。(From：Ducatman BS,Scheithauer BW,Piepgras DG,et al. Cancer 1986;57(10)：2006-2021.)

式复发并不少见,从而导致肿瘤局部控制的失败。有时,肿瘤太大,累及主要神经,需要截肢。在我们的早期研究中,约 1/3 的患者截肢,其中既有初发的肿瘤患者,也有复发的肿瘤患者。

9.6　放射治疗

一般肿瘤较大(>5cm)的患者早期会出现转移,一些患者同时会出现多个原发病灶,使得临床情况更加复杂。对于那些巨大的原发性肉瘤,放射治疗是标准的辅助治疗[26]。Bishop 等报道,71 例局限性 MPNST 患者接受手术和放疗,中位随访 118 个月,5 年局部控制率为84%,5 年无远处复发生存率为 62%[26]。

9.7　MPNST 的化疗

由于转移性 MPNST 对化疗不敏感,我们通常不建议原发性 MPNST 患者进行辅助化疗。考虑到转移风险高,一些医生会采用辅助化疗。根据我们的经验,多柔比星+异环磷酰胺方案的 RECIST 缓解率<10%,其中多柔比星每周期 $75mg/m^2$,异环磷酰胺每周期 $9g/m^2$。

转移性 MPNST 的治疗选择同样捉襟见肘。我们的经验表明,多柔比星+异环磷酰胺方案和吉西他滨联合方案治疗 MPNST 患者的缓

失显而易见。对于起源于丛状神经纤维瘤的MPNST,通常很难区分肿瘤累及主要神经丛的哪一部分或哪些部分未受到累及。由于良性神经纤维瘤在 PET 上可以是高代谢的,因此 ¹⁸F-FDG-PET 对鉴别良恶性病变没有帮助。显然,多神经根切除患者的并发症更多,因此必须权衡利弊,要知道即使是最理想的手术,这类患者的预后也很差。正常神经组织上的肿瘤跳跃

解率低,缓解率最高的是异环磷酰胺单药。多柔比星+奥拉单抗联合治疗方案已经获得批准。由于在 MPNST 中 TOP2A 过表达,因此顺铂可能略有活性[27],有人可能认为依托泊苷或多柔比星在 MPNST 中的活性比其他肉瘤更高,但尚不清楚这种相对的过表达能否作为对拓扑异构酶 II 抑制剂敏感或耐药的标志物。

在靶向药物中,虽然 MPNST 表达表皮生长因子受体(EGFR),但一项多中心 II 期研究显示,厄洛替尼没有效果[28]。索拉非尼因为通过抑制 MPNST 中 NF1 的表达和激活 ras-raf 通路治疗转移性肿瘤而受到关注。在一项索拉非尼治疗 MPNST 患者的 II 期研究中[29],仅观察到微小的反应(并没有 RECIST 反应)。这种微小的反应表明,更好的 RAF 抑制剂可能有更大的活性,而且还可探讨联合其他药物,例如,那些阻断 mTOR 或 MEK 的药物以及 RAF 抑制剂[30]。确定其他治疗策略似乎至关重要[31,32]。由于<10%的 1 型神经纤维瘤病患者出现 MPNST,按理说,*NF1* 突变或缺失与癌前病变相关,即神经纤维瘤。但其他基因变化(如 *Rb* 或 *TP53* 改变)是发生 MPNST 的必要条件,使得这些肿瘤的靶向治疗可能变得更加困难(表 9.1)。

9.8　预后

与其他高级别肉瘤一样,切缘阳性预示着局部复发率高,但似乎不是疾病致死的原因,因为截肢与提高生存无关[3]。MPNST 患者的局部

无复发生存率和疾病特异性生存率曲线如图 9.12 和图 9.13 所示。最近梅奥诊所回顾性分析 175 例患者发现,局部复发率为 22%,5 年和 10 年的疾病特异性生存率分别为 60% 和 45%,预后不良的因素是组织学分级和肿瘤大小[33]。

日前尚不清楚散发型与 NF1 相关型的 MPNST 之间是否有生物学上的区别。一项来自 MSKCC 的研究考察了散发型神经纤维瘤病与放疗相关型 MPNST 的预后[25]。总共 105 例患者,其中有 42 例为 NF1 相关型,49 例为散发型,14 例为放疗相关型的 MPNST。中位年龄为 38 岁,放疗相关型患者的肿瘤平均直径为 5.5cm,NF1 相关型患者为 9.7cm。肿瘤体积大,切缘阳性是疾病特异性生存率差的影响因素(图 9.14)。

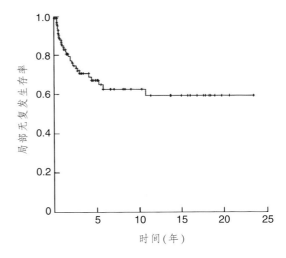

图 9.12　原发性 MPNST 成年患者的局部无复发生存率。MSKCC 7/1/1982–6/30/2010,n=141。

表9.1　恶性周围神经鞘瘤患者全身治疗的推荐方案

诊疗方案		说明
新辅助/辅助化疗		由于转移性肿瘤对化疗不敏感,因此不做推荐;而在一项随机研究中,蒽环类+异环磷酰胺可提高生存率
转移疾病	一线治疗	多柔比星+奥拉单抗,单用以异环磷酰胺为基础的治疗,效果不明显
	二线及后线治疗	异环磷酰胺±依托泊苷;在一项 II 期研究中,厄罗替尼无效。以吉西他滨为基础治疗少经经治患者,我们没有观察到显著疗效。截至 2016 年,免疫检查点抑制剂尚未研究

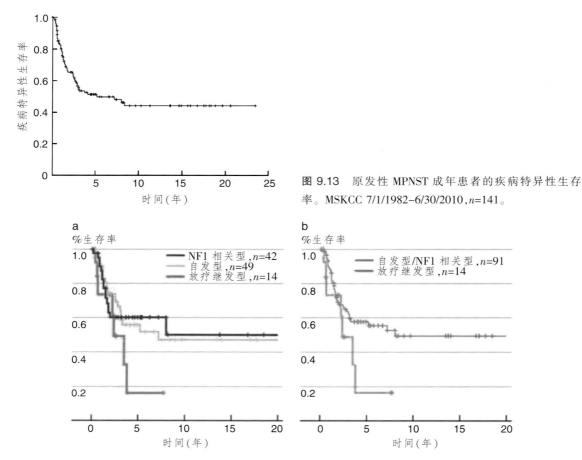

图 9.13 原发性 MPNST 成年患者的疾病特异性生存率。MSKCC 7/1/1982–6/30/2010,n=141。

图 9.14 原发性高级别 MPNST 患者的疾病特异性生存率。根据病因亚型,比较散发型/NF1 相关型 MPNST 和放疗继发型 MPNST 患者。(With permission from: LaFemina J, Qin LX, Moraco NH, et al. Ann Surg Oncol 2013; 20(1):77–72.)

(王毅超 译 庄荣源 校)

参考文献

1. Lee W, Teckie S, Wiesner T, et al. PRC2 is recurrently inactivated through EED or SUZ12 loss in malignant peripheral nerve sheath tumors. Nat Genet. 2014;46:1227–32.
2. Zhang M, Wang Y, Jones S, et al. Somatic mutations of SUZ12 in malignant peripheral nerve sheath tumors. Nat Genet. 2014;46:1170–2.
3. Vauthey JN, Woodruff JM, Brennan MF. Extremity malignant peripheral nerve sheath tumors (neurogenic sarcomas): a 10-year experience. Ann Surg Oncol. 1995;2:126–31.
4. Widemann BC. Current status of sporadic and neurofibromatosis type 1-associated malignant peripheral nerve sheath tumors. Curr Oncol Rep. 2009;11:322–8.
5. Basu S, Nair N. Potential clinical role of FDG-PET in detecting sarcomatous transformation in von Recklinghausen's disease: a case study and review of the literature. J Neurooncol. 2006; 80:91–5.
6. Leong AS, Wannakrairot P. A retrospective analysis of immunohistochemical staining in identification of poorly differentiated round cell and spindle cell tumors—results, reagents and costs. Pathology. 1992;24:254–60.
7. Lodding P, Kindblom LG, Angervall L. Metastases of malignant melanoma simulating soft tissue sarcoma. A clinico-pathological, light- and electron microscopic and immunohistochemical study of 21 cases. Virchows Arch A Pathol Anat Histopathol. 1990;417:377–88.
8. Woodruff JM, Chernik NL, Smith MC, et al. Peripheral nerve tumors with rhabdomyosarco-

matous differentiation (malignant "Triton" tumors). Cancer. 1973;32:426–39.

9. Nielsen TO, West RB, Linn SC, et al. Molecular characterisation of soft tissue tumours: a gene expression study. Lancet. 2002;359:1301–7.

10. Segal NH, Pavlidis P, Antonescu CR, et al. Classification and subtype prediction of adult soft tissue sarcoma by functional genomics. Am J Pathol. 2003;163:691–700.

11. Miller SJ, Rangwala F, Williams J, et al. Large-scale molecular comparison of human schwann cells to malignant peripheral nerve sheath tumor cell lines and tissues. Cancer Res. 2006;66:2584–91.

12. Holtkamp N, Mautner VF, Friedrich RE, et al. Differentially expressed genes in neurofibromatosis 1-associated neurofibromas and malignant peripheral nerve sheath tumors. Acta Neuropathol. 2004;107:159–68.

13. Holtkamp N, Reuss DE, Atallah I, et al. Subclassification of nerve sheath tumors by gene expression profiling. Brain Pathol. 2004;14:258–64.

14. Levy P, Bieche I, Leroy K, et al. Molecular profiles of neurofibromatosis type 1-associated plexiform neurofibromas: identification of a gene expression signature of poor prognosis. Clin Cancer Res. 2004;10:3763–71.

15. Levy P, Vidaud D, Leroy K, et al. Molecular profiling of malignant peripheral nerve sheath tumors associated with neurofibromatosis type 1, based on large-scale real-time RT-PCR. Mol Cancer. 2004;3:20.

16. Carli M, Ferrari A, Mattke A, et al. Pediatric malignant peripheral nerve sheath tumor: the Italian and German soft tissue sarcoma cooperative group. J Clin Oncol. 2005;23:8422–30.

17. Cashen DV, Parisien RC, Raskin K, et al. Survival data for patients with malignant schwannoma. Clin Orthop Relat Res. 2004;(426):69–73.

18. deCou JM, Rao BN, Parham DM, et al. Malignant peripheral nerve sheath tumors: the St. Jude Children's Research Hospital experience. Ann Surg Oncol. 1995;2:524–9.

19. Ducatman BS, Scheithauer BW, Piepgras DG, et al. Malignant peripheral nerve sheath tumors. A clinicopathologic study of 120 cases. Cancer. 1986;57:2006–21.

20. Evans DG, Baser ME, McGaughran J, et al. Malignant peripheral nerve sheath tumours in neurofibromatosis 1. J Med Genet. 2002;39:311–4.

21. Hruban RH, Shiu MH, Senie RT, et al. Malignant peripheral nerve sheath tumors of the buttock and lower extremity. A study of 43 cases. Cancer. 1990;66:1253–65.

22. Sordillo PP, Helson L, Hajdu SI, et al. Malignant schwannoma—clinical characteristics, survival, and response to therapy. Cancer. 1981;47:2503–9.

23. Wong WW, Hirose T, Scheithauer BW, et al. Malignant peripheral nerve sheath tumor: analysis of treatment outcome. Int J Radiat Oncol Biol Phys. 1998;42:351–60.

24. Zou C, Smith KD, Liu J, et al. Clinical, pathological, and molecular variables predictive of malignant peripheral nerve sheath tumor outcome. Ann Surg. 2009;249:1014–22.

25. LaFemina J, Qin LX, Moraco NH, et al. Oncologic outcomes of sporadic, neurofibromatosis-associated, and radiation-induced malignant peripheral nerve sheath tumors. Ann Surg Oncol. 2013;20:66–72.

26. Bishop AJ, Zagars GK, Torres KE, Bird JE, Feig BW, Guadagnolo BA. Malignant peripheral nerve sheath tumors: a single institution's experience using combined surgery and radiation therapy. Am J Clin Oncol. 2016 Jun 8. [Epub].

27. Skotheim RI, Kallioniemi A, Bjerkhagen B, et al. Topoisomerase-II alpha is upregulated in malignant peripheral nerve sheath tumors and associated with clinical outcome. J Clin Oncol. 2003;21:4586–91.

28. Albritton KH, Rankin C, Coffin CM, et al. Phase II study of erlotinib in metastatic or unresectable malignant peripheral nerve sheath tumors (MPNST). ASCO Meeting Abstracts. 2006;24:9518.

29. Maki RG, D'Adamo DR, Keohan ML, et al. Phase II study of sorafenib in patients with metastatic or recurrent sarcomas. J Clin Oncol. 2009;27:3133–40.

30. Johansson G, Mahller YY, Collins MH, et al. Effective in vivo targeting of the mammalian target of rapamycin pathway in malignant peripheral nerve sheath tumors. Mol Cancer Ther. 2008;7:1237–45.

31. Yang J, Ylipaa A, Sun Y, et al. Genomic and molecular characterization of malignant peripheral nerve sheath tumor identifies the IGF1R pathway as a primary target for treatment. Clin Cancer Res. 2011;17:7563–73.

32. Zou CY, Smith KD, Zhu QS, et al. Dual targeting of AKT and mammalian target of rapamycin: a potential therapeutic approach for malignant peripheral nerve sheath tumor. Mol Cancer Ther. 2009;8:1157–68.

33. Stucky CC, Johnson KN, Gray RJ, et al. Malignant peripheral nerve sheath tumors (MPNST): the mayo clinic experience. Ann Surg Oncol. 2012;19:878–85.

第 10 章

硬纤维瘤／深部纤维瘤病（韧带样型纤维瘤病）

硬纤维瘤是一种令人困扰的克隆性肌纤维母细胞恶性肿瘤，虽然无远处转移能力，但可局部侵袭性生长而引起并发症，甚至导致死亡。硬纤维瘤有时被称为深部纤维瘤病，以区别于掌腱膜挛缩、扳机指或佩罗尼病等浅表的纤维瘤病。

硬纤维瘤可发生在身体的任何部位（图10.1），并且发病年龄不固定（图10.2）。临床上将硬纤维瘤分为 3 种类型。第一种类型的硬纤维瘤发生于妊娠时的腹壁。这种形式的硬纤维瘤可能是激素刺激所致，通常在产后消散。第二种常见的临床类型为肢体或躯干的自发性硬纤维瘤（图10.3）。绝大多数肿瘤都会有 β-连环蛋白（CTNNB1）基因的单一突变。"野生型"

硬纤维瘤似乎与纤维瘤细胞和成纤维细胞混合的程度差异有关。

还有一种类型为肠系膜硬纤维瘤，常伴发于家族性腺瘤性息肉病（familial adenomatous polyposis，FAP），其伴有特征性的腺瘤样息肉（APC）基因表达缺失。FAP 相关的硬纤维瘤通常为弥散性生长，可导致肠穿孔或肠梗阻。对于少数没有 CTNNB1 突变的硬纤维瘤患者，APC 基因缺失可能是其主要的发病机制。

在所有 FAP 患者中，至少 10% 的患者会发生肠系膜硬纤维瘤[1]，这类患者的硬纤维瘤偶尔也会发生于躯干或四肢等其他部位。对于发生在近端肠系膜动脉附近和静脉引流区域的肿块，过于积极的治疗或疾病进展都会增加其发

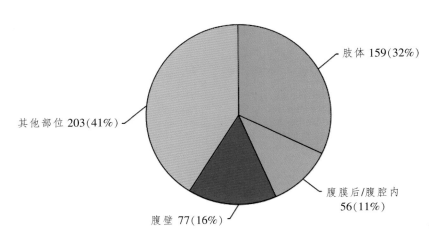

图 10.1　硬纤维瘤/深部纤维瘤病成年患者的原发部位分布。MSKCC 7/1/1982–6/30/2010，n=495。

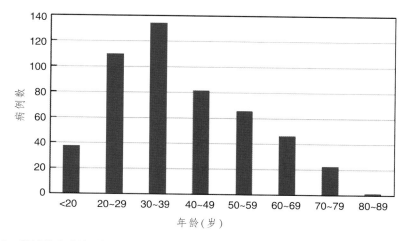

图 10.2　硬纤维瘤/深部纤维瘤病成年患者的年龄分布。MSKCC 7/1/1982–6/30/2010,n=495。

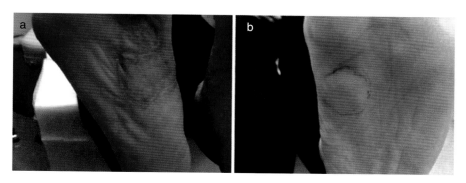

图 10.3　图片显示 1 例同时患有双侧足底硬纤维瘤和双手掌腱膜挛缩的患者。(a)右脚。(b)左脚。

生严重并发症的风险,从而导致治疗上的困难。

对于为了避免发生结肠癌而行预防性结肠切除术的 FAP 患者,硬纤维瘤被认为在患者的死亡中具有突出作用,并且胰周肿瘤是 FAP 患者结肠切除术后常见的致死原因[1]。

FAP 可能并非是与硬纤维瘤发生相关的唯一疾病。胃肠间质瘤(GIST)与硬纤维瘤发生之间有非随机的相关性;GIST 发病机制不包含 *CTNNB1* 突变,所以同一患者发生以上两种肿瘤的内在机制尚不明确[2]。两者的关联程度最好通过对大型的国立数据库如 SEER 或其他注册机构的调查来确定。FAP 也与颌骨骨瘤、表皮样囊肿、先天性视网膜色素上皮肥大发生相关,较少见的其他伴发恶性肿瘤有胃和甲状腺癌、壶腹和其他小肠癌、胆管癌、胰腺癌、肾上腺癌和儿童肝母细胞瘤,所有这些疾病都应该在这类患者及其相关家属的随访中考虑到。

10.1　临床表现

临床上常表现为位于四肢近端或腹壁的局限性固定、质硬肿块。当肿块发生在典型的发病部位,如产妇的腹壁或家族性息肉病患者的腹膜后,则需要警惕硬纤维瘤的可能[3,4]。

10.2 影像学表现

CT 和 MRI 均可用于诊断(图 10.4)。MRI 上 T2 信号强弱可以代表病灶中细胞的相对密度,即 T2 信号较亮的病灶,细胞较丰富,而较暗的病灶中胶原成分较多,代表肿瘤中有更多的胶原成分和非细胞区域[5,6]。我们已观察到硬纤维瘤的两种影像学表现,一种表现为结节状、表面偏圆形,另一种表现为肿瘤呈弥散分布,其触角延伸至周围组织。后一种类型最常见于肠系膜上的各种硬纤维瘤。

10.3 病理学诊断及分子病理

硬纤维瘤是肌纤维母细胞的增殖,使其有时很难与瘢痕组织、结节性筋膜炎或其他诊断进行鉴别(图 10.5)。如所预期,FAP 相关的硬纤维瘤被证实是由结肠腺瘤性息肉病(APC)基因突变或缺失造成。散发的硬纤维瘤通常伴有 CTNNB1 的突变,突变常见于 3 号外显子第 41

或 45 密码子[7]。APC 和 β-连环蛋白是 Wnt 信号通路的组成部分,APC 和 CTNNB1 的改变影响核内 β-连环蛋白的稳定,进而促使其与转录因子家族的 T 细胞因子/淋巴增强因子(TCF/LEF)结合。FAP 患者 APC 基因突变的具体位点决定了其发生硬纤维瘤或息肉及相关结肠癌的风险[8,9]。

据 Domont 等[10]报道,85%的硬纤维瘤带有 CTNNB1 突变,主要发生在 3 号外显子的第 41 或 45 密码子,该突变可作为一种诊断工具。此外,CTNNB1 突变的类型可作为一个预后预测因子。3 号外显子上的 S45F 突变提示高复发风险,而 CTNNB1 野生型或第 41 密码子突变提示低复发可能[7,11]。一项对肿瘤样本进行详细分析的研究明确发现,在散发性硬纤维瘤中,CTNNB1 的突变是普遍存在的,且在正常组织样本及肿瘤组织样本中存在等位基因突变频率的显著性差异[12]。

在硬纤维瘤复发和单纯的瘢痕组织难以鉴别时,免疫组化染色显示细胞核内 β-连环蛋白

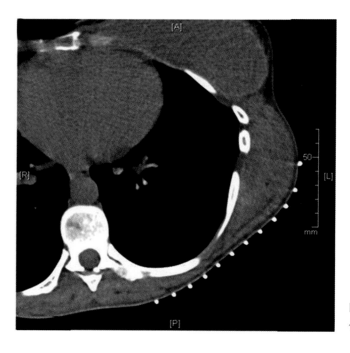

图 10.4 1 例左肩胛下硬纤维瘤的 CT 平扫图像(带有 CT 标记)。

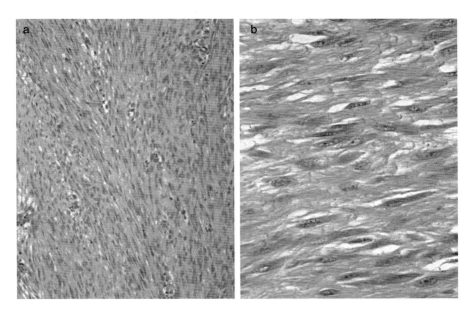

图 10.5　硬纤维瘤(深部纤维瘤)的光镜下表现,HE 染色。(a)低倍镜下显示均一的梭形细胞呈长交叉束状排列(100×)。(b)高倍镜图像显示梭形细胞的染色质散开、核仁小,被丰富的胶原基质所分隔。细胞通常缺乏提示为梭形细胞软组织肉瘤的深染或细胞多形性特征。

阳性是一个有用的辅助诊断指标(图 10.6)[13,14]。根据解剖位置不同,需要鉴别诊断的其他疾病包括结节性筋膜炎、纤维肉瘤、GIST、平滑肌肉瘤和其他肉瘤。其他一些可伴有 *CTNNB1* 突变的肿瘤包括皮肤毛母质癌、肝母细胞瘤和胰腺实性假乳头状瘤等,因此误诊的可能性很小。与乳腺癌表达 ER (雌激素受体)-α 不同的是,硬纤维瘤表达 ER-β。这也可能是一些硬纤维瘤对抗雌激素治疗敏感的原因[15]。

10.4　自然病程

硬纤维瘤的临床表现多变,这也是不同机构对该疾病的处理存在差异的原因之一[4,16,17]。

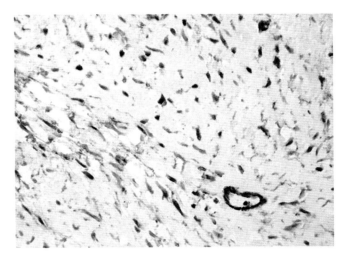

图 10.6　1 例腹部硬纤维瘤细胞核内 β-连环蛋白的免疫组化染色(200×)。

人们越来越认识到,对某些患者,保守的处理可能带来最好的结果。在一项中位随访时间超过2.5 年的研究中,对于最开始就诊于肿瘤外科的硬纤维瘤患者,超过 25% 的肿瘤被观察到了自行消退[18]。硬纤维瘤的临床行为可表现为一个无转移潜能但局部浸润性、持续性生长的病变。一些病灶仅缓慢生长,症状不明显,而其他病变呈持续进展。有些硬纤维瘤易于被广泛切除,而一些病变发生于手术困难的部位,如腋窝或靠近肠系膜根部,由于解剖结构的限制,造成了初始治疗的困难[3,4,19,20]。只有少数的硬纤维瘤是不可切除或需要截肢才能切除的。放疗或全身性治疗对硬纤维瘤可能有效,包括激素类药物、细胞毒化疗药或激酶特异性药物,如索拉非尼[21-23]。治疗中必须考虑到偶有硬纤维瘤患者的肿瘤发生自发性退缩的情况。然而,在迄今为止的大多数研究中,即使经过一系列治疗,患者仍会出现复发,或疾病控制不佳、恶化。解剖位置、与 FAP 的相关性、生长速度,以及是否使用了多种诊疗手段等方面的差异,使对不同系列患者的比较变得复杂。

10.5　治疗

硬纤维瘤的主要治疗手段为手术切除。然而,这种治疗决策必须仔细权衡病灶的侵袭性和手术过程可能造成的伤害[3,20,24-26]。对于一些患者来说,单纯观察随访是很好的标准处理[18,27,28]。对于因积极手术造成小肠切除后需要依靠静脉营养的硬纤维瘤患者,建议可考虑小肠自体或异体移植[29]。然而,需要强调的是,完整切除仍应本着最小伤害原则,无论是既往研究还是我们中心的经验均提示,小肠移植治疗肠系膜硬纤维瘤患者有较高的近期死亡率和远期腹腔外硬纤维瘤发病率。

鉴于这些肿瘤进展的风险不同,对于一些患者的治疗建议是采用"等待–观察"策略[18,27,28,30]。

对于更为惰性的病变,在体检及影像学检测可预测疾病进展的前提下,可通过定期体检和影像学检查进行随访[25]。需要强调的是,对手术持保守态度往往是硬纤维瘤治疗的可选项,在手术治疗有明显并发症时,应该考虑保守治疗。

10.6　复发的治疗

硬纤维瘤复发的治疗变得越来越保守。我们已经从非常积极的治疗转变为仅选择有症状的患者或有较大可能出现症状的患者进行治疗。毕竟硬纤维瘤不发生转移。然而,真正的挑战是小肠切除后疾病又有明显进展的患者,他们有潜在的死亡风险。如何区分哪些患者将出现进展,哪些患者的病程较为惰性,仍然是一个挑战。相对于 S45F 突变,野生型 *CTNNB1* 或3 号外显子第 41 密码子突变的硬纤维瘤患者预后更好,但他们只占患者的少数部分[7,31,32]。

对于切除可根治的患者,通常不推荐放疗。对于不可切除且有症状的复发患者,放疗起重要作用。Guadagnolo 等的一项研究报告指出,共有 41 例患者接受放疗,其中 68% 获得了有效的局部控制。推荐的剂量是使用缩野技术,通常 56Gy[33]。

10.7　全身治疗

尽管有许多有关非甾体抗炎药用于治疗硬纤维瘤的病例报道,我们并没有观察到这类药物有明显的疗效。有些"治疗反应"可能与既往报道中发生率可达 10%~15% 的肿瘤自发退缩有关。抗雌激素治疗是一种公认的治疗方法,对于肿瘤生长但相对无症状的患者来说,是不错的一线治疗[34,35]。1993 年,MD 安德森癌症中心首次报道了全身化疗的有效性,证实了达卡巴嗪联合多柔比星治疗的效果[22]。我们参考该报道和其他一些研究报道以寻找可能有效的药物。鉴于联合治疗明显增加了毒性,而缺乏被认可的协同作用, 我们将联合治疗拆解为单药治疗。其他系列文献报道了长春碱与甲氨蝶呤、长春瑞滨与甲氨蝶呤,或羟基脲的疗效[36-39]。

在 2009 年,我们报道了本中心系统治疗硬纤维瘤的经验(68 例患者,157 次治疗)[21]。在我们的研究中,最有效的药物包括蒽环类和雌激素拮抗剂。法国的一项回顾性分析进一步证实了蒽环类药物的疗效[40]。3~5 年无进展生存率通常可达 70%左右, 治疗有效的患者很少复发。另一篇综述报道[41],MD 安德森研究组探讨了全身治疗对不可切除硬纤维瘤患者的疗效。在 29 例接受全身治疗的患者中,有 1 例完全缓解,11 例部分缓解,2 例病情稳定。正如我们本中心及其他一些研究报道一样,由于疾病本身的自然病程不同,这些数据难以评估。在其他报道中,也仅有 1 例患者由于疾病进展难以控制而死亡。因此,再次强调权衡由治疗导致的不良反应和疾病本身所致的并发症及死亡风险是非常重要的。多种治疗中的任何一项干预措施都有可能是有效的(图 10.7)。

数项系列研究报道了伊马替尼治疗硬纤维瘤的疗效。虽然在一些患者中显示了持久的疗效,但根据实体类治疗反应评价标准(RECIST),其反应率仅有 6%~15%[42-45]。在我们中心治疗的患者中,伊马替尼的疗效不如蒽环类和抗雌激素类药物[21]。在少数几项前瞻性研究中,有一项研究报道了手术不可治愈或手术可能导致不恰当功能损害的患者接受了伊马替尼 300mg,每日两次的治疗,疗效评估在 2 个月和 4 个月时进行[42]。51 例入组患者的 4 个月无进展生存率为 94%(88%为确认后的数据),1 年的无进展生存率为 66%。研究结果显示,在这种缓慢生长、肿瘤有自发稳定特性的肿瘤中,所谓伊马替尼的疗效其实并无价值。因为 RECIST 评估确认的客观有效率仅 6%(51 例中 3 例)。

Skubitz 等最早报道了第二代小分子酪氨酸激酶抑制剂的疗效[46]。他们注意到 1 例伊马替尼治疗失败后的患者,接受舒尼替尼治疗有效[46]。我们观察到 1 例经索拉非尼治疗后临床获益的患者,虽然这是超适应证用药的病例。一项针对接受过索拉非尼治疗的患者的回顾性分析显示,其 RESIST 反应率似乎明显高于伊马替尼(约 30%),但这是一项回顾性分析。有一部分接受索拉非尼治疗 8~12 个月的患

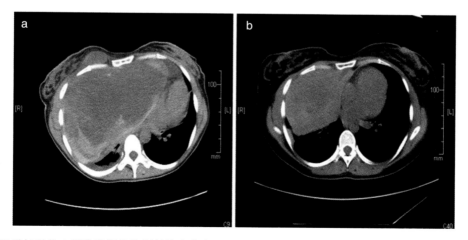

图 10.7　CT 平扫显示 1 例胸壁侵袭性硬纤维瘤伴有心血管压迫的 35 岁女性患者对索拉非尼的治疗反应。(a)治疗前。(b)索拉非尼治疗 28 个月后。

者,在停药后出现肿瘤进展,而另一些患者则得到了持续的肿瘤控制[47]。索拉非尼对于肢体硬纤维瘤的疗效优于其他部位,而 FAP 相关的患者疗效最差。*CTNNB1* 或 *APC* 基因突变与索拉非尼或蒽环类疗效之间的关系尚不明确。另一个有趣的现象是,Ⅰ 期和 Ⅱ 期临床研究显示硬纤维瘤患者对 γ 分泌酶抑制剂(Notch 信号通路抑制剂)敏感,这至少在一定程度上是符合逻辑的,因为 γ-分泌酶的表达至少部分由 β-连环蛋白信号转导控制。在 γ-分泌酶抑制剂 PF03084014 的 Ⅰ 期试验中观察到了疗效[48]。在后续的 Ⅱ 期研究中,其疗效也被证实[49]。然而,截至 2016 年,没有关于 γ-分泌酶抑制剂或其他同类药物的进一步研究数据。培唑帕尼和其他酪氨酸激酶抑制剂也被证明可能对硬纤维瘤有效,但这一假设需要前瞻性证据证实(表10.1)。

10.8   观察性治疗

越来越多的医生选择对患者采取随访观察。在一项包括 142 例患者的研究中,83 例患者接受观察,59 例患者进行各种医学治疗,治疗组中 47% 接受长春碱/甲氨蝶呤化疗,34%接

受激素治疗。观察组中 19% 是年轻患者,大多是女性,无症状[25]。结果显示各组间的无进展生存率没有差异(图 10.8)。图 10.9 所示为 1 例随访了 15 年的骨盆和臀部硬纤维瘤患者,最初曾建议行半骨盆切除术,最终仅进行了观察随访。

10.9   放射治疗

在历史上,放疗被广泛应用于病灶持续存在的患者中,特别是切缘阳性的患者。然而,现在明确的是,至少有 2/3 切缘阳性的患者并不会复发,故不建议对患者统一使用放疗,尤其是年轻患者[4,50,51]。放射治疗可以用于不能手术切除患者的症状控制。

10.10   治疗失败模式

如上所述,硬纤维瘤是一种局部浸润性病变。治疗失败模式很大程度上取决于初始病变的情况。已有关于多灶性病变的报道[24],但很难理解一个前体细胞复制累及肢体多部位的生物学基础。多发性硬纤维瘤多见于年轻女性,累及远侧肢体的近端和远端,复发很常见。随着年龄的增长,这些病灶发展更为惰性,提示

表10.1   硬纤维瘤/深部纤维瘤的推荐治疗方案[a]

原发肿瘤	选择性地对部分患者进行观察;无严重手术并发症可外科手术。若患者为局部进展期且复发风险高,考虑后续全身治疗
原发肿瘤切除后的辅助治疗	切缘明显阳性的患者可考虑放疗,但需考虑到硬纤维瘤不发生远处转移及放疗的长期并发症
复发肿瘤	观察、手术或全身治疗
多灶性,或复发,或不能切除的肿瘤(或必须截肢才能切除的肿瘤):一线方案	雌激素拮抗剂(他莫昔芬、托瑞米芬、阿那曲唑、来曲唑、促性腺激素释放激素激动剂)
其他治疗效果不佳的复发性腹腔内硬纤维瘤	聚乙二醇化脂质体多柔比星(Doxil/Caelyx)、多柔比星、多柔比星-达卡巴嗪等一线治疗;其他有效的药物包括甲氨蝶呤、长春瑞滨。作者不认为羟基脲有效。没有奥拉单抗的数据
其他治疗效果不佳的肢体硬纤维瘤	索拉非尼或其他酪氨酸激酶抑制剂;上述全身性治疗药物

[a] 注:如有可能,推荐参加新药研究临床试验,尤其是 Notch 通路的抑制剂。

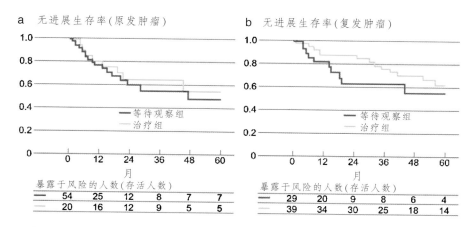

图 10.8 (a)原发性和(b)复发性硬纤维瘤患者的无进展生存率。患者分为观察组(深色线)和治疗组(浅色线)。经过一段中位时间超过 2~3 年的随访，仅有一部分患者出现肿瘤进展。(From: Fiore M, Rimareix F, Mariani L, et al. Ann Surg Oncol 2009;16(9):2587–2593.)

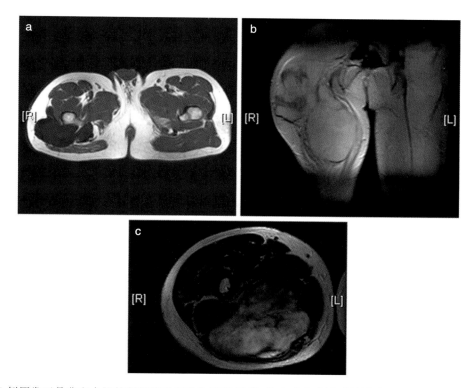

图 10.9 1 例原发于骨盆和大腿的硬纤维瘤患者的 MRI 图像。该患者在确诊时曾被建议行半骨盆切除术。但在 15 年的随访过程中,未观察到肿瘤发生变化。

可能与激素相关,虽然这个假设未经证实。抗雌激素药物对多发性硬纤维瘤的疗效不佳,也使得学者们对多发性硬纤维瘤与雌激素信号间的关系提出了质疑。

10.11　预后

MSKCC 初发患者的局部无病生存率见图 10.10,复发率为 40%。部位相关的局部无复发生存率见图 10.11,疾病特异性生存率见图 10.12。

镜下切缘与复发的关系是一个备受争议的话题(表 10.2),对于接受了再次手术切除的病例或接受了放疗的病例,很难进行评估。再手术和放疗这两种治疗方式的选择偏倚使针对结果的分析变得困难。然而,一旦患者有复发,一般多会再次复发。也许更大的难点是需要了解为什么有些切缘阳性的患者不会复发。虽然患者的局部复发率接近 25%,但需要重视的是患者的自然病程其实是很长的。肿瘤的部位和切缘情况与复发的关系见图 10.13 和图 10.14。

一项研究[41]对在 2 个时间段(1995—2005

年和 1965—1994 年)中的两组共 189 例患者进行了分析。数据显示在后一时间段中使用了更多的全身治疗,局部复发率有所改善。在缺乏随机试验的情况下,这些数据难以验证。该文章作者的建议是,切缘阳性的患者术后需接受放射治疗,而那些有明显手术致残风险的患者应该接受术前放疗。但我们并未采纳这种观点,因为即使切缘阳性的患者,其在整个疾病

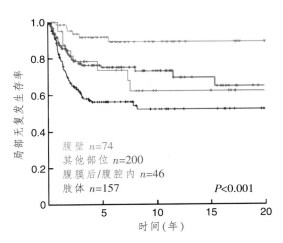

图 10.11　硬纤维瘤/深部纤维瘤(包括原发和局部复发)成年患者不同原发部位的局部无病生存率。MSKCC 7/1/1982–6/30/2010,n=477。

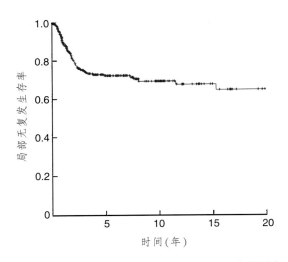

图 10.10　原发硬纤维瘤/深部纤维瘤成年患者的局部无病生存率。MSKCC 7/1/1982–6/30/2010,n=361。

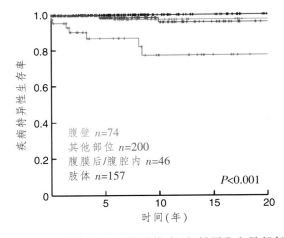

图 10.12　硬纤维瘤/深部纤维瘤(包括原发和局部复发)成年患者不同原发部位的疾病特异性生存率。MSKCC 7/1/1982–6/30/2010,n=477。

表10.2　大样本(*n*>100)研究中位于肢体和躯干硬纤维瘤患者的局部复发率

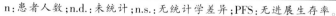

作者	年份	病例数	原发硬纤维瘤 例数(*n*)	复发硬纤维瘤 例数(*n*)	中位随访 时间(月)	R0 切除术后 5 年 PFS(%)	R1 切除术后 5 年 PFS(%)	*P* 值
Posner 等[17]	1989	128	78	53	88	85	50	0.002
Merchant 等[4]	1998	105	105	–	49	70	78	0.51
Ball 等[54]	1999	189	85	104	112	75	50	0.003
Gronchi 等[55]	2003	203	128	–	130	82	79	0.5
			–	75	153	65	47	0.16
Stoeckle 等[56]	2008	106	69	37	123	n.d.	n.d.	–
Fiore 等[25]	2009	142	74	68	33	n.d.	n.d.	–
Salas 等[52]	2011	426	426	–	52	64	62	n.s.

n：患者人数；n.d.：未统计；n.s.：无统计学差异；PFS：无进展生存率。

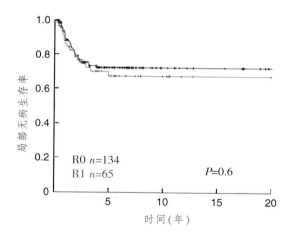

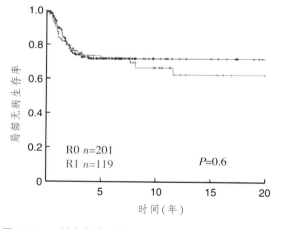

图 10.13　肢体和躯干原发硬纤维瘤/深部纤维瘤成年患者的局部无病生存率，按原发部位的切缘情况分组（R0 和 R1）。MSKCC 7/1/1982–6/30/2010,*n*=199。

图 10.14　所有部位原发硬纤维瘤/深部纤维瘤成年患者的局部无病生存率,按原发部位的切缘情况分组（R0和 R1）。MSKCC 7/1/1982–6/30/2010,*n*=319。

过程中的复发概率也仅为 30%[4]。我们认为使用放疗最多使局部复发率从 30% 降到 15%,因此很难证明所有的患者统一使用放疗可以获益(图 10.15)。

一项最近来自欧洲的研究,对硬纤维瘤切除后的预后因素进行了分层分析[52]。在多因素分析中,年龄、肿瘤大小和肿瘤部位均为独立的危险因素。根据各项不良预后因素[就诊时年龄>37 岁(粗 HR:1.97)、肿块>7cm(粗 HR：1.64)、原发腹部外(原发腹壁为较低风险组,HR：2.55)]

进行评分,将患者分为 3 个不同的局部复发风险组(0~1、2、3 个危险因素)。多变量分析显示,病灶位于腹腔内的患者,其预后劣于病灶位于腹壁的患者,但在多变量分析时,也仅有"腹腔内"这一个部位显示出预后较差的趋势(HR：1.95,*P*=0.084)。如果把是否伴有 β-连环蛋白基因突变的分子分型数据和临床数据结合起来,也许会有更大的价值。

我们最近一次对单中心 495 例患者(382 例初发患者,113 例复发患者)的分析显示[53],

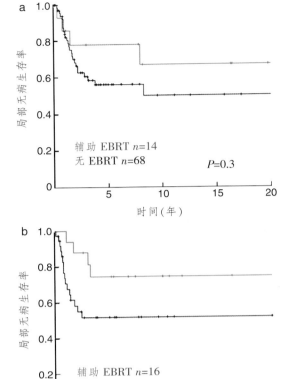

图 10.15 硬纤维瘤/肢体深部纤维瘤成年患者原发灶的局部无病生存率。(a)R0 切除,*n*=82。(b)R1 切除,*n*=57。按是否使用外放射治疗分组。MSKCC 7/1/1982–6/30/2010。EBRT:外放射治疗。

10 年内的总体局部复发率为 30%,90%的复发是在 5 年内发生的。死亡率<2%,且均发生在 R2 切除患者。

预测复发的一个重要因素是病变部位。原发于肢体的患者的复发风险大于原发于胸壁、腹腔内、其他部位及腹壁的患者。年龄<25 岁和>65 岁的患者更容易复发。病变>10cm 是影响复发的一个重要危险因素。镜下切缘阳性(R1)不能作为复发风险增高的预后因素,我们也未证实放疗使这部分患者获益。事实上,放疗应用的减少(1996 年后的使用率为 7%,1996 年前为 30%)并未造成对局部复发的影响。这些因素使我们建立了预测复发的列线图[53]。在 439 例接受完全切除的患者中,100 例(23%)局部复发。5 年局部无复发生存率是 69%。8 例患者在 R2 切除后死亡。在多因素分析中,影响局部复发风险的因素有四肢部位、年龄轻、肿瘤大,但与切缘状况及是否放疗无关。未来的复发风险预测列线图应该纳入其他研究中发现的相关分子指标。更具挑战性的工作是,发现患者硬纤维瘤侵袭程度不同的特定生物学原因[49]。

(李伟 译 王志明 校)

参考文献

1. Half E, Bercovich D, Rozen P. Familial adenomatous polyposis. Orphanet J Rare Dis. 2009;4:22.
2. Dumont AG, Rink L, Godwin AK, et al. A nonrandom association of gastrointestinal stromal tumor (GIST) and desmoid tumor (deep fibromatosis): case series of 28 patients. Ann Oncol. 2012;23:1335–40.
3. Smith AJ, Lewis JJ, Merchant NB, et al. Surgical management of intra-abdominal desmoid tumours. Br J Surg. 2000;87:608–13.
4. Merchant NB, Lewis JJ, Woodruff JM, et al. Extremity and trunk desmoid tumors: a multifactorial analysis of outcome. Cancer. 1999;86:2045–52.
5. Sundaram M, Duffrin H, McGuire MH, et al. Synchronous multicentric desmoid tumors (aggressive fibromatosis) of the extremities. Skeletal Radiol. 1988;17:16–9.
6. Sundaram M, McGuire MH, Herbold DR. Magnetic resonance imaging of soft tissue masses: an evaluation of fifty-three histologically proven tumors. Magn Reson Imaging. 1988;6:237–48.
7. Lazar AJ, Tuvin D, Hajibashi S, et al. Specific mutations in the beta-catenin gene (CTNNB1)

correlate with local recurrence in sporadic desmoid tumors. Am J Pathol. 2008;173:1518–27.

8. Davies DR, Armstrong JG, Thakker N, et al. Severe Gardner syndrome in families with mutations restricted to a specific region of the APC gene. Am J Hum Genet. 1995;57:1151–8.

9. Caspari R, Olschwang S, Friedl W, et al. Familial adenomatous polyposis: desmoid tumours and lack of ophthalmic lesions (CHRPE) associated with APC mutations beyond codon 1444. Hum Mol Genet. 1995;4:337–40.

10. Domont J, Benard J, Lacroix L, et al. Detection of {beta}-catenin mutations in primary extra-abdominal fibromatosis (EAF): an ancillary diagnostic tool. J Clin Oncol. 2008;26:10518.

11. Lazar AJ, Hajibashi S, Lev D. Desmoid tumor: from surgical extirpation to molecular dissection. Curr Opin Oncol. 2009;21:352–9.

12. Crago AM, Chmielecki J, Rosenberg M, et al. Near universal detection of alterations in CTNNB1 and Wnt pathway regulators in desmoid-type fibromatosis by whole-exome sequencing and genomic analysis. Genes Chromosomes Cancer. 2015;54:606–15.

13. Alman BA, Li C, Pajerski ME, et al. Increased beta-catenin protein and somatic APC mutations in sporadic aggressive fibromatoses (desmoid tumors). Am J Pathol. 1997;151:329–34.

14. Carlson JW, Fletcher CD. Immunohistochemistry for beta-catenin in the differential diagnosis of spindle cell lesions: analysis of a series and review of the literature. Histopathology. 2007;51:509–14.

15. Deyrup AT, Tretiakova M, Montag AG. Estrogen receptor-beta expression in extraabdominal fibromatoses: an analysis of 40 cases. Cancer. 2006;106:208–13.

16. Rock MG, Pritchard DJ, Reiman HM, et al. Extra-abdominal desmoid tumors. J Bone Joint Surg Am. 1984;66:1369–74.

17. Posner MC, Shiu MH, Newsome JL, et al. The desmoid tumor. Not a benign disease. Arch Surg. 1989;124:191–6.

18. Bonvalot S, Ternes N, Fiore M, et al. Spontaneous regression of primary abdominal wall desmoid tumors: more common than previously thought. Ann Surg Oncol. 2013;20:4096–102.

19. Gaposchkin CG, Bilsky MH, Ginsberg R, et al. Function-sparing surgery for desmoid tumors and other low-grade fibrosarcomas involving the brachial plexus. Neurosurgery. 1998;42:1297–301; discussion 1301–3.

20. Lewis JJ, Boland PJ, Leung DH, et al. The enigma of desmoid tumors. Ann Surg. 1999;229:866–72; discussion 872–3.

21. Pires de Camargo V, Keohan ML, D'Adamo DR, et al. Clinical outcomes of systemic therapy for patients with deep fibromatosis (desmoid tumor). Cancer. 2010;116:2258–65.

22. Patel SR, Evans HL, Benjamin RS. Combination chemotherapy in adult desmoid tumors. Cancer. 1993;72:3244–7.

23. Patel SR, Benjamin RS. Desmoid tumors respond to chemotherapy: defying the dogma in oncology. J Clin Oncol. 2006;24:11–2.

24. Fong Y, Rosen PP, Brennan MF. Multifocal desmoids. Surgery. 1993;114:902–6.

25. Fiore M, Rimareix F, Mariani L, et al. Desmoid-type fibromatosis: a front-line conservative approach to select patients for surgical treatment. Ann Surg Oncol. 2009;16:2587–93.

26. Bonvalot S, Eldweny H, Haddad V, et al. Extra-abdominal primary fibromatosis: aggressive management could be avoided in a subgroup of patients. Eur J Surg Oncol. 2008;34:462–8.

27. Colombo C, Miceli R, Le Pechoux C, et al. Sporadic extra abdominal wall desmoid-type fibromatosis: surgical resection can be safely limited to a minority of patients. Eur J Cancer. 2015;51:186–92.

28. Gronchi A, Colombo C, Le Pechoux C, et al. Sporadic desmoid-type fibromatosis: a stepwise approach to a non-metastasising neoplasm—a position paper from the Italian and the French Sarcoma Group. Ann Oncol. 2014;25:578–83.

29. Tryphonopoulos P, Weppler D, Levi DM, et al. Transplantation for the treatment of intra-abdominal fibromatosis. Transplant Proc. 2005;37:1379–80.

30. Kasper B, Baumgarten C, Bonvalot S, et al. Management of sporadic desmoid-type fibromatosis: a European consensus approach based on patients' and professionals' expertise—a sarcoma patients EuroNet and European Organisation for Research and Treatment of Cancer/Soft Tissue and Bone Sarcoma Group initiative. Eur J Cancer. 2015;51:127–36.

31. Colombo C, Miceli R, Lazar AJ, et al. CTNNB1 45F mutation is a molecular prognosticator of increased postoperative primary desmoid tumor recurrence: an independent, multicenter validation study. Cancer. 2013;119:3696–702.

32. van Broekhoven DL, Verhoef C, Grunhagen DJ, et al. Prognostic value of CTNNB1 gene mutation in primary sporadic aggressive fibromatosis. Ann Surg Oncol. 2015;22:1464–70.

33. Guadagnolo BA, Zagars GK, Ballo MT. Long-term outcomes for desmoid tumors treated with radiation therapy. Int J Radiat Oncol Biol Phys. 2008;71:441–7.

34. Bus PJ, Verspaget HW, van Krieken JH, et al. Treatment of mesenteric desmoid tumours with the anti-oestrogenic agent toremifene: case histories and an overview of the literature. Eur J Gastroenterol Hepatol. 1999;11:1179–83.
35. Kinzbrunner B, Ritter S, Domingo J, et al. Remission of rapidly growing desmoid tumors after tamoxifen therapy. Cancer. 1983;52:2201–4.
36. Meazza C, Bisogno G, Gronchi A, et al. Aggressive fibromatosis in children and adolescents: the Italian experience. Cancer. 2010;116:233–40.
37. Bertagnolli MM, Morgan JA, Fletcher CD, et al. Multimodality treatment of mesenteric desmoid tumours. Eur J Cancer. 2008;44:2404–10.
38. Weiss AJ, Horowitz S, Lackman RD, et al. Therapy of desmoid tumors and fibromatosis using vinorelbine. Am J Clin Oncol. 1999;22:193–5.
39. Meazza C, Casanova M, Trecate G, et al. Objective response to hydroxyurea in a patient with heavily pre-treated aggressive fibromatosis. Pediatr Blood Cancer. 2010;55:587–8.
40. Garbay D, Le Cesne A, Penel N, et al. Chemotherapy in patients with desmoid tumors: a study from the French Sarcoma Group (FSG). Ann Oncol. 2012;23:182–6.
41. Lev D, Kotilingam D, Wei C, et al. Optimizing treatment of desmoid tumors. J Clin Oncol 2007;25:1785–91.
42. Chugh R, Wathen JK, Patel SR, et al. Efficacy of imatinib in aggressive fibromatosis: results of a phase II multicenter Sarcoma Alliance for Research through Collaboration (SARC) Trial. Clin Cancer Res. 2010;16:4884–91.
43. de Camargo VP, Keohan ML, D'Adamo DR, et al. Clinical outcomes of systemic therapy for patients with deep fibromatosis (desmoid tumor). Cancer. 2010;116:2258–65.
44. Heinrich MC, Joensuu H, Demetri GD, et al. Phase II, open-label study evaluating the activity of imatinib in treating life-threatening malignancies known to be associated with imatinib-sensitive tyrosine kinases. Clin Cancer Res. 2008;14:2717–25.
45. Penel N, Le Cesne A, Bui BN, et al. Imatinib for progressive and recurrent aggressive fibromatosis (desmoid tumors): an FNCLCC/French Sarcoma Group phase II trial with a long-term follow-up. Ann Oncol. 2011;22:452–7.
46. Skubitz KM, Manivel JC, Clohisy DR, et al. Response of imatinib-resistant extra-abdominal aggressive fibromatosis to sunitinib: case report and review of the literature on response to tyrosine kinase inhibitors. Cancer Chemother Pharmacol. 2009;64:635–40.
47. Gounder MM, Lefkowitz RA, Keohan ML, et al. Activity of Sorafenib against desmoid tumor/deep fibromatosis. Clin Cancer Res. 2011;17:4082–90.
48. Messersmith WA, Shapiro GI, Cleary JM, et al. A Phase I, dose-finding study in patients with advanced solid malignancies of the oral gamma-secretase inhibitor PF-03084014. Clin Cancer Res. 2015;21:60–7.
49. Kummar S, Do KT, O'Sullivan Coyne GH, et al. Phase II trial of PF-03084014 in adults with desmoid tumors/aggressive fibromatosis. J Clin Oncol. 2015;33:10563.
50. Hosalkar HS, Fox EJ, Delaney T, et al. Desmoid tumors and current status of management. Orthop Clin North Am. 2006;37:53–63.
51. Seinfeld J, Kleinschmidt-Demasters BK, Tayal S, et al. Desmoid-type fibromatoses involving the brachial plexus: treatment options and assessment of c-KIT mutational status. J Neurosurg. 2006;104:749–56.
52. Salas S, Dufresne A, Bui B, et al. Prognostic factors influencing progression-free survival determined from a series of sporadic desmoid tumors: a wait-and-see policy according to tumor presentation. J Clin Oncol. 2011;29:3553–8.
53. Crago AM, Denton B, Salas S, et al. A prognostic nomogram for prediction of recurrence in desmoid fibromatosis. Ann Surg. 2013;258:347–53.

第11章

孤立性纤维瘤／血管外皮瘤

孤立性纤维瘤(solitary fibrous tumor,SFT)可发生于任何年龄(图11.1)和任何部位(图11.2)。孤立性纤维瘤/血管外皮瘤(hemangiopericytoma,HPC)代表了一系列肿瘤,从良性梭形细胞瘤到具有高度有丝分裂象和明显转移倾向的组织学恶性肿瘤。SFT/HPC可发生于胸膜、软组织和硬脑膜。

发生于胸膜的孤立性纤维瘤旧称纤维性间皮瘤,但此肿瘤与间皮细胞(或与石棉暴露史)无关。从细胞起源或分化路线来看,由于缺乏肌动蛋白反应性,SFC/HPC细胞非常类似于成纤维细胞,而后者常见于典型的血管旁外周细胞中[1,2]。免疫组化方面SFT/HPC表现为CD34阳性,Bcl-2和CD99多为阳性,最近研究发现

还有STAT6表达(见下文)。由于不管肿瘤原发部位在何处,均可观察到SFT和HPC具有基因表达的关联模式,因此二者可能为共同起源(图11.3)[3]。这个假设随后通过RNA测序的应用而被证实,该测序方法在大多数SFT/HPC病例中确认了一种经常出现的NAB2-STAT6融合物,而这种情况与肿瘤的恶性程度和解剖位置无关,符合共同的发病机制[4]。基于这个基因特征,STAT6核免疫反应现在用作主要的辅助试验来证实诊断[5]。NAB2-STAT6融合物的不同类型也可以解释该肿瘤家族生物学行为的差异[6]。

SFT/HPC的典型特征是肿瘤生长缓慢,可以长达数年而几乎没有明显症状,到肿瘤很大时才被发现[7]。显微镜下有丝分裂象>4个或10

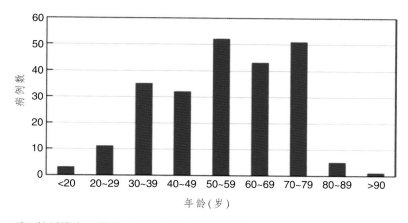

图11.1 孤立性纤维瘤/血管外皮瘤成年患者的年龄分布。MSKCC 7/1/1982-6/30/2010,n=233。

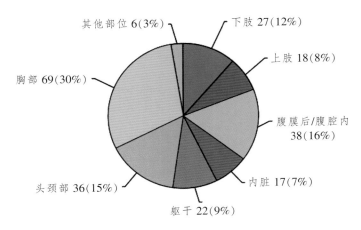

图 11.2 孤立性纤维瘤/血管外皮瘤成年患者的原发部位分布。MSKCC 7/1/1982–6/30/2010, n=233。

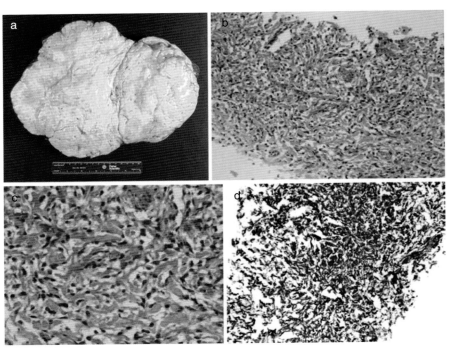

图 11.3 恶性孤立性纤维瘤。(a)大体病理。(b)低倍视野(100×)。(c)高倍视野(HE 染色,400×)。(d)孤立性纤维瘤 CD34 免疫组化染色。

个高倍视野可定义为有高度侵袭性表现的 SFT/HPC("恶性"SFT/HPC),其发生转移的风险更高[8],而缺乏明显恶性改变的肿瘤发生转移的风险则很低(图 11.4 和图 11.5)。

11.1 Doege–Potter 综合征

这是一种副瘤综合征,患者会出现低血

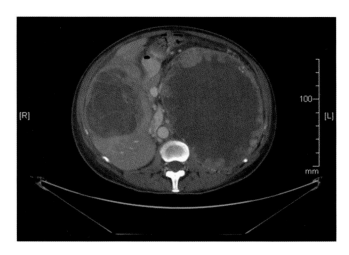

图 11.4　1 例巨大恶性孤立性纤维瘤伴肝脏转移的增强 CT 图，2 枚大病灶中央均可见大片坏死改变。

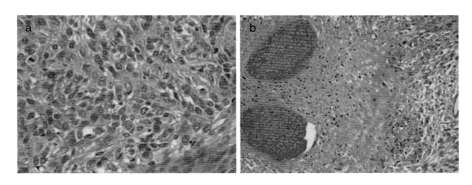

图 11.5　低侵袭性的恶性孤立性纤维瘤分化特点。(a)有丝分裂象增多(5 个或 10 个高倍视野)。(b)局部坏死。

糖。该综合征常与孤立性纤维瘤(之前被认为是血管外皮瘤)的存在有关。这种低血糖是肿瘤分泌一种胰岛素样生长因子的结果。1930年由 Doege 首次报告[9]。而 Potter 在同时有相似报告[10,11]。该综合征是非常罕见的，可同时发生在良性和恶性的孤立性纤维瘤。然而，实际上只有<5%的孤立性纤维瘤有相关的低血糖，这些都是有丝分裂率高的大肿瘤，并且症状会随着肿瘤的切除而消退。

11.2　首选治疗

治疗首选外科手术，对于那些体积较大的

胸膜带蒂肿瘤，其切除会比预期的更容易。由于 R0 切除的肿瘤特别是良性肿瘤的局部原位复发的风险相对较低，因此放疗一般不作为首选治疗的一部分。对于恶性变的肿瘤，一些专家主张辅助放射治疗，因其具有优良的局部控制效果[12]。辅助化疗不用于这些肿瘤，其中诸多肿瘤不会复发，而那些可能复发的肿瘤往往在很长一段时间后才会复发。

11.3　远处转移的全身治疗

远处转移常发生在疾病初始诊断的 10~20年后，常见于骨、肺和肝。放射治疗可以用于特定疼痛部位的典型骨转移灶。

至于全身治疗，根据我们的经验，蒽环类药物无效，但异环磷酰胺联合或不联合顺铂至少有一定效果。来自米兰 Stacchiotti 及其同事，以及 MD 安德森癌症中心的数据更好地定义了这些肉瘤的治疗范围[13]。

达卡巴嗪单药可在这类肿瘤中起作用[14]。有关抗血管生成化合物的研究结果已产生，例如使用舒尼替尼[7,15,16]、培唑帕尼[17]、索拉非尼[18]和贝伐单抗(后者联用替莫唑胺)[19]后，影像扫描可发现肿瘤血供因此减少，但大多数患者并不伴有肿瘤大小的改变。这种现象("Choi 反应")也可在使用伊马替尼和其他酪氨酸激酶抑制剂的 GIST 患者中观察到[20]，一旦肿瘤血管再度激活就会导致疾病进展，如同 GIST 一样。最近，Doege-Potter 综合征[11,20,21]研究方面的突破促成了治疗该肿瘤新方法的出现，因为该综合征是由于 SFT/HPC 过度分泌异常的 IGF-2 而导致的低血糖。由于 IGF-2 可结合 IGF-1 受体(IGF1R)，推测 IGF1R 抑制剂可能在 SFT/HPC 治疗中有效，这一假说至少在诊断为该肿瘤远处转移的少量患者中得到了验证(表 11.1)[22]。IGF-2 的表达与染色体重构标志物[如组蛋白 3 赖氨酸 4(H3K4)甲基化状态]之间是否有关还不清楚，这一问题尚需深入研究[15]。未来生物学上另一个值得研究的环节是 STAT6 信号的阻断，这对肉瘤家族研究的发展和维持至关重要。

11.4　预后

169 例原发性 SFT 患者局部复发情况详见图 11.6，疾病特异性生存率详见图 11.7。复发/转移的风险大多局限于那些发生恶性变化的 SFT/HPC 患者中。未发生恶性变化的 SFT/HPC 复发风险非常低。

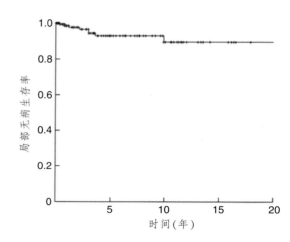

图 11.6　所有部位的孤立性纤维瘤成年患者的局部无病生存率。MSKCC 7/1/1982-6/30/2010，n=169。

表11.1　孤立性纤维瘤/血管外皮瘤患者全身治疗推荐方案

诊疗方案		说明[a]
新辅助/辅助化疗		由于复发风险低，转移灶对传统化疗缓解率较低，故不予化疗
转移疾病	一线治疗	培唑帕尼或类似的多靶点酪氨酸激酶抑制剂；贝伐单抗与替莫唑胺；多柔比星+奥拉单抗已获批准，但在此特定诊断的疾病中基本未经验证，注意多柔比星作为单一药物最多具有轻微的活性
	二线治疗	以异环磷酰胺为基础的治疗。吉西他滨-多西他赛似乎没有活性。截至 2016 年，免疫检查点抑制剂在 SFT 中未经验证

[a] 如果条件允许应该进行临床试验，特别是针对 IGF-1 受体信号传导或表观遗传靶点的药物。

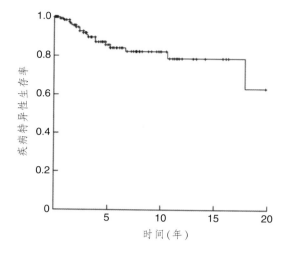

图 11.7　所有部位的孤立性纤维瘤成年患者的疾病特异性生存率。MSKCC 7/1/1982–6/30/3010，n=169。

（王成刚　龚高全　译　王志明　校）

参考文献

1. Porter PL, Bigler SA, McNutt M, et al. The immunophenotype of hemangiopericytomas and glomus tumors, with special reference to muscle protein expression: an immunohistochemical study and review of the literature. Mod Pathol. 1991;4:46–52.
2. Miettinen M. Antibody specific to muscle actins in the diagnosis and classification of soft tissue tumors. Am J Pathol. 1988;130:205–15.
3. Hajdu M, Singer S, Maki RG, et al. IGF2 over-expression in solitary fibrous tumours is independent of anatomical location and is related to loss of imprinting. J Pathol. 2010;221:300–7.
4. Robinson DR, Wu YM, Kalyana-Sundaram S, et al. Identification of recurrent NAB2-STAT6 gene fusions in solitary fibrous tumor by integrative sequencing. Nat Genet. 2013;45:180–5.
5. Demicco EG, Harms PW, Patel RM, et al. Extensive survey of STAT6 expression in a large series of mesenchymal tumors. Am J Clin Pathol. 2015;143:672–82.
6. Tai HC, Chuang IC, Chen TC, et al. NAB2-STAT6 fusion types account for clinicopathological variations in solitary fibrous tumors. Mod Pathol. 2015;28:1324–35.
7. Gold JS, Antonescu CR, Hajdu C, et al. Clinicopathologic correlates of solitary fibrous tumors. Cancer. 2002;94:1057–68.
8. Espat NJ, Lewis JJ, Leung D, et al. Conventional hemangiopericytoma: modern analysis of outcome. Cancer. 2002;95:1746–51.
9. Doege KW. Fibro-sarcoma of the mediastinum. Ann Surg. 1930;92:955–60.
10. Potter RP. Intrathoracic tumors. Case report. Radiology. 1930;14:60–1.
11. Roy TM, Burns MV, Overly DJ, et al. Solitary fibrous tumor of the pleura with hypoglycemia: the Doege-Potter syndrome. J Ky Med Assoc. 1992;90:557–60.
12. Bishop AJ, Zagars GK, Demicco EG, et al. Soft tissue solitary fibrous tumor: combined surgery and radiation therapy results in excellent local control. Am J Clin Oncol. 2015. doi:10.1097/COC.0000000000000218.
13. Stacchiotti S, Libertini M, Negri T, et al. Response to chemotherapy of solitary fibrous tumour: a retrospective study. Eur J Cancer. 2013;49:2376–83.
14. Stacchiotti S, Tortoreto M, Bozzi F, et al. Dacarbazine in solitary fibrous tumor: a case series analysis and preclinical evidence vis-a-vis temozolomide and antiangiogenics. Clin Cancer Res. 2013;19:5192–201.
15. Stacchiotti S, Negri T, Palassini E, et al. Sunitinib malate and figitumumab in solitary fibrous tumor: patterns and molecular bases of tumor response. Mol Cancer Ther. 2010;9:1286–97.
16. George S, Merriam P, Maki RG, et al. Multicenter phase II trial of sunitinib in the treatment of nongastrointestinal stromal tumor sarcomas. J Clin Oncol. 2009;27:3154–60.
17. Stacchiotti S, Tortoreto M, Baldi GG, et al. Preclinical and clinical evidence of activity of pazopanib in solitary fibrous tumour. Eur J Cancer. 2014;50:3021–8.

18. Domont J, Massard C, Lassau N, et al. Hemangiopericytoma and antiangiogenic therapy: clinical benefit of antiangiogenic therapy (sorafenib and sunitinib) in relapsed malignant haemangioperyctoma/solitary fibrous tumour. Invest New Drugs. 2010;28:199–202.
19. Park MS, Patel SR, Ludwig JA, et al. Activity of temozolomide and bevacizumab in the treatment of locally advanced, recurrent, and metastatic hemangiopericytoma and malignant solitary fibrous tumor. Cancer. 2011;117:4939–47.
20. Choi H, Charnsangavej C, Faria SC, et al. Correlation of computed tomography and positron emission tomography in patients with metastatic gastrointestinal stromal tumor treated at a single institution with imatinib mesylate: proposal of new computed tomography response criteria. J Clin Oncol. 2007;25:1753–9.
21. Chamberlain MH, Taggart DP. Solitary fibrous tumor associated with hypoglycemia: an example of the Doege-Potter syndrome. J Thorac Cardiovasc Surg. 2000;119:185–7.
22. Baldwin RS. Hypoglycemia with neoplasia (Doege-Potter syndrome). Wis Med J. 1965;64:185–9.

第 12 章

纤维肉瘤及其特殊亚型

纤维肉瘤可以发生在各个年龄(图 12.1)和身体的任何部位(图 12.2)。在免疫组化技术出现之前,纤维肉瘤是一种非常流行的诊断,是软组织肉瘤最常见的类型之一。随着免疫组化和分子技术的发展,现在很少会给出"纤维肉瘤"这样一个病理诊断,这种诊断的名称更多意味着肿瘤细胞起源于成纤维细胞。随着诊断技术的日益成熟,越来越多的纤维母细胞肉瘤亚型被鉴别和发现,所有的肿瘤都相对罕见,但也有一些显示出独特的分子异常。

对软组织肉瘤患者初始治疗的标准方案通常是手术,对部分患者是放疗,但相较那些更常见的肿瘤,对这些肉瘤亚型的化疗经验相对较少。除隆突性皮肤纤维肉瘤外,本章提出

的治疗建议都只是暂时性的,我们更希望这些建议能成为一个起点,从而进一步开展针对这类肿瘤有前景的及前瞻性的临床试验。

12.1 结局

所有原发性纤维肉瘤的局部复发率详见图 12.3,原发肿瘤的疾病特异性生存率详见图 12.4。肿瘤转移是经过验证的,但也仅仅影响少数原发患者,尽管部分患者很晚才出现复发。

12.2 隆突性皮肤纤维肉瘤

总体来讲,隆突性皮肤纤维肉瘤(dermatofibrosarcoma protuberans,DFSP)是最常见的纤维

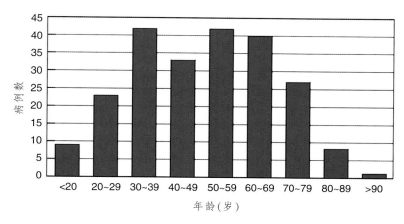

图 12.1 纤维肉瘤(除外隆突性皮肤纤维肉瘤)成年患者的年龄分布。MSKCC 7/1/1982–6/30/2010,n=225。

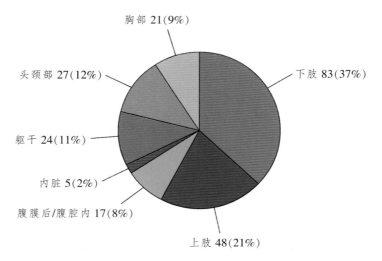

图 12.2　纤维肉瘤(除外隆突性皮肤纤维肉瘤)在成年患者中原发部位分布。MSKCC 7/1/1982–6/30/2010,n=225。

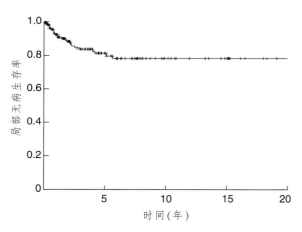

图 12.3　原发性纤维肉瘤(除外隆突性皮肤纤维肉瘤)成年患者的局部无病生存率。MSKCC 7/1/1982–6/30/2010,n=164。

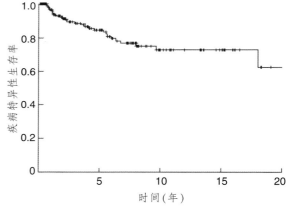

图 12.4　原发性纤维肉瘤(除外隆突性皮肤纤维肉瘤)成年患者的疾病特异性生存率。MSKCC 7/1/1982–6/30/2010,n=164。

肉瘤。其多见于中年(图 12.5),几乎可发生于任何部位(图 12.6)。DFSP 是一种累及真皮和皮下组织的浅表肉瘤,具有明显的水平而非垂直生长,并伴有较高的局部复发率。DFSP 转移罕见,一般发生在肿瘤复发或恶变成纤维肉瘤特殊亚型后的 10 年以上。该病很少导致死亡,仅限于那些肿瘤转移的患者。

DFSP 的特征是 CD34 阳性以及相关的

t(17;22)染色体易位导致的 *COL1A1–PDGFB* 融合基因[1]。依靠原位杂交技术和核型分析,我们可以看到融合基因的显著扩增,作为一个环状染色质或标志性染色质含有多拷贝易位基因产物[2]。临床上,DFSP 具有典型的斑块样外观;而在镜下,它由单一的梭形细胞组成,呈席纹状排列。10%~15% 的 DFSP 会恶变成纤维肉瘤,这会增加转移的风险[3]。色素型 DFSP(Bednar瘤),

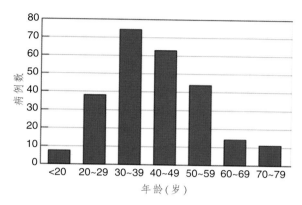

图 12.5　隆突性皮肤纤维肉瘤成年患者的年龄分布。
MSKCC 7/1/1982–6/30/2010, n=252。

与发生于儿童的亚型(巨细胞纤维母细胞瘤)特征相同,都具有同样的染色体易位和相似的生物学行为[4]。由于尚不明确的原因,部分多发 DFSP 患者伴有腺苷酸脱氨酶缺乏症(adenosine deaminase deficiency, ADA)[5],该基因位于第 20 号染色体。

　　标准治疗首选手术切除,无须辅助放疗。鉴于肿瘤局部复发风险很高,通常建议扩大切缘。有学派提出使用 Mohs 显微外科手术技术治疗这种肿瘤,特别是肿瘤原发部位在头颈部时(图 12.7),但是这种手术技术是不够的,常

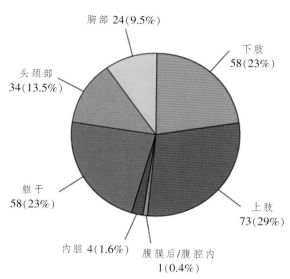

图 12.6　隆突性皮肤纤维肉瘤在成年患者中原发部位分布。MSKCC 7/1/1982–6/30/2010, n=252。

伴有局部复发。虽然原发性 DFSP 不建议使用辅助放疗,但复发性 DFSP 应考虑应用。Castle 等报道了 53 例患者(45%有>1 次的复发)经手术和放疗治疗的研究。中位随访 6.5 年,10 年局部控制率为 93%[6]。

　　对于复发性 DFSP,我们的经验是,标准的多柔比星和异环磷酰胺疗效甚微。相较而言,

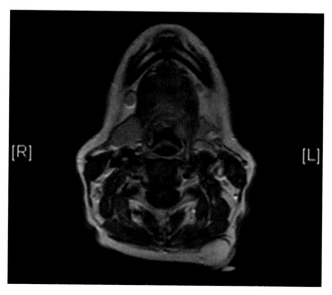

图 12.7　左颈后浅表的 2cm 隆突性皮肤纤维肉瘤 T1 加权对比增强 MRI 图像。

类似胃肠间质瘤的治疗，伊马替尼对 DFSP 复发非常有效[7-9]。根据我们的经验，虽然中位疾病进展时间比其治疗 GIST 缩短，但仍可通过伊马替尼姑息治疗达到肿瘤重要缓解。我们已观察到其他一些酪氨酸激酶抑制剂治疗 DFSP 的临床获益，但尚没有哪一种药物在治疗效果持续时间这一特别重要的特性方面脱颖而出（表 12.1 和表 12.2）。在一项联合多柔比星的临床研究中，PDGF 受体单克隆抗体奥拉单抗在未经选择的肉瘤[11]中显示出惊人的活性，有鉴于此，DFSP 的生物学行为引发了该药物在复发的 DFSP 中的应用问题。

12.2.1 结局

根据纤维肉瘤样表现、切缘情况和浸润深度可以判断预后。该病的局部无病生存率详见图 12.8，原发肿瘤的疾病特异性生存率详见图 12.9。

12.3 低级别纤维黏液样肉瘤（Evans 瘤）

Evans 瘤并不常见，多发生于年轻患者（图 12.10）肢体或头颈部的深部软组织（图 12.11 和图 12.12）。低级别纤维黏液样肉瘤（low-grade fibromyxoid sarcoma，LGFMS）由 Harry Evans 医生于 1987 年在 MD 安德森癌症中心首次描述，是一类貌似平常，实则可发生转移的低级别肿

瘤（图 12.13）。甚至在首次确诊数十年后仍可出现转移。由于其平和的表型，与一些良性肿瘤非常相似，如硬纤维瘤、孤立性纤维瘤和神经鞘膜瘤。因而，该瘤的诊断极有挑战性。若黏蛋白 MUC4 的免疫反应呈阳性[12]且证明具有涉及 FUS-CREB3L2（个别病例是 CREB3L1）基因的特异性 t(7;16)(q34;p11)染色体易位[12-14]，则可确定诊断。该病的某些亚型在组织学和遗传学上与硬化性上皮样纤维肉瘤有一定的重叠（见下文）[15]。

首选治疗措施是确保切缘阴性的局部广泛切除。辅助放疗只适用于切缘阳性或局部复发风险高的肿瘤。

至于转移性肿瘤的全身治疗，由于那些肿瘤转移患者均可长期生存，使得以多柔比星为基础的化疗方案（例如聚乙二醇脂质体多柔比星）难以推荐，虽然我们在接受治疗的患者中已观察到了轻微的治疗效果。因为我们希望全身治疗性药物应该低毒以便长期使用，从而帮助患者获得有意义的疾病缓解（表 12.3）。与其他进展缓慢的转移性肉瘤一样，我们建议将推荐治疗方案的副作用与转移瘤的侵袭性相匹配。鉴于 Evans 瘤和硬化性上皮样纤维肉瘤有明显的染色体重排，希望表观遗传靶点在未来对这些诊断产生影响。与此同时，该类患者也是新型药物临床试验的主要候选对象。

表12.1 隆突性皮肤纤维肉瘤患者全身治疗推荐方案

诊疗方案		说明
新辅助/辅助化疗		除临床试验外,辅助化疗尚未被采用;手术范围足够的患者局部复发风险较低
复发或转移疾病	一线治疗	伊马替尼
	二线治疗	其他酪氨酸激酶抑制剂如，培唑帕尼。应进行临床试验。截至 2016 年在 DFSP 中免疫检查点抑制剂尚未经过验证;值得注意的是，截至 2016 年，奥拉单抗也未在 DFSP 中经过验证

表12.2 MSKCC 1982—2009年240例原发和复发性隆突性皮肤纤维肉瘤患者及肿瘤的特征

特征	原发 (n=196)		局部复发 (n=44)		P 值[a]
	例数	百分比 (%)	例数	百分比%	
中位年龄 (岁)	39		46		0.03
性别					1.00
男	95	48	21	47	
女	101	52	23	53	
原发部位					0.66
肢体	101	52	25	57	
躯干/胸部	63	32	13	29	
头颈部	29	15	4	10	
其他部位	3	1	2	4	
肿瘤大小					0.27
< 5cm	152	78	36	81	
5~10cm	36	19	5	11	
>10cm	6	2	3	7	
不详	2	1	0	0	
肿瘤浸润深度					0.42
深	42	21	12	27	
浅	154	79	31	70	
不详	0	0	1	3	
肿瘤组织学					0.64
经典 DFSP	166	68	39	88	
FS–DFSP	30	32	5	12	
外科切缘					0.24
R0 (阴性)	169	86	35	80	
R1 (镜下阳性)	26	14	9	20	
不详	1	<1	0	0	
肿瘤复发					NE[b]
局部复发	9	4	5	11	
远处复发	1[c]	<1	1	<1	
生存状态[d]					NE[b]
无瘤生存	185	94	37	84	
带瘤生存	3	2	3	7	
死于他因	8	4	3	7	
死于本病	0	0	1	2	

From: Fields RC, et al. Ann Surg Oncol 2011;18:328–336.

DFSP:隆突性皮肤纤维肉瘤;FS–DFSP:纤维肉瘤样隆突性皮肤纤维肉瘤;MSKCC:纪念斯隆–凯特琳癌症中心;NE:无法评估。

[a] 除年龄采用 Wilcoxon 秩和检验外,所有变量均使用 Fisher 精确检验。

[b] 无法评估。可参见 Kaplan–Meyer 法对无病生存期比较的统计分析和文中的解释。

[c] 同时性远处和局部复发。

[d] 截至 2009 年 7 月。

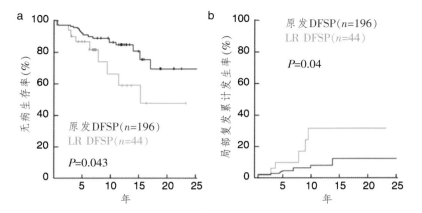

图 12.8　原发(深色线)和局部复发(浅色线)DFSP 患者的(a)无病生存率和(b)局部复发累计发生率。(From：Fields RC,et al. Ann Surg Oncol 2011；18：328-336.)

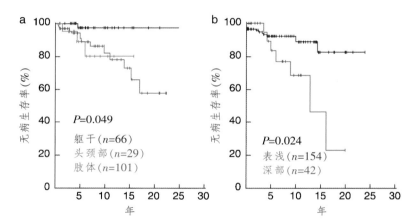

图 12.9　分组后的肿瘤无病生存率。(a)按原发部位分组。(b)按肿瘤浸润深度分组。(From：Fields RC,et al. Ann Surg Oncol 2011；18：328-336.)

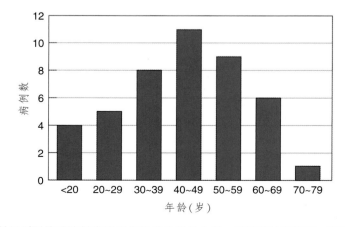

图 12.10　低级别纤维黏液样肉瘤成年患者的年龄分布。MSKCC 7/1/1982-6/30/2010,n=45。

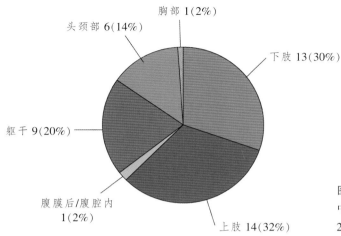

图 12.11 低级别纤维黏液样肉瘤在成年患者中原发解剖部位分布。MSKCC 7/1/1982–6/30/2010，n=44。

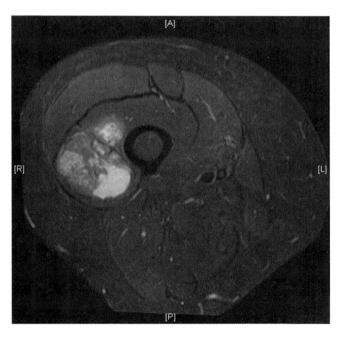

图 12.12 右大腿一个 7cm 低级别纤维黏液样肉瘤的 T2 加权 MRI 图像。

12.3.1 结局

局部复发并不常见（图 12.14），该病导致的死亡也比较少见。

12.4 硬化性上皮样纤维肉瘤

硬化性上皮样纤维肉瘤（sclerosing epithe-lioid fibrosarcoma，SEF）是另一种罕见的纤维肉瘤，它与低级别纤维样肉瘤（low-grade fibromyx-oid sarcoma，LGFMS）属同一谱系，其基础是在该肿瘤亚群中有同样的染色体易位，但其临床过程更具侵袭性，转移率和疾病相关死亡率显著升高[16,17]。

SEF 是一种常见的肢体深部软组织肉瘤，但也有报道其发生在脊柱旁和颅内[18]。组织学

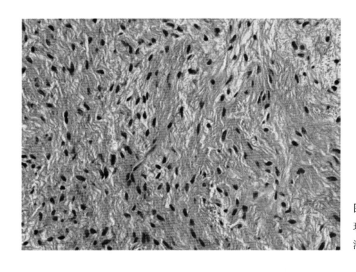

图 12.13　低级别纤维黏液样肉瘤显微镜下表现：貌似正常的梭形细胞嵌在松散的纤维性和黏液样基质中（HE 染色，200×）。

表12.3　低级别纤维黏液样肉瘤患者全身治疗推荐方案

诊疗方案		说明
新辅助/辅助化疗		由于肿瘤生长缓慢，对转移性肿瘤也仅有轻度反应，故不予化疗
转移疾病	一线治疗	聚乙二醇脂质体多柔比星，"节拍式"口服制剂疗法（每日小剂量）如环磷酰胺；尽管尚未大范围验证，多柔比星+奥拉单抗也可使用
	二线及更强效治疗	培唑帕尼；临床试验；截至 2016 年，免疫检查点抑制剂还未在该病中验证过

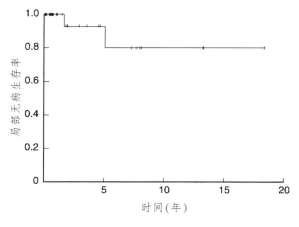

图 12.14　原发低级别纤维黏液样肉瘤成年患者局部无病生存率。MSKCC 7/1/1982–6/30/2010，n=36。

表现为嗜双色胞质较少的单一上皮样细胞，排列成片状或绳索状，被折光胶原条索分隔（HE 染色，400×）（图 12.15）。

MUC4 经常在 SEF 中呈阳性，这有助于和其他纤维肉瘤相鉴别[19]。2/3 的 SEF 有 *EWSR1–CREB3L1* 融合基因，另外 1/3 有 *EWSR1–CREB3L2* 融合基因，仅有少数含有 *FUS–CREBL1*[15,20]。而同时具有 Evans 瘤和硬化上皮样纤维肉瘤两种成分的混合瘤主要表现为 t(7;16) 染色体易位形成的 *FUS–CREB3L12*[15]。

首选治疗措施是单纯手术切除，原发肿瘤较大的可以考虑放疗。对于复发性肿瘤的全身治疗，我们已观察到其对以蒽环类药物为基础的化疗方案仅能产生轻微治疗反应（鉴于肿瘤变化缓慢的性质，仍应予以聚乙二醇脂质体多柔比星治疗）（表 12.4）。一份病例报告显示，伊利替康对转移性 SEF[21]有活性，这提示在难治性尤文肉瘤中有活性的药物，如伊利替康–替莫唑胺或环磷酰胺–拓扑替康可以考虑用于转

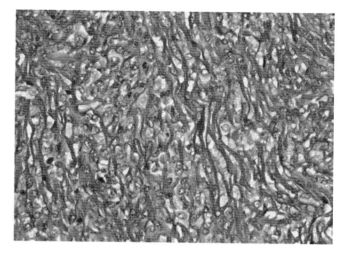

图 12.15　硬化性上皮样纤维肉瘤的显微镜下表现：嗜双色胞质较少的单一上皮样细胞，排列成片状或绳索状，被折光胶原条索分隔（HE 染色，400×）。

表12.4　硬化性纤维肉瘤患者全身治疗推荐方案

诊疗方案		说明
新辅助/辅助化疗		因对转移性肿瘤治疗缓解率低，故不予化疗
转移疾病	一线治疗	蒽环类和(或)烷化剂为基础的化疗；虽然没有前瞻性的数据，这种情况下可考虑多柔比星+奥拉单抗
	二线治疗	一线未用过的药物；拓扑异构酶Ⅰ抑制剂为基础的治疗(包括伊利替康、伊利替康联合替莫唑胺、环磷酰胺联合拓扑替康)，临床试验；截至 2016 年，免疫检查点抑制剂还未在该病中验证过

移性 SEF。由于目前没有任何关于这一问题的回顾性数据，这些数据即使以个案为基础也值得报告。

12.5　炎性肌纤维母细胞瘤

炎性肌纤维母细胞瘤（inflammatory myofibroblastic tumor，IMT）是一种独特的肿瘤，由肌成纤维细胞型细胞组成，与淋巴浆细胞炎性浸润密切相关。IMT 可以在任何解剖部位广泛发生，但易发于儿童和年轻人的肺部、软组织和内脏。大约 50% 的 IMT 存在克隆易位，涉及间变型淋巴瘤激酶（anaplastic lymphoma kinase，ALK）受体酪氨酸激酶，导致 ALK 过表达，这可以通过免疫组化检测到。在迄今最全面的分析中，Lovly 等发现 85% 的 IMT 包含 ALK、ROS1 或 PDGFRB 的易位，填补了许多以前 ALK 易位阴性肿瘤的空白。RET 也可以在某些肿瘤中易位[22,23]。ALK 的免疫组化表达常与 ALK 易位相关，但并非总是如此。有趣的是，90% 的 ALK 融合阴性 IMT 发生在成年人中，而儿童则相反[23]。

关于全身治疗，一病例报道显示，一例 ALK 阳性的 IMT 患者对克唑替尼（一种 ROS1、MET 和 ALK 抑制剂）有反应，而一例 ALK 阴性的 IMT 患者则没有治疗反应，这也成为支持使用 ALK 抑制剂治疗 IMT 患者的证据[24]。而这例对克唑替尼治疗有反应的 IMT 患者出现了耐药现象，其耐药行为方式类似于 GIST 患者中伊马替尼和 KIT 基因之间的作用模式[25]。一例无 ALK 易位而有 ROS1 易位的患者，对克唑替尼有影像学上的反应。在一例 IMT 中存在 *PDGFRB* 易位,提示可使用多靶向口服激酶抑制剂,如伊马替尼,尽管这没有验证过。糖皮质激素可能对该肿瘤中的炎性成分有效[26],但作为该病的全身治疗方案目前仅有几例报道(表 12.5)。

12.6 婴儿型纤维肉瘤

婴儿型纤维肉瘤大多发生在 1 岁以前(图 12.16)。这种肉瘤具有一种特征性的染色体易位 t(12;15)(p13;q25),编码 *ETV6–NTRK3* 基因,这种易位也可见于先天性中胚层肾瘤[27,28]。在一例病理和临床上相似的肿瘤——婴儿梭形细胞横纹肌肉瘤中报道了一种复发的 *NCOA2* 基因重排[29]。

虽然肿瘤生长迅速,但仅需手术完整切除即可使患儿获得良好治疗效果,从而避免放疗和化学治疗。如手术可能导致患儿特殊功能病损,则可考虑化疗,蒽环类联合非烷化剂类药物的化疗方案具有较好的治疗效果[30](表 12.6)。通常用于尤文肉瘤或横纹肌肉瘤的化疗方案也可用于高级别儿童肉瘤的化疗。一例有 TRK3 易位的婴儿纤维肉瘤的儿童对泛酪氨酸抑制剂有反应[31],证实了该靶点在这个罕见儿童肿瘤中的治疗意义。临床试验有望在此初步结果的基础上进一步扩大。

12.7 肢端黏液炎性成纤维细胞肉瘤/肢端炎性黏液玻璃样肿瘤

基于组织学和解剖位置特点(几乎都发生

表12.5 炎性肌纤维母细胞瘤患者的全身治疗推荐方案

诊疗方案		说明
新辅助/辅助化疗		由于对转移和复发缺乏可靠的获益,故不予化疗
转移疾病	一线治疗	针对 ALK 阳性肿瘤可给予 ALK/ROS1/MET 抑制剂,如克唑替尼和 Crenolanib。罕见的肿瘤具有 *PDGFRB* 的改变,可以对多靶向激酶抑制剂有反应,但这一想法尚未得到验证。多柔比星联合奥拉单抗同样尚未得到验证
	二线治疗	临床试验

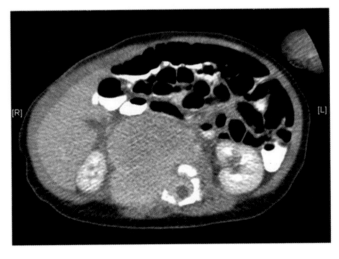

图 12.16 右腰大肌婴儿型纤维肉瘤增强 CT 图像:肿瘤破坏脊柱,侵犯椎管。

在远端的手腕和脚踝），黏液炎性成纤维细胞肉瘤被认为是一种独立的实体瘤[32,33]。目前已确认一种特异性染色体易位 t(1;10)(p22;q24)，有明显不平衡易位，其涉及 *MGEA5* 和 *GFBR3* 基因的易位[34,35]，也可见于少见的良性含铁血黄素沉积性纤维脂肪瘤[36,37]。这两种肿瘤均有 *VGLL3* 及其他来自染色体 3p12 区域基因的扩增。值得注意的是，易位使得这些基因头端-头端相连，所以它们不是同一融合基因产物的一部分。该肿瘤转移罕见，因此标准治疗方案为完整切除肿瘤为主的保守治疗（如肢芽切除）。Tejwani 等报道了 16 例原发局部接受手术和放疗（n=13），无 1 例局部复发[38]。化疗对于该肿瘤的作用尚不清楚（表 12.7）。

12.8 成年型纤维肉瘤

目前成年型纤维肉瘤是一种排除性诊断，在免疫组化和（或）分子分析已除外其他肉瘤诊断后做出（图 12.17）。鉴于这种肿瘤诊断领域发生的改变，很难推荐辅助化疗及任何其他非标准的化疗药物或临床试验给发生转移的患者（表 12.8）。对这种组织学更细致的基因组分析易于发现分子异常，可帮助我们对这一肉瘤亚群进行分类和更好地治疗。

表12.6 婴儿型/先天性纤维肉瘤患者全身治疗推荐方案

诊疗方案		说明
新辅助/辅助化疗		长春新碱/放线菌素 D±环磷酰胺
转移疾病	一线治疗	治疗横纹肌肉瘤或尤文肉瘤的药物；临床试验作为二线使用
	二线治疗	临床试验（NTRK 抑制剂在病例报告中是有效的，其作用机制是令人信服）

表12.7 黏液炎性成纤维细胞肉瘤/肢端炎性黏液玻璃样肿瘤患者全身治疗推荐方案

诊疗方案		说明	说明
新辅助/辅助化疗			由于复发率低，尚不推荐
转移疾病	一线或更强效治疗		尚无定论；如果有条件，应进行合适的临床试验

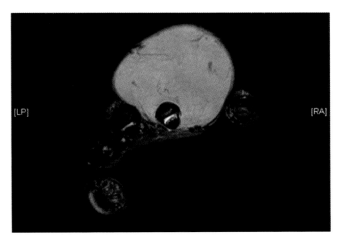

图 12.17 右侧第四跖骨软组织和第三、四、五趾骨伸肌腱的真性纤维肉瘤 T2 加权 MRI 图像。

表12.8 真性纤维肉瘤患者全身治疗推荐方案

诊疗方案	说明	说明
新辅助/辅助化疗		尚不明确。因为辅助化疗对于其他类型的纤维肉瘤缺乏明显获益,所以不常规推荐
转移疾病	一线治疗	以蒽环类药物为基础的方案,如多柔比星联合奥拉单抗
	二线治疗	异环磷酰胺,培唑帕尼,临床试验,截至 2016 年,免疫检查点抑制剂尚未在纤维肉瘤中验证

(童汉兴 译 刘文帅 校)

参考文献

1. Pedeutour F, Simon MP, Minoletti F, et al. Translocation, t(17;22)(q22;q13), in dermatofibrosarcoma protuberans: a new tumor-associated chromosome rearrangement. Cytogenet Cell Genet. 1996;72:171–4.
2. Pedeutour F, Coindre JM, Sozzi G, et al. Supernumerary ring chromosomes containing chromosome 17 sequences. A specific feature of dermatofibrosarcoma protuberans? Cancer Genet Cytogenet. 1994;76:1–9.
3. Bowne WB, Antonescu CR, Leung DH, et al. Dermatofibrosarcoma protuberans: a clinicopathologic analysis of patients treated and followed at a single institution. Cancer. 2000;88:2711–20.
4. Maire G, Martin L, Michalak-Provost S, et al. Fusion of COL1A1 exon 29 with PDGFB exon 2 in a der(22)t(17;22) in a pediatric giant cell fibroblastoma with a pigmented Bednar tumor component. Evidence for age-related chromosomal pattern in dermatofibrosarcoma protuberans and related tumors. Cancer Genet Cytogenet. 2002;134:156–61.
5. Kesserwan C, Sokolic R, Cowen EW, et al. Multicentric dermatofibrosarcoma protuberans in patients with adenosine deaminase-deficient severe combined immune deficiency. J Allergy Clin Immunol. 2012;129:762–9.e1.
6. Castle KO, Guadagnolo BA, Tsai CJ, et al. Dermatofibrosarcoma protuberans: long-term outcomes of 53 patients treated with conservative surgery and radiation therapy. Int J Radiat Oncol Biol Phys. 2013;86:585–90.
7. Rubin BP, Schuetze SM, Eary JF, et al. Molecular targeting of platelet-derived growth factor B by imatinib mesylate in a patient with metastatic dermatofibrosarcoma protuberans. J Clin Oncol. 2002;20:3586–91.
8. McArthur GA, Demetri GD, van Oosterom A, et al. Molecular and clinical analysis of locally advanced dermatofibrosarcoma protuberans treated with imatinib: Imatinib Target Exploration Consortium Study B2225. J Clin Oncol. 2005;23:866–73.
9. Maki RG, Awan RA, Dixon RH, et al. Differential sensitivity to imatinib of 2 patients with metastatic sarcoma arising from dermatofibrosarcoma protuberans. Int J Cancer. 2002;100:623–6.
10. Heinrich MC, Joensuu H, Demetri GD, et al. Phase II, open-label study evaluating the activity of imatinib in treating life-threatening malignancies known to be associated with imatinib-sensitive tyrosine kinases. Clin Cancer Res. 2008;14:2717–25.
11. Tap WD, Jones RL, Chmielowski B, et al. A randomized phase Ib/II study evaluating the safety and efficacy of olaratumab (IMC-3G3), a human anti-platelet-derived growth factor {alpha} (PDGFR{alpha}) monoclonal antibody, with or without doxorubicin (Dox), in advanced soft tissue sarcoma (STS). J Clin Oncol. 2015;33:10501. ASCO Meeting Abstracts.
12. Doyle LA, Moller E, Dal Cin P, et al. MUC4 is a highly sensitive and specific marker for low-grade fibromyxoid sarcoma. Am J Surg Pathol. 2011;35:733–41.
13. Reid R, de Silva MV, Paterson L, et al. Low-grade fibromyxoid sarcoma and hyalinizing spindle cell tumor with giant rosettes share a common t(7;16)(q34;p11) translocation. Am J Surg Pathol. 2003;27:1229–36.
14. Mertens F, Fletcher CD, Antonescu CR, et al. Clinicopathologic and molecular genetic characterization of low-grade fibromyxoid sarcoma, and cloning of a novel FUS/CREB3L1 fusion

gene. Lab Invest. 2005;85:408–15.

15. Prieto-Granada C, Zhang L, Chen HW, et al. A genetic dichotomy between pure sclerosing epithelioid fibrosarcoma (SEF) and hybrid SEF/low-grade fibromyxoid sarcoma: a pathologic and molecular study of 18 cases. Genes Chromosomes Cancer. 2015;54:28–38.

16. Guillou L, Benhattar J, Gengler C, et al. Translocation-positive low-grade fibromyxoid sarcoma: clinicopathologic and molecular analysis of a series expanding the morphologic spectrum and suggesting potential relationship to sclerosing epithelioid fibrosarcoma: a study from the French Sarcoma Group. Am J Surg Pathol. 2007;31:1387–402.

17. Antonescu CR, Rosenblum MK, Pereira P, et al. Sclerosing epithelioid fibrosarcoma: a study of 16 cases and confirmation of a clinicopathologically distinct tumor. Am J Surg Pathol. 2001;25:699–709.

18. Bilsky MH, Schefler AC, Sandberg DI, et al. Sclerosing epithelioid fibrosarcomas involving the neuraxis: report of three cases. Neurosurgery. 2000;47:956–9; discussion 959–60.

19. Doyle LA, Wang WL, Dal Cin P, et al. MUC4 is a sensitive and extremely useful marker for sclerosing epithelioid fibrosarcoma: association with FUS gene rearrangement. Am J Surg Pathol. 2012;36:1444–51.

20. Arbajian E, Puls F, Magnusson L, et al. Recurrent EWSR1-CREB3L1 gene fusions in sclerosing epithelioid fibrosarcoma. Am J Surg Pathol. 2014;38:801–8.

21. Pan CH, Han XQ, Li JS. CPT-11 chemotherapy rescued a patient with atypical sclerosing epithelioid fibrosarcoma from emergent condition. Chin J Cancer Res. 2012;24:253–6.

22. Lovly CM, Gupta A, Lipson D, et al. Inflammatory myofibroblastic tumors harbor multiple potentially actionable kinase fusions. Cancer Discov. 2014;4:889–95.

23. Antonescu CR, Suurmeijer AJ, Zhang L, et al. Molecular characterization of inflammatory myofibroblastic tumors with frequent ALK and ROS1 gene fusions and rare novel RET rearrangement. Am J Surg Pathol. 2015;39:957–67.

24. Butrynski JE, D'Adamo DR, Hornick JL, et al. Crizotinib in ALK-rearranged inflammatory myofibroblastic tumor. N Engl J Med. 2010;363:1727–33.

25. Sasaki T, Okuda K, Zheng W, et al. The neuroblastoma-associated F1174L ALK mutation causes resistance to an ALK kinase inhibitor in ALK-translocated cancers. Cancer Res. 2010;70:10038–43.

26. Dagash H, Koh C, Cohen M, et al. Inflammatory myofibroblastic tumor of the pancreas: a case report of 2 pediatric cases—steroids or surgery? J Pediatr Surg. 2009;44:1839–41.

27. Rubin BP, Chen CJ, Morgan TW, et al. Congenital mesoblastic nephroma t(12;15) is associated with ETV6-NTRK3 gene fusion: cytogenetic and molecular relationship to congenital (infantile) fibrosarcoma. Am J Pathol. 1998;153:1451–8.

28. Knezevich SR, McFadden DE, Tao W, et al. A novel ETV6-NTRK3 gene fusion in congenital fibrosarcoma. Nat Genet. 1998;18:184–7.

29. Mosquera JM, Sboner A, Zhang L, et al. Recurrent NCOA2 gene rearrangements in congenital/infantile spindle cell rhabdomyosarcoma. Genes Chromosomes Cancer. 2013;52:538–50.

30. Orbach D, Rey A, Cecchetto G, et al. Infantile fibrosarcoma: management based on the European experience. J Clin Oncol. 2010;28:318–23.

31. Doebele RC, Davis LE, Vaishnavi A, et al. An oncogenic NTRK fusion in a patient with soft-tissue sarcoma with response to the tropomyosin-related kinase inhibitor LOXO-101. Cancer Discov. 2015;5:1049–57.

32. Meis-Kindblom JM, Kindblom LG. Acral myxoinflammatory fibroblastic sarcoma: a low-grade tumor of the hands and feet. Am J Surg Pathol. 1998;22:911–24.

33. Montgomery EA, Devaney KO, Giordano TJ, et al. Inflammatory myxohyaline tumor of distal extremities with virocite or Reed-Sternberg-like cells: a distinctive lesion with features simulating inflammatory conditions, Hodgkin's disease, and various sarcomas. Mod Pathol. 1998;11:384–91.

34. Lambert I, Debiec-Rychter M, Guelinckx P, et al. Acral myxoinflammatory fibroblastic sarcoma with unique clonal chromosomal changes. Virchows Arch. 2001;438:509–12.

35. Hallor KH, Sciot R, Staaf J, et al. Two genetic pathways, t(1;10) and amplification of 3p11-12, in myxoinflammatory fibroblastic sarcoma, haemosiderotic fibrolipomatous tumour, and morphologically similar lesions. J Pathol. 2009;217:716–27.

36. Wettach GR, Boyd LJ, Lawce HJ, et al. Cytogenetic analysis of a hemosiderotic fibrolipomatous tumor. Cancer Genet Cytogenet. 2008;182:140–3.

37. Antonescu CR, Zhang L, Nielsen GP, et al. Consistent t(1;10) with rearrangements of TGFBR3 and MGEA5 in both myxoinflammatory fibroblastic sarcoma and hemosiderotic fibrolipomatous tumor. Genes Chromosomes Cancer. 2011;50:757–64.

38. Tejwani A, Kobayashi W, Chen YL, et al. Management of acral myxoinflammatory fibroblastic sarcoma. Cancer. 2010;116:5733–9.

第13章

血管肉瘤

血管肉瘤的种类繁多,涉及的范围从良性的血管瘤到低级别的上皮样血管内皮瘤,再到高度侵袭性的血管肉瘤。因为尚无合适的标志物准确区别血管肉瘤和淋巴管肉瘤,所以本章节中我们暂不对两者进行区分。

13.1　上皮样血管内皮瘤

上皮样血管内皮瘤(EHE)是一种少见的,具有特殊形态学表现的血管肿瘤,虽然可原发于肺、骨和肝,但多表现为发生在深部软组织伴有疼痛的肿块[1]。此病常为多中心起病,累及多个内脏器官(图 13.1)。平均发病年龄为50岁,无性别差异(图 13.2)。

上皮样血管内皮瘤由富含嗜酸性细胞质的上皮样细胞构成,胞质丰富,常见胞质内空泡形成,细胞排列成束状、索状或巢状(图 13.3)。通常细胞内有基质呈黏液样软骨样表现,核分裂象低。EHE 一般不会见到成熟的血管管腔形成,因此可与其他上皮样血管肿瘤如上皮样血管瘤和上皮样脉管肉瘤等进行区分。免疫组化结果显示 CD31、CD34 和 ERG 的阳性表达[2]。文献报道,大多数 EHE 样本可检测到 t(1;3)染色体易位而导致的 WWTR1-CAMTA1 基因

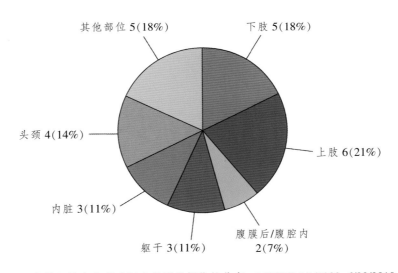

图 13.1　上皮样血管内皮瘤成年患者原发部位的分布。MSKCC 7/1/1982–6/30/2010, n=28。

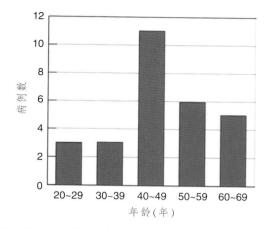

图 13.2　上皮样血管内皮瘤成年患者的年龄分布。MSKCC 7/1/1982~6/30/2010，*n*=28。

融合[3,4]，因此在诊断困难时，可选择此项分子检测。另外小部分的 EHE 有一些不同的形态学表现，因 *YAP1–TFE3* 融合致 TEF3 的致癌活性表达[5]。这种发现可把 EHE 和其他 TFE3 致癌活性表达的肿瘤，诸如泡状软组织肉瘤和儿童 Xp11–肾细胞瘤联系起来。

最常见的表现为多灶性累及肝脏、肺、胸膜或同时累及上述器官（图 13.4）。研究报道，该病的局部复发率约为 15%，远处转移率约为 30%，局部淋巴结转移发生率约为 50%。上皮样血管内皮瘤很少在发病的 1~3 年内有进展，而

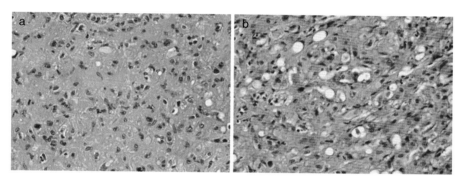

图 13.3　(a) 上皮样血管内皮瘤的显微镜下表现(HE 染色,200×)，可见单个上皮样细胞分布于特征性的黏液软骨瘤样基质中。(b) 胞质的空泡中含有红细胞。与脉管肉瘤相比，典型的上皮样血管内皮瘤未见完整的血管管腔形成及明显退变表现。

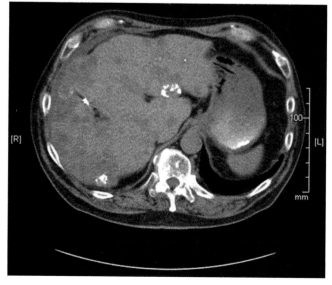

图 13.4　CT 平扫显示上皮样血管内皮瘤患者肝脏的多灶性侵犯。片中可见异位性钙化。该病例经过 5 年的影像学随访，未见明显变化。

更多在 10 年或更长时间内才有发展,这预示着对于无法切除的累及多器官的 EHE 患者来说,随访观察可作为一种合适的处理方法。约 20% 的 EHE 病例进展较快而需要干预。

手术切除是该病的首选治疗方法,放疗和化疗的效果尚不明确。

仅累及肝脏的病例可予化疗、单纯栓塞或栓塞化疗,对该病引起的罕见肝功能衰竭病例可行肝移植治疗。

化疗对 EHE 的治疗效果不肯定,作者也发现有部分化疗药物对 EHE 有效,但都不能确定为一线的治疗方案。对转移性肿瘤患者口服激酶抑制剂疗效甚微。在包括本病的最大前瞻性研究中,2/15 的患者对索拉菲尼有部分 RECIST 反应,这也提供了该类药物未来治疗评价的基线(表 13.1)[6]。高有丝分裂指数和明显核异型是评估生存率的独立预后因素[7],世界卫生组织建议将此类疾病命名为"恶性上皮样血管内皮瘤"以区别于普通的上皮样血管内皮瘤。

上皮样血管内皮瘤必须和其他的基因融合阳性血管肿瘤如假性肌源性血管内皮瘤(PHE)(又名:上皮样肉瘤样血管内皮瘤)相区分。假性肌源性血管内皮瘤大多数是惰性发展,但偶尔有侵犯性表现伴远处播散;如图 13.5 所示的为罕见的 1 例 30 岁男性患者,肿瘤转移至单侧下肢的骨骼和软组织——注意图示血

管标志物的染色。假性肌源性血管内皮瘤具有特征性的 t(7;19)(q22;q13)*SERPINE1–FOSB*基因易位[8],不同于上皮样血管瘤中发现的 *ZFP36–FOSBt*(19;19)平衡易位(或者 19 号染色体中间缺失)[9]。

13.2 血管肉瘤/淋巴管肉瘤

血管肉瘤是一类处理棘手的疾病,该病会导致局部组织或器官功能衰竭并会远处转移,因而有着较高的致死率(图 13.6 和图 13.7)。血管肉瘤是一类对化疗敏感的软组织肿瘤[10],与平滑肌肉瘤类似,不同的解剖学部位会影响患者对不同化疗药物的敏感性(见上文)。

血管肉瘤好发年龄>50 岁,原发部位多见于头颈部(图 13.8 至图 13.10)[11-15]。该病可发生于任何部位,局部区域复发率高,虽然对多种化疗药物有效,但疗效持续时间短,因此给外科医师和肿瘤科医师的治疗选择带来极大困难。血管肉瘤可继发于放疗(图 13.11)、淋巴水肿(Stewart–Treves 综合征)(图 13.12);或由丝虫病引起的淋巴水肿[16](图 13.13),这种情况与原发于骨组织的血管肉瘤一样均有较高的致死率。与其他类型肉瘤相似,首选治疗方案包括肿瘤完整切除,对非放疗所致者可考虑放疗。需要注意的是,头颈部的血管肉瘤切除要广泛,甚至可扩大放疗范围以保证局部治疗强度。

表13.1 上皮样血管内皮瘤全身治疗推荐方案

临床情况	说明	说明
新辅助/辅助化疗		无须使用,在转移性肿瘤中全身治疗缓解率低
转移疾病	一线治疗	作者发现各种药物有轻微效果,但没有发现持续的治疗效果
		可考虑使用脂质体多柔比星/Caelyx®/Doxil®、吉西他滨、长春瑞滨等药物。对于肝内病变为主的可采用肝脏栓塞治疗或其他局部治疗。多柔比星联合奥拉单抗也可应用,但缺乏前瞻性数据
	二线治疗	口服 VEGFR 的酪氨酸激酶抑制剂,如培唑帕尼等药物;临床试验也值得期待。免疫检查点抑制剂在 EHE 中没有试验性应用

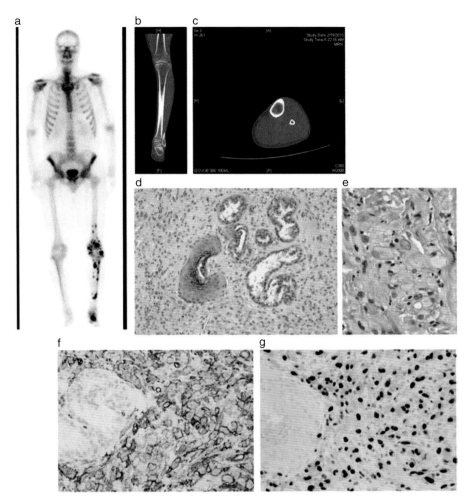

图 13.5 (a~c) 所示为一例左下肢的假性肌源性血管内皮瘤–骨扫描阳性,CT/MRI 显示和上皮样血管内皮瘤不同。骨扫描和 CT 显示在股骨和胫骨有多发病灶。(d~g)显微镜下显示为肿瘤包绕皮肤附属器结构,在高倍镜下有特征性的上皮样形态学和丰富的玻璃样嗜酸性细胞质。肿瘤细胞免疫组化结果显示 CD31 和 ERG 等内皮标志物呈弥漫性的阳性。

与内皮细胞起源的肿瘤一样,血管肉瘤表现为特征性的 CD31 和 ERG 的阳性,有 50% 患者 CD34 表达阳性。图 13.14 所示为放射所致的血管肉瘤的显微镜下表现。大多数血管肉瘤患者 VEGFR3/FLT4 免疫组化检测阳性,偶有 KIT 或者细胞角蛋白的阳性表达。尽管有约 10% 的血管肉瘤(均原发于乳腺或继发于乳腺肿瘤放疗后)有 *VEGFR2/KDR* 基因突变,但至今此病尚无特征性遗传学改变[17]。此类突变是驱动性突变或是乘客突变尚不清楚,但该基因的过表达可以被诸如舒尼替尼或索拉非尼等 VEGFR 抑制剂所抑制。对 39 例血管肉瘤应用多重测序技术发现,*PTPRB* 的基因突变发生率为 26%,*PLCG1* 的基因突变发生率为 9%[18]。PTPRB 被证明难以作为目标,因为它是磷酸酶,在截短突变后替换其活性等同于替换肿瘤抑制基因。另一种测序研究强调:MAPK 通路要素的突变发生于 50% 以上的血管肉瘤,包括

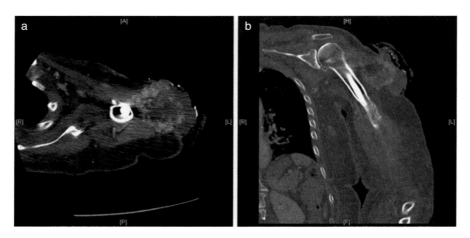

图 13.6　CT 显示:肱骨血管肉瘤所致的病理性骨折(行钢板内固定),可见左上肢软组织内的转移灶。

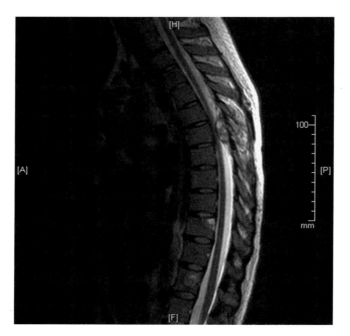

图 13.7　磁共振 T1 加权成像显示心脏血管肉瘤转移至脊柱并侵犯椎管。

突变或扩增发生于 50% 以上的血管肉瘤 ($n=$ 18,53%),有影响 MAPK 通路的获得性遗传变异,涉及 *KRAS*、*HRAS*、*NRAS*、*BRAF*、*MAPK1* 和 *NF1* 的突变,或 *MAPK1/CRKL*、*CRAF* 或 *BRAF* 基因的扩增[19]。

　　如果该肿瘤对化疗敏感且在短期内持续进展,可选择诸如蒽环类抗生素和紫杉烷类作为辅助化疗药物[10,20,21],但尚不清楚辅助化疗是否有生存获益。就我们的经验而言,相比其他肉瘤,异环磷酰胺对血管肉瘤的效果较差。

　　血管肉瘤对一线化疗方案敏感性和其他肉瘤一样。在对 2557 例包含其他 STS 组织学类型的 108 例局部晚期并伴有远处转移的患者的汇萃分析,有 25% 的血管肉瘤患者对治疗

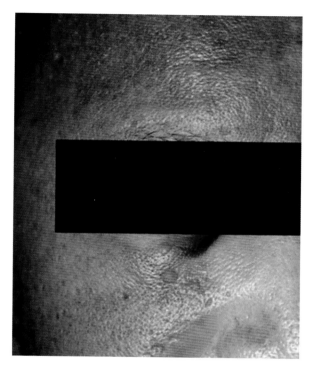

图 13.8　66 岁亚裔男性血管肉瘤累及面部、头皮和颈部,无法手术切除。

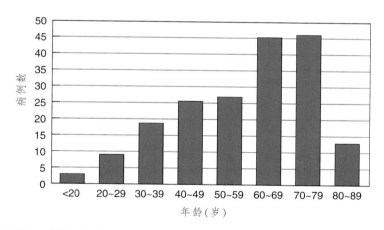

图 13.9　血管肉瘤成年患者的年龄分布。MSKCC 7/1/1982–6/30/2010,n=188。

判定为 CR(完全缓解)和 PR(部分缓解)。平均无进展生存时间为 4.9 个月,总生存时间为 9.9 个月[22]。

　　贝伐单抗、索拉菲尼和舒尼替尼等靶向作用于 VEGFR 的药物对血管肉瘤有一定疗效。对女性乳房血管肉瘤的疗效最好,但对于其他部位如头颈部的血管肉瘤,我们观察到(最多能够达到)疾病稳定,以使广泛肿瘤病灶变白,很少有明显的部分反应。但也有一项法国的研究表明索拉菲尼对血管肉瘤几乎没有疗效[24]。按照实体肿瘤疗效评价标准(RECIST),浅表肿瘤患者的有效率为 15%,无进展生存时间(PFS)

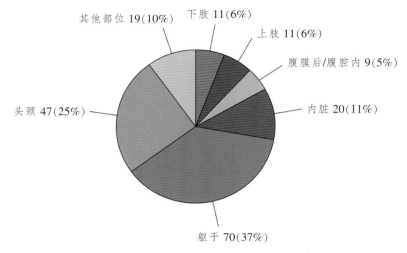

图 13.10　血管肉瘤成年患者的原发部位分布。MSKCC 7/1/1982–6/30/2010,*n*=187。

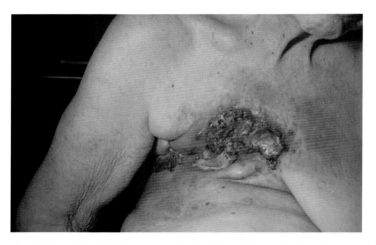

图 13.11　77 岁白人女性在乳腺浸润性导管癌手术和放疗后 8 年发生右胸壁血管肉瘤。

中位数<2 个月。紫杉醇和贝伐单抗之间无药物协同作用;患者接受联合药物的治疗效果并不优于单一紫杉醇治疗效果[25]。

Dabska 瘤(血管内乳头状血管内皮细胞瘤)是一种低级别的血管肉瘤,常发生于儿童的皮肤。此病特征性的组织学表现为血管沟和乳头状囊袋。此病非常罕见,最早由 Maria Dabska 在 1969 年报道[26]。

13.3　预后

局部无病生存率数据见图 13.15,初发患者的疾病特异生存率见图 13.16,由此可见,即使在以单个原发肿瘤起病的患者也有较高的转移风险。

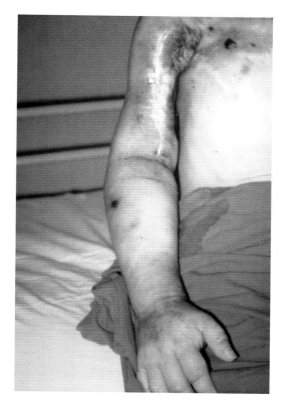

图 13.12　乳房切除术后、放疗后的淋巴水肿伴发多灶性淋巴管肉瘤（Stewart–Treves 综合征）。（With permission from: Brennan MF, Lewis JJ. Diagnosis and Management of Soft Tissue Sarcoma. London: Martin Dunitz Ltd., 1998.）

13.4　Kaposi 肉瘤

尽管 Kaposi 肉瘤（KS）在 1872 年已有报道[27,28]，但一直以来它都被认为是感染人免疫缺陷病毒（HIV）的结果。并不广为人知的是，该病有地方性患病倾向，在地中海盆地以及非洲的 CD4+T 细胞计数较低的人群中发病率较高。近年来在器官移植患者为预防排异反应的免疫抑制治疗后，也发现有患 Kaposi 肉瘤的现象。在所有这些情况下，人类疱疹病毒-8（HHV8，也称作 Kaposi 肉瘤疱疹病毒，KSHV）是此病的病原体。这种疾病曾经对于 HIV 感染患者是致死性的，但在抗反转录病毒疗法问世以后，Kaposi 肉瘤致死的病例在 HIV 感染人群中已不多见。对于此类患者病情的好转，究竟是抗 HHV8 病毒直接作用的结果，还是 CD4+T 细胞升高所起的治疗作用，目前尚不明了。地方性的病例与 HIV 感染而致的 Kaposi 肉瘤病例一样，局部治疗对皮肤病变有效，而全身治疗可在内脏病变或局部治疗失效的情况下使用。

KS 最常累及皮肤，也会累及淋巴结和内

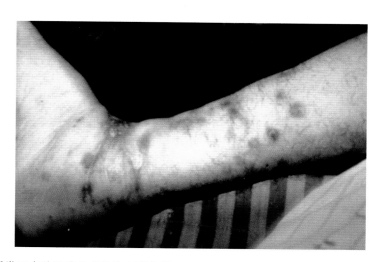

图 13.13　丝虫病后淋巴水肿所致的多灶性血管肉瘤。（With permission from: Brennan MF, Lewis JJ. Diagnosis and Management of Soft Tissue Sarcoma. London: Martin Dunitz Ltd., 1998.）

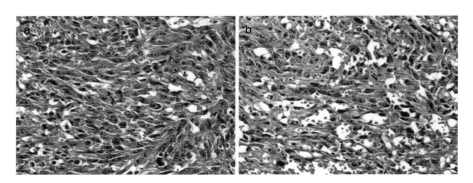

图 13.14 乳腺放疗后的血管肉瘤显微镜下表现(HE 染色,200×),可见(a)伴有高度核分裂象的实性未分化成分,及(b)含有互相吻合、裂隙状促血管形成成分。两图均源于同一原发肿瘤标本。

表13.2 血管肉瘤全身治疗推荐方案

临床情况	说明	说明
辅助化疗		可考虑以下一种或全部,蒽环类、紫杉类或异环磷酰胺;至少可延缓复发;部分研究者认为对原发完整切除肿瘤,术后可应用紫杉醇和放疗
转移疾病	一线治疗	如果既往未使用过蒽环类+奥拉单抗或紫杉类,可考虑选用吉西他滨或联合使用异环磷酰胺。紫杉类单独或联合贝伐单抗同样有效,上述两张方案的联合治疗未被明确
	二线治疗	培唑帕尼、贝伐单抗或其他 VEGFR 的酪氨酸激酶抑制剂;异环磷酰胺;也推荐参加临床试验。2016 年的零散数据表明 PD1 抑制剂或联合使用其他免疫检查点抑制剂对血管肉瘤有效

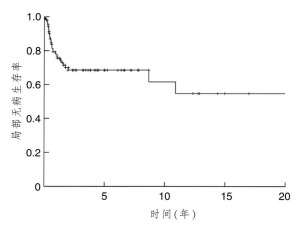

图 13.15 原发血管肉瘤成年患者的局部无病生存率。MSKCC 7/1/1982−6/30/2010,n=108。

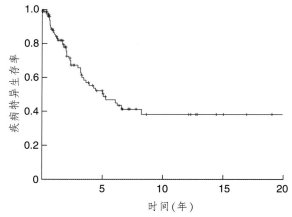

图 13.16 原发血管肉瘤成年患者的疾病特异性生存率。MSKCC 7/1/1982−6/30/2010,n=108。

脏,尤其是胃肠道。由于 KS 常引起多处皮肤病变,因此手术治疗往往不予考虑。单纯皮肤病变的局部治疗可有多种方案,如阿利维 A 酸(经安慰剂对照证明,阿利维 A 酸可有效控制疾病引起的斑块形成)[29],或使用其他的有抗 KS 活性的药物,如病变内注射长春花碱[30]或十四烷基硫酸钠[30],以及其他外用药。

KSHV/HHV8 的病毒发病机制显示是血管新生的重要方面。病毒 G 蛋白结合受体vGPCR/ORF74 是病毒发病机制的重要成分[31]。促炎症反应通路如 EphrinA 作为病毒受体,通过触发病毒的内吞作用,来篡夺神经元和血管扩展的引导机理[32]。有趣的是,Ephrin2 作为另一个血管生成相关基因,被表观遗传修饰子 EZH2 上调,提示另一条被 KSHV 篡夺的通路[33]。最后相矛盾的是,mTOR 通路参与 KSHV 通信,抑制免疫反应的 TOR 抑制剂如西罗莫司能抑制关键病毒功能[34]。所以,几年前认为不适合应用于 Kaposi 肉瘤的化疗药物,目前已逐渐获得应用。

根据至少 2 项随机对照研究结果显示,脂质体多柔比星(PLD,Caelyx®/Doxil®)比其他联合化疗更为有效,因而成为其他治疗失败的局部复发或弥散性病变的标准治疗药物[35,36]。在另一项随机对照研究中,紫杉醇显示了更优越的无进展生存率[37]。虽然脂质体柔红霉素也是一种治疗 KS 的有效药物,但 PLD 毒性相对更低[38]。紫杉烷类[37,39]和其他一些经过 II 期对照研究论证的药物如干扰素 α[40]、白介素-12[41]和依托泊苷[42]对 KS 均有治疗效果。自从首例报道了实体肿瘤器官移植后对患者进行免疫抑制治疗,之后使用西罗莫司代替环孢霉素获得 KS 病变的消退[43],其他病例报道也支持 mTOR 抑制剂治疗 Kaposi 肉瘤的有效性。在 HIV 合并 KS 人群的治疗中,由于蛋白酶抑制剂和西罗莫司的药物相互作用,使西罗莫司的使用受到了限制[44]。有病例报道来那度胺对 Kaposi 肉瘤有效(表 13.3),目前正在临床试验中[45]。原则上口服 VEGFR 的酪氨酸激酶抑制剂能够抑制 KSHV 信号,但是药效的相互作用经常会干扰此类患者常规应用的抗反转录病毒药物,抗病毒药物会影响细胞色素 P450 3A4 的代谢化合物。贝伐单抗有一定效果且不会影响细胞色素 P450 系统[46]。

表13.3 Kaposi肉瘤全身治疗方案推荐

临床情况	说明	说明
首选疗法	一线治疗	根据解剖部位而定;对仅累及皮肤的病例可选择外用或瘤内注射;对于弥散性病变,紫杉烷类或脂质体多柔比星是全身治疗的较好选择。多柔比星+奥拉单抗也有效,但缺乏前瞻性数据
持续性/转移疾病	一线治疗	以上未使用的药物;来那度胺和口服依托泊苷有效;未经反转录病毒治疗的患者,可选用 TOR 抑制剂如西罗莫司(药效学相互作用)
	二线治疗	临床试验,包括免疫检查点抑制剂;VEGFR 的酪氨酸激酶抑制剂,使用时应注意与抗 HIV 药物的相互作用(必须和 HIV 医生协调)

(杨珏 译 姜铨 校)

参考文献

1. Weiss SW, Enzinger FM. Epithelioid hemangioendothelioma: a vascular tumor often mistaken for a carcinoma. Cancer. 1982;50:970–81.
2. Mentzel T, Beham A, Calonje E, et al. Epithelioid hemangioendothelioma of skin and soft tissues: clinicopathologic and immunohistochemical study of 30 cases [Article]. Am J Surg Pathol. 1997;21:363–74.
3. Errani C, Zhang L, Sung YS, et al. A novel WWTR1-CAMTA1 gene fusion is a consistent abnormality in epithelioid hemangioendothelioma of different anatomic sites. Genes Chromosomes Cancer. 2011;50:644–53.
4. Tanas MR, Sboner A, Oliveira AM, et al. Identification of a disease-defining gene fusion in epithelioid hemangioendothelioma. Sci Transl Med. 2011;3:98ra82.
5. Antonescu CR, Le Loarer F, Mosquera JM, et al. Novel YAP1-TFE3 fusion defines a distinct subset of epithelioid hemangioendothelioma. Genes Chromosomes Cancer. 2013;52:775–84.
6. Chevreau C, Le Cesne A, Ray-Coquard I, et al. Sorafenib in patients with progressive epithelioid hemangioendothelioma: a phase 2 study by the French Sarcoma Group (GSF/GETO). Cancer. 2013;119:2639–44.
7. Deyrup AT, Tighiouart M, Montag AG, et al. Epithelioid hemangioendothelioma of soft tissue: a proposal for risk stratification based on 49 cases. Am J Surg Pathol. 2008;32:924–7.
8. Walther C, Tayebwa J, Lilljebjorn H, et al. A novel SERPINE1-FOSB fusion gene results in transcriptional up-regulation of FOSB in pseudomyogenic haemangioendothelioma. J Pathol. 2014;232:534–40.
9. Antonescu CR, Chen HW, Zhang L, et al. ZFP36-FOSB fusion defines a subset of epithelioid hemangioma with atypical features. Genes Chromosomes Cancer. 2014;53:951–9.
10. Fury MG, Antonescu CR, Van Zee KJ, et al. A 14-year retrospective review of angiosarcoma: clinical characteristics, prognostic factors, and treatment outcomes with surgery and chemotherapy. Cancer J. 2005;11:241–7.
11. Meis-Kindblom JM, Kindblom LG. Angiosarcoma of soft tissue: a study of 80 cases. Am J Surg Pathol. 1998;22:683–97.
12. Fletcher CD, Beham A, Bekir S, et al. Epithelioid angiosarcoma of deep soft tissue: a distinctive tumor readily mistaken for an epithelial neoplasm. Am J Surg Pathol. 1991;15:915–24.
13. Mayer F, Aebert H, Rudert M, et al. Primary malignant sarcomas of the heart and great vessels in adult patients—a single-center experience. Oncologist. 2007;12:1134–42.
14. McGowan TS, Cummings BJ, O'Sullivan B, et al. An analysis of 78 breast sarcoma patients without distant metastases at presentation. Int J Radiat Oncol Biol Phys. 2000;46:383–90.
15. Espat NJ, Lewis JJ, Woodruff JM, et al. Confirmed angiosarcoma: prognostic factors and outcome in 50 prospectively followed patients. Sarcoma. 2000;4:173–7.
16. Stewart FW, Treves N. Lymphangiosarcoma in postmastectomy lymphedema; a report of six cases in elephantiasis chirurgica. Cancer. 1948;1:64–81.
17. Antonescu CR, Yoshida A, Guo T, et al. KDR activating mutations in human angiosarcomas are sensitive to specific kinase inhibitors. Cancer Res. 2009;69:7175–9.
18. Behjati S, Tarpey PS, Sheldon H, et al. Recurrent PTPRB and PLCG1 mutations in angiosarcoma. Nat Genet. 2014;46:376–9.
19. Murali R, Chandramohan R, Moller I, et al. Targeted massively parallel sequencing of angiosarcomas reveals frequent activation of the mitogen activated protein kinase pathway. Oncotarget. 2015;6:36041–52.
20. Casper ES, Waltzman RJ, Schwartz GK, et al. Phase II trial of paclitaxel in patients with soft-tissue sarcoma. Cancer Invest. 1998;16:442–6.
21. Skubitz KM, Haddad PA. Paclitaxel and pegylated-liposomal doxorubicin are both active in angiosarcoma. Cancer. 2005;104:361–6.
22. Young RJ, Natukunda A, Litiere S, et al. First-line anthracycline-based chemotherapy for angiosarcoma and other soft tissue sarcoma subtypes: pooled analysis of eleven European Organisation for Research and Treatment of Cancer Soft Tissue and Bone Sarcoma Group trials. Eur J Cancer. 2014;50:3178–86.
23. Maki RG, D'Adamo DR, Keohan ML, et al. Phase II study of sorafenib in patients with metastatic or recurrent sarcomas. J Clin Oncol. 2009;27:3133–40.
24. Ray-Coquard I, Italiano A, Bompas E, et al. Sorafenib for patients with advanced angiosarcoma: a phase II Trial from the French Sarcoma Group (GSF/GETO). Oncologist. 2012;17:260–6.

25. Ray-Coquard IL, Domont J, Tresch-Bruneel E, et al. Paclitaxel given once per week with or without bevacizumab in patients with advanced angiosarcoma: a randomized phase II trial. J Clin Oncol. 2015;33:2797–802.
26. Dabska M. Malignant endovascular papillary angioendothelioma of the skin in childhood. Clinicopathologic study of 6 cases. Cancer. 1969;24:503–10.
27. Kaposi M. Idiopathisches multiples pigmentsarkom der Haut. Arch Dermatol Syph. 1872; 4:265–73.
28. Shiels RA. A history of Kaposi's sarcoma. J R Soc Med. 1986;79:532–4.
29. Bodsworth NJ, Bloch M, Bower M, et al. Phase III vehicle-controlled, multi-centered study of topical alitretinoin gel 0.1% in cutaneous AIDS-related Kaposi's sarcoma. Am J Clin Dermatol. 2001;2:77–87.
30. Ramirez-Amador V, Esquivel-Pedraza L, Lozada-Nur F, et al. Intralesional vinblastine vs. 3% sodium tetradecyl sulfate for the treatment of oral Kaposi's sarcoma. A double blind, randomized clinical trial. Oral Oncol. 2002;38:460–7.
31. Jham BC, Montaner S. The Kaposi's sarcoma-associated herpesvirus G protein-coupled receptor: lessons on dysregulated angiogenesis from a viral oncogene. J Cell Biochem. 2010; 110:1–9.
32. Hahn AS, Kaufmann JK, Wies E, et al. The ephrin receptor tyrosine kinase A2 is a cellular receptor for Kaposi's sarcoma-associated herpesvirus. Nat Med. 2012;18:961–6.
33. He M, Zhang W, Bakken T, et al. Cancer angiogenesis induced by Kaposi sarcoma-associated herpesvirus is mediated by EZH2. Cancer Res. 2012;72:3582–92.
34. Roy D, Sin SH, Lucas A, et al. mTOR inhibitors block Kaposi sarcoma growth by inhibiting essential autocrine growth factors and tumor angiogenesis. Cancer Res. 2013;73:2235–46.
35. Northfelt DW, Dezube BJ, Thommes JA, et al. Pegylated-liposomal doxorubicin versus doxorubicin, bleomycin, and vincristine in the treatment of AIDS-related Kaposi's sarcoma: results of a randomized phase III clinical trial. J Clin Oncol. 1998;16:2445–51.
36. Stewart S, Jablonowski H, Goebel FD, et al. Randomized comparative trial of pegylated liposomal doxorubicin versus bleomycin and vincristine in the treatment of AIDS-related Kaposi's sarcoma. International Pegylated Liposomal Doxorubicin Study Group. J Clin Oncol. 1998; 16:683–91.
37. Cianfrocca M, Lee S, Von Roenn J, et al. Randomized trial of paclitaxel versus pegylated liposomal doxorubicin for advanced human immunodeficiency virus-associated Kaposi sarcoma. Cancer. 2010;116:3969–77.
38. Uthayakumar S, Bower M, Money-Kyrle J, et al. Randomized cross-over comparison of liposomal daunorubicin versus observation for early Kaposi's sarcoma. AIDS. 1996;10:515–9.
39. Lim ST, Tupule A, Espina BM, et al. Weekly docetaxel is safe and effective in the treatment of advanced-stage acquired immunodeficiency syndrome-related Kaposi sarcoma. Cancer. 2005;103:417–21.
40. Krown SE, Lee JY, Lin L, et al. Interferon-alpha2b with protease inhibitor-based antiretroviral therapy in patients with AIDS-associated Kaposi sarcoma: an AIDS malignancy consortium phase I trial. J Acquir Immune Defic Syndr. 2006;41:149–53.
41. Little RF, Pluda JM, Wyvill KM, et al. Activity of subcutaneous interleukin-12 in AIDS-related Kaposi sarcoma. Blood. 2006;107:4650–7.
42. Evans SR, Krown SE, Testa MA, et al. Phase II evaluation of low-dose oral etoposide for the treatment of relapsed or progressive AIDS-related Kaposi's sarcoma: an AIDS clinical trials group clinical study. J Clin Oncol. 2002;20:3236–41.
43. Stallone G, Schena A, Infante B, et al. Sirolimus for Kaposi's sarcoma in renal-transplant recipients. N Engl J Med. 2005;352:1317–23.
44. Marfo K, Greenstein S. Antiretroviral and immunosuppressive drug-drug interactions in human immunodeficiency virus-infected liver and kidney transplant recipients. Transplant Proc. 2009;41:3796–9.
45. Steff M, Joly V, Di Lucca J, et al. Clinical activity of lenalidomide in visceral human immunodeficiency virus–related Kaposi sarcoma. JAMA Derm. 2013;149:1319–22.
46. Uldrick TS, Wyvill KM, Kumar P, et al. Phase II study of bevacizumab in patients with HIV-associated Kaposi's sarcoma receiving antiretroviral therapy. J Clin Oncol. 2012;30: 1476–83.

第 14 章

上皮样肉瘤

上皮样肉瘤好发于青壮年(图 14.1),生长位置在肢体远端的为"经典型",发生在会阴部/腹股沟区域的则被称为"近端型"。"经典型"通常在年轻男性患者的足部、下肢、脚趾或前臂起病,有时难以和诸如环状肉芽肿或溃疡基底等炎症反应过程相区别。与此相反,"近端型"上皮样肉瘤的细胞学异型程度则较高,显微镜下有时可表现为横纹肌样形态(图 14.2)[1]。"经典型"上皮样肉瘤通常生长缓慢,相对较早的阶段即可转移至淋巴结,并在 1/3~1/2 的病例中见到淋巴结转移(图 14.3)[2,3]。"近端型"上皮样肉瘤常伴有恶性程度更高的临床表现,可在数年内发展为局部、区域性复发以及转移性疾病。

"近端型"上皮样肉瘤通常需和其他高级别的肿瘤进行鉴别诊断,包括转移癌和黑色素瘤。上皮样肉瘤表达 EMA,通常也表达角蛋白。CA125 可能是这种恶性肿瘤的血清肿瘤标志物[4]。

在这类肿瘤的细胞核中 hSNF5/INI1 表达显著缺失,这一现象可能有助于除外其他诊断(图 14.4)[5,6]。FISH 分析显示,在>90%的"经典型"及"近端型"上皮样肉瘤中都存在大片段纯合子 *SMARCB1* 缺失,其可用于鉴别在蛋白质水平上 INI1 表达缺失的其他肿瘤[7]。首选治疗是手术切除,当然考虑到淋巴结转移的概率,在某些合适的病例中也可推荐行前哨淋巴结显像后再实施更完整的淋巴结清扫术。目前无法确定放疗是否有助于预防组织学复发,所以通常

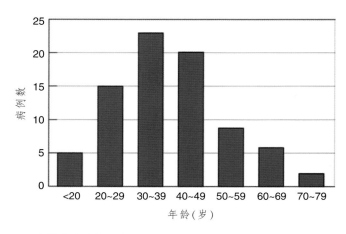

图 14.1 上皮样肉瘤成年患者的年龄分布。MSKCC 7/1/1982–6/30/2010,*n*=80。

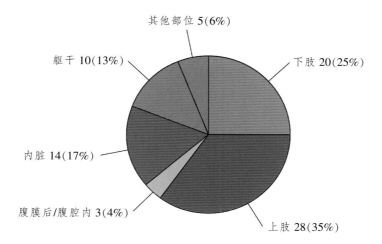

图 14.2　上皮样肉瘤在成年患者中原发部位分布。MSKCC7/1/1982–6/30/2010,n=80。

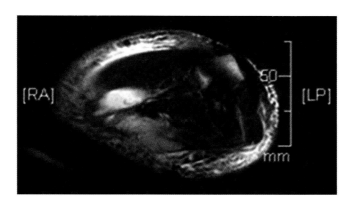

图 14.3　T1 加权 MRI 显示左上肢上皮样肉瘤转移引起水肿和皮肤及软组织内多发种植灶。

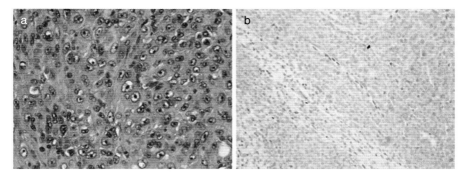

图 14.4　"近端型"上皮样肉瘤的显微镜下表现。(a)实性片状排列,细胞界限不清,胞质嗜酸性,核仁明显(HE 染色,400×)。(b)BAF47 免疫组化染色证实在肿瘤细胞中 INI1 染色表达完全丧失;阳性内对照显示血管仍保留 INI1 表达,本图未显示。

不考虑术后予以辅助放疗,除非肿瘤近切缘阳性或近切缘距离肿瘤过近;而且无论是否进行放疗和手术,上皮样肉瘤的局部复发都很常见。

　　由于该肿瘤进展相对缓慢,即便发生转移也依然对化疗有一定反应,因此通常不予以术后辅助化疗。而该肿瘤进展缓慢的特性意味着,若要收集肿瘤缩小的证据,那么可能必须让患者长期接受化疗(按月计算)才行。我们观察到该肿瘤对于一系列用于上皮性肿瘤和肉瘤药物(如多柔比星、异环磷酰胺、长春瑞滨、顺铂等)的化疗都能产生至少轻微反应以上的治疗效果;然而为防止肿瘤复发,患者通常化疗可能需要长达数年,因此症状很轻的患者一般适用简单化疗方案(表 14.1)。有一种新出现的疗法叫作表观遗传治疗,该方案针对 INI1 表达缺失而使用 HDAC 抑制剂或 EZH2 抑制剂[8]。然而,迄今为止该疗法尚未被正式测试过。尽管免疫检查点抑制剂已在一系列病例中显示有效,然而截至 2016 年尚未在上皮样肉瘤这一诊断的病例中被正式验证过[9]。

14.1　预后

　　局部无病生存率详见图 14.5,疾病特异性生存率详见图 14.6。

表14.1　上皮样肉瘤患者全身治疗推荐方案

诊疗方案	说明	说明
新辅助/辅助化疗 转移疾病	一线治疗	非常规方案;而对于边缘可根治性切除的原发性肿瘤可考虑多柔比星+奥拉单抗;对于有症状患者,多柔比星+异环磷酰胺也是可行的一线方案
	二线治疗及更强效治疗	铂类为基础的治疗方案或联合化疗方案;长春瑞滨;紫杉烷类;临床试验;特别是表观遗传疗法也是一种可行的治疗方法。截至 2016 年,EZH2 抑制剂的研究仍在进行中
		截至 2016 年,免疫检查点抑制剂尚未正式在上皮样肉瘤中开展验证,尽管已有相关记录记载其疗效

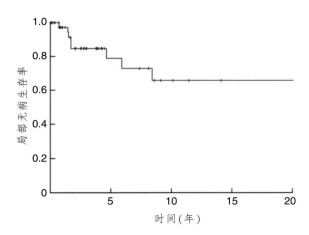

图 14.5　所有类型上皮样肉瘤成年患者的局部无病生存率。MSKCC 7/1/1982–6/30/2010,n=48。

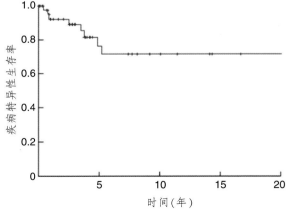

图 14.6　所有类型原发性上皮样肉瘤成年患者的疾病特异性生存率。MSKCC 7/1/1982–6/30/2010,n=48。

（邵叶波　译　郭曦　校）

参考文献

1. Guillou L, Wadden C, Coindre JM, et al. "Proximal-type" epithelioid sarcoma, a distinctive aggressive neoplasm showing rhabdoid features. Clinicopathologic, immunohistochemical, and ultrastructural study of a series. Am J Surg Pathol. 1997;21:130–46.
2. Chbani L, Guillou L, Terrier P, et al. Epithelioid sarcoma: a clinicopathologic and immunohistochemical analysis of 106 cases from the French sarcoma group. Am J Clin Pathol. 2009; 131:222–7.
3. Sakharpe A, Lahat G, Gulamhusein T, et al. Epithelioid sarcoma and unclassified sarcoma with epithelioid features: clinicopathological variables, molecular markers, and a new experimental model. Oncologist. 2011;16:512–22.
4. Hoshino M, Kawashima H, Ogose A, et al. Serum CA 125 expression as a tumor marker for diagnosis and monitoring the clinical course of epithelioid sarcoma. J Cancer Res Clin Oncol. 2010;136:457–64.
5. Modena P, Lualdi E, Facchinetti F, et al. SMARCB1/INI1 tumor suppressor gene is frequently inactivated in epithelioid sarcomas. Cancer Res. 2005;65:4012–9.
6. Hornick JL, Dal Cin P, Fletcher CD. Loss of INI1 expression is characteristic of both conventional and proximal-type epithelioid sarcoma. Am J Surg Pathol. 2009;33:542–50.
7. Le Loarer F, Zhang L, Fletcher CD, et al. Consistent SMARCB1 homozygous deletions in epithelioid sarcoma and in a subset of myoepithelial carcinomas can be reliably detected by FISH in archival material. Genes Chromosomes Cancer. 2014;53:475–86.
8. Lopez G, Song Y, Lam R, et al. HDAC inhibition for the treatment of epithelioid sarcoma: novel cross talk between epigenetic components. Mol Cancer Res. 2016;14:35–43.
9. Paoluzzi L, Ghesani MV, Cacavio A, et al. Anti-PD1 therapy with nivolumab in sarcoma. J Clin Oncol. 2016;34:11047.

第 15 章

儿童常见的肉瘤

15.1 儿童常见的软组织肉瘤

常见于儿童的几种类型的肉瘤,其中包括骨肉瘤、尤文肉瘤、横纹肌肉瘤和间质性软骨肉瘤。骨肉瘤在儿童和<40岁成年人中的表现相似,而尤文肉瘤在成年人和儿童患者中的表现不同。在儿童中尤文肉瘤主要表现为骨肿瘤,而成年患者更多发于软组织。如下文所述,一种新类型的肉瘤与尤文肉瘤表现相似,但其基因改变不同于特征性的t(11;22)易位(产生 *EWSR1-FLI1* 融合)。多形性横纹肌肉瘤多见于成年人,而腺泡状横纹肌肉瘤在成年人中罕见。间质性软骨肉瘤的临床表现在儿童和成人患者中相似。

儿科的一些随机研究显示,化学治疗对常见于儿童的肉瘤是有效的。人们据此作为标准来治疗成年人中罕见的这些肉瘤。尽管一般来说,成年人的化疗剂量强度是达不到儿童的(如周剂量的长春新碱治疗横纹肌肉瘤),但是,这些方案为成年患者提供了良好的参考依据。下面讨论常见于儿童的尤文肉瘤家族肿瘤(the Ewing sarcoma family of tumors,EFT) 和横纹肌肉瘤的治疗。

15.2 尤文肉瘤家族肿瘤

尤文肉瘤家族肿瘤包括尤文肉瘤、原始神经外胚叶肿瘤(primitive neuroectodermal tumor, PNET)和胸壁 Askin 瘤。1921年 James Ewing 报道了1例14岁女孩的 "弥散性骨内皮瘤"[1],现在这种肿瘤以他的名字命名。根据染色体核型分析,所有 EFT 都有特征性的染色体易位 t(11;22),产生 *EWSR1-FLI1* 或相关易位,这些肿瘤应当采用同样的治疗方法。然而,并非所有 EWSR1 相关易位的肿瘤都属于尤文肉瘤和按照尤文肉瘤进行治疗。例如,透明细胞肉瘤和骨外黏液样软骨肉瘤也都有 *EWSR1* 融合基因,与尤文肉瘤不同之处在于相关的易位基因不同,且标准化疗药物对其基本上是无效的。此外,在良性肿瘤中也发现了 *EWSR1* 重排,如血管瘤样纤维组织细胞瘤[2]和肌上皮瘤[3]。

儿童 EFT 中大约80%原发于骨,而成人EFT 中>75%原发于软组织,如图 15.1 至图 15.6 所示。令人意外的是,骨外尤文肉瘤(extraskeletal Ewing sarcoma,EES)直到 1969 年才有报道[4]。EES 常见于躯干和四肢,头、颈或腹膜后等少见部位也有报道。该肿瘤发病没有性别差异,其中位发病年龄高于那些原发于骨骼的尤文肉瘤患者。

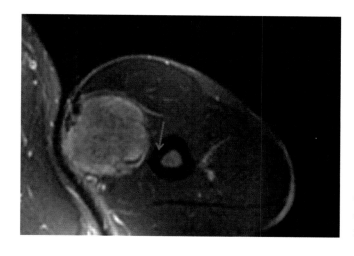

图 15.1　T2 脂肪饱和 MRI 图像：女性，34 岁，无症状，肱二头肌尤文肉瘤，9cm×4.5cm×4.5cm。箭头：肿瘤可能侵犯局部骨组织。新辅助化疗后，骨组织中没有发现肿瘤存活的证据。

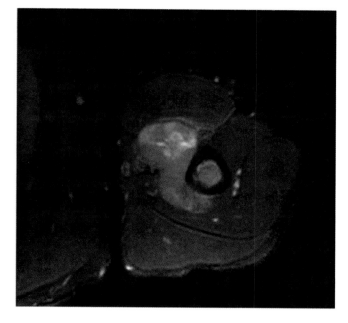

图 15.2　T2 脂肪饱和 MRI 图像：女性，50 岁，在新辅助化疗、手术和放疗后，右上肢尤文肉瘤，局部区域软组织和骨髓复发。在经过手术和化疗后的前 6 年，没有发现肿瘤存活的证据。

有报道认为，个别患者的特异性基因改变会影响预后，如 *EWSR1-FLI1* 融合类型[5]。然而在一项欧洲的大型前瞻性研究中[6]，这种预后价值没有得到证实。与儿童患者相比，成年患者的预后更差[7]。*TP53* 突变或 *INK4A* 缺失与预后不良更相关[8]。在一组 *EWSR1* 阴性的蓝色小圆细胞肿瘤中，发现了新的易位，如 *CIC-DUX4* 和 *BCOR-CCNB3*，可能能够解释部分成人患者的疗效比儿童患者差的原因（图 15.7）[9-12]。下面将详细讨论这类肿瘤。

RNA 和基因组测序可显示肿瘤中相对较低的突变负荷。大约 20% 尤文肉瘤患者的样本中发现黏连蛋白亚基 *STAG2* 的频发突变。在一项研究中，发现罕见的 *CDKN2A* 纯合缺失（14%）和 TP53 突变（6%）。此外，*BRCA2* K3326X 多态性的频率也有增加（7%）[13]。

目前，这些分子数据并不影响原发肿瘤辅助治疗中化疗药物的选择。关于 *EWSR1* 阴性

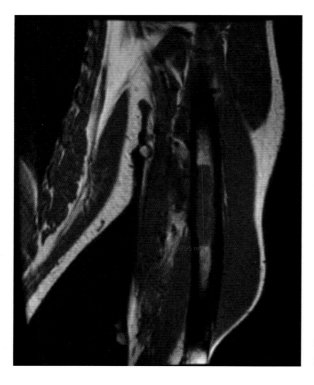

图 15.3　图 15.2 患者在新辅助化疗后的 T1 加权 MRI 图像显示软组织成分缩小,但骨性成分变化不大。

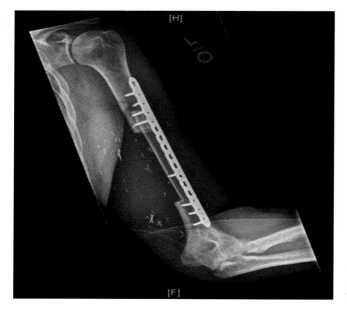

图 15.4　图 15.2 和 15.3 患者肿瘤局部复发行保肢手术后的 X 线平片。

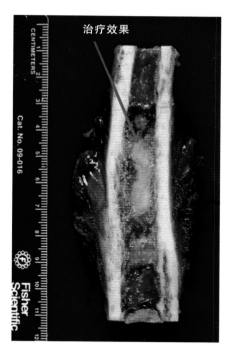

图 15.5　图 15.2 至图 15.4 中患者新辅助化疗和手术后的大体标本图像。

的尤文肉瘤变异型,除非有更好数据,否则我们很难推荐其他方法来治疗这种肿瘤,这同样会低估这种肿瘤的生物学行为。

15.2.1　流行病学

从解剖起源部位来看,儿童好发骨肿瘤,成人则好发软组织肿瘤。即便如此,尤文肉瘤仍然是年轻患者最常见的病理类型,当然我们也曾治疗过>70 岁确诊尤文肉瘤的患者(图 15.8)。发病部位分布广泛,成年人下肢最常见(图 15.9)。肿瘤局部控制率与其他软组织肉瘤相同(图 15.10)。SEER 数据显示,原发软组织的尤文肉瘤预后优于原发骨的[14],但是,成年人的生存率似乎低于儿童(图 15.7)。欧洲裔患者尤文肉瘤的发病率高于亚洲或非洲裔。而美国的数据显示,非拉美裔白人患者预后较好,提示获得治疗是这类肉瘤的重要预后因素[15]。

15.2.2　初始治疗

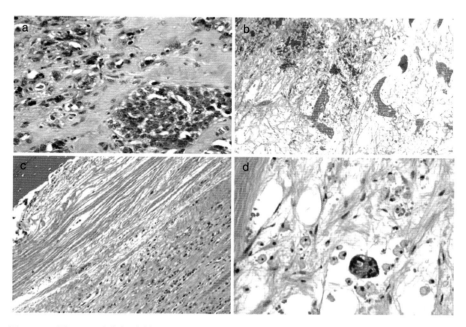

图 15.6　图 15.5 手术标本镜下图像显示近 80%肿瘤的治疗效果(HE 染色,100~400×)。

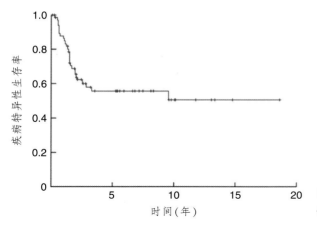

图 15.7 原发软组织尤文肉瘤成年患者的疾病特异性生存率。MSKCC 7/1/1982–6/30/2010，*n*=70。

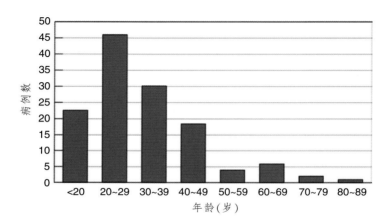

图 15.8 软组织尤文肉瘤成年患者的年龄分布。MSKCC 7/1/1982–6/30/2010，*n*=129。

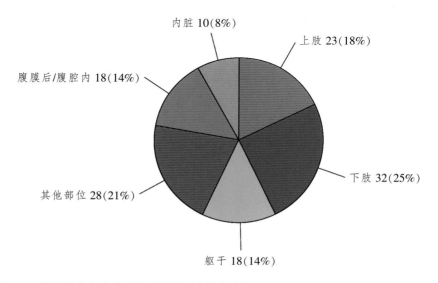

图 15.9 软组织尤文肉瘤成年患者的原发部位分布。MSKCC 7/1/1982–6/30/2010，*n*=129。

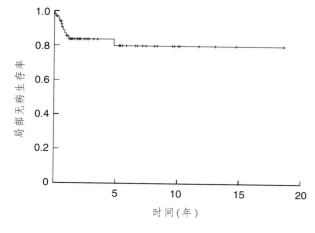

图 15.10　原发软组织尤文肉瘤成年患者的局部无病生存率。MSKCC 7/1/1982–6/30/2010，$n=70$。

尤文肉瘤以多学科综合治疗为主,包括化疗、手术和放射治疗。历史数据显示,仅采用局部治疗的原发 EFT 患者的生存率较低,约为 15%。联合全身化疗可使原发 EFT 儿童患者的治愈率提高到 75%,而成人患者仅为 50%(图 15.7)。与其他实体肿瘤的初始治疗相比,在 EFT 的治疗中,联合化疗能显著地改善总生存率。

手术仍然是儿童肉瘤治疗的一个重要组成部分,如尤文肉瘤。然而儿科临床研究中,在初始手术前常采用新辅助化疗,几个周期的化疗后还可给予放射治疗。在异环磷酰胺+依托泊苷化疗过程中,进行四肢放疗是安全的。如果担心白血病风险会增加,依托泊苷可不使用。镜下切缘阳性的放射剂量一般为 50.4Gy,而肉眼阳性为 55.8Gy。对于先行手术的患者,可以在手术后进行辅助化疗。对于一些难以手术切除的患者,首选根治性放疗。Casey 等报道了 57 例成人患者(≥18 岁)接受了根治性放疗或辅助放疗,5 年局部控制率为 75%,其中远处转移 11 例[16]。

15.2.3　辅助化疗

20 世纪 60 年代和 70 年代研究发现环磷酰胺、多柔比星和放线菌素 D 单药在尤文肉瘤中是有活性的[17,18]。此后开展的随机研究为现在的辅助治疗提供了依据。尤文肉瘤协作组的随机研究 IESS–Ⅰ显示,联合多柔比星可以改善总生存率[19]。IESS–Ⅱ显示,高剂量治疗的疗效优于中等剂量持续输注[20]。

在欧洲,采用不同的辅助化疗方法,虽然药物的组成相同,但是方案和剂量不同。尤文肉瘤合作研究 CESS–86(cooperative Ewing's sarcoma studies,CESS)显示,高危尤文肉瘤患者的治疗方案中若能包含异环磷酰胺,其预后将与低风险患者相似[21]。在意大利,REN–3 研究表明,与既往研究相比,标准 VACA 方案(长春新碱、放线菌素 D、环磷酰胺和多柔比星)联合异环磷酰胺, 能够取得更加良好的组织学反应。在欧洲尤文肉瘤协作组 EICESS–92 研究中, 与 VACA 方案相比, 联合异环磷酰胺的 VAIA 方案(长春新碱、多柔比星、异环磷酰胺和放线菌素 D)治疗标准风险患者可以改善无病生存期;与 VAIA 方案相比,联合依托泊苷可以使高风险患者进一步获益,但其差异没有统计学意义[22]。这些研究支持在尤文肉瘤的初始治疗中联合使用异环磷酰胺和依托泊苷。

在过去的 20 年中,儿科肿瘤学组/儿童癌症组的一项大型随机临床试验(POG-9354/CCG-7942)确立了原发 EFT 的美国治疗标准。在这项研究中，标准治疗组是长春新碱+多柔比星+环磷酰胺，对照组是标准治疗交替异环磷酰胺+依托泊苷方案[23]。对于未发生转移患者，尽管联合治疗的剂量密度降低了 50%，但仍然改善了患者的生存率（5 年生存率从 61% 提高到 72%）；对于转移性肿瘤患者的生存率却没有提高，可能是因为标准三药治疗组的患者在疾病进展后仍然有可能后续接受异环磷酰胺+依托泊苷的治疗并从中获益。值得关注的是，对于仅单纯肺转移的晚期尤文肉瘤患者，仍有 20%~25% 经过多学科综合治疗能够获得治愈。

关于尤文肉瘤的辅助治疗，两项探索不同剂量强度的五药联合方案研究是非常有指导意义的。Granowetter 等[24]报道的 COG 研究中，增加了标准 CAV(环磷酰胺、多柔比星、长春新碱)和异环磷酰胺+依托泊苷方案的治疗剂量，同时将治疗时间从 48 周缩短至 30 周，发现该组与标准治疗组相比 5 年无事件生存率没有显著差异(分别为 76% 和 75%)[24]。

与之相反，基于 COG 研究并被确认为目前的标准治疗提示，治疗时程的缩短会对<18 岁的患者接受 CAV-IE 方案后的总生存期造成影响，即每 2 周治疗一次而不是每 3 周治疗一次的患者的总生存期得到了改善（仅限 18 岁以下的患者）[25]，实际上每 2 周治疗组的中位间隔时间是 18 天。这就是 Norton 和 Simon[26,27]提出的剂量密集原理的佐证。在美国，>18 岁患者的标准治疗仍然是 CAV-IE 联合方案，每 3 周交替使用。根据研究结果，尽管缩短成年患者化疗间隔时间（如每 2 周 1 次）是有效的，但是亚组分析数据显示，缩短成年患者化疗间隔时间并不适用。Granowetter 的 COG 研究[24]中，每周期使用的高剂量化疗没有获益，在治疗小圆细胞肉瘤时反对采用 P6 方案（每周期使用环磷酰胺 $4.2g/m^2$）。

15.2.4 转移性肿瘤的大剂量化疗

转移性 EFT 很少被治愈，Grier 等[23]报道的治愈率为 20%~25%。回顾性分析显示，大剂量化疗联合自体干细胞移植(autologous stem cell transplant, ASCT)的生存率较低。因此，美国的大多数中心已放弃使用[28]。

与之相反，另有研究认为大剂量化疗联合 ASCT 治疗转移性尤文肉瘤具有潜在的应用价值。一组复发或进展期 EFT 患者共 33 例，接受不同方案化疗联合骨髓或外周血干细胞治疗，获得一定疗效，5 年无事件生存率(event-free survival, EFS)为 38%[29]。此外，一组诊断时已有转移的 97 例患者，75% 接受大剂量化疗联合 ASCT，5 年 EFS 为 37%[30]。2006 年 12 月结束的 ISG/SSG Ⅲ 期研究也表明大剂量化疗联合 ASCT 具有治疗 EFT 的潜在作用。中位随访 37 个月，5 年总生存率和无事件生存率分别为 74% 和 66%。重要的是，接受大剂量化疗(high-dose chemotherapy, HDCT)的患者，治疗反应差的与治疗反应好的患者的 EFS 相似(68% 和 71%)[31]。

长春新碱+异环磷酰胺+多柔比星+依托泊苷(VIDE 方案)治疗高风险患者的疗效显著[32]，与长春新碱+放线菌素 D+异环磷酰胺方案一起，用于大剂量化疗联合自体干细胞移植前高风险尤文肉瘤患者的诱导治疗(European Ewing Tumour Working Initiative of National Groups,欧洲 EWING 99 研究)[22]。281 例患者接受 6 周期 VIDE 方案、1 周期长春新碱+放线菌素 D+异环磷酰胺方案、局部治疗以及干细胞移植支持下的大剂量白消安+美法仑治疗，总共 169 例(60%)接受了干细胞移植，3 年无事件生存率(EFS)为 27%，3 年总生存率(OS)为 34%。<14 岁儿童患者的 3 年 EFS 为 45%(n=46)。作者用

一个评分系统进行分级,能够明确预后不良因素(肿瘤体积>200mL、超过一个部位的骨转移、骨髓转移、年龄>14 岁以及肺转移)。1 组患者(3 分及以下)的 3 年 EFS 为 50%,2 组患者(4 分)的 3 年 EFS 为 25%,3 组患者(5 分以上)的 3 年 EFS 为 10%。这项研究首次表明,部分患者可能有必要进行更积极的治疗,但缺乏随机研究。这些数据也被用作对所有患者骨髓活检的理由。由于骨髓活检并不改变治疗方法,因此, 对研究以外的患者很难进行合理性评价。在 CCG-POG 尤文肉瘤研究中,转移性肿瘤的治愈率为 22%,更强烈的化疗是否优于标准剂量化疗尚不明确,阐明此问题的最佳途径是随机研究。另一个探索性研究是采用同种异体移植治疗合适的高风险患者。

15.2.5 肿瘤复发后的标准细胞毒化疗

虽然在其他成人肉瘤中拓扑异构酶 I 抑制剂是无效的,但在尤文肉瘤(以及横纹肌肉瘤)中疗效显著。替莫唑胺+伊立替康治疗转移性肿瘤是有效的,但疗效持续时间较短。伊立替康连续使用(20mg/m^2,治疗 5 天,连续使用 2 周,停 1 周),主要不良反应是腹泻[33]。在尤文肉瘤中没有数据表明达卡巴嗪或替莫唑胺单药是有活性的,因此,作者对替莫唑胺的使用提出了质疑。相反,在 EFT 和横纹肌肉瘤中,有数据支持使用伊立替康[34-36]。值得注意的是,治疗成年患者采用儿童方案(20mg/m^2,每天静脉注射,共 5 天,连续使用 2 周,停 1 周)时,有必要进行剂量或方案的调整。对于这个方案治疗的儿童患者,支持治疗至关重要,而成年人一旦出现腹泻可能危及生命。另一种有效方案是环磷酰胺+拓扑替康,比替莫唑胺+伊立替康的骨髓毒性高,但胃肠道反应低[37-40]。目前尚缺乏这两种方案对比的数据。

其他药物也在尝试用于转移性尤文肉瘤,但是没有取得明显疗效。详述如下。

15.2.6 探索性研究

研究发现,患者对胰岛素样生长因子 1 受体(insulinlike growth factor 1 receptor,IGF1R)抑制剂有反应,由此引发关于应用这些药物治疗难治性尤文肉瘤患者的广泛兴趣。然而,在所有靶向 IGF1R 的多种单克隆抗体的一系列 I~II 期研究中[41-46],观察到较为一致的 RECIST 反应率,仅为 10%~15%。虽然反应率低,但是仍然高于其他恶性肿瘤,部分尤文肉瘤患者更有效,只是我们不知道是哪个亚组。我们注意到,除了孤立性纤维瘤和促结缔组织增生性小圆细胞肿瘤患者偶尔会出现反应, 在其他肉瘤患者中,几乎没有观察到 IGF1R 抑制剂有反应的。这一发现的部分原因可能是细胞真正依赖于一个信号通路。在一项研究中,血清 IGF1 水平高和较长的生存率有关[44],尚不清楚这是否是治疗、患者或肿瘤本身的特征。COG 正在进行一项有关 IGF1R 抑制剂治疗原发性尤文肉瘤的研究,有望提供进一步的数据,最终确定由于阻断这条通路而获益的亚组患者。就已知的其他被激活的激酶而言,在尤文肉瘤中,受体酪氨酸激酶 KIT 通常是过表达的。根据一项前瞻性 II 期研究的数据,像小细胞肺癌一样,在尤文肉瘤中,KIT 抑制剂伊马替尼是没有活性的[47]。

根据 EWSR1-FLI1 融合蛋白下游效应器活化的生物学特性,免疫学的或其他新的方法产生的数据有望在不久的将来为临床研究提供新的途径。在两个完全不同的尤文肉瘤细胞系的研究中,发现一个最有希望的新途径,在尤文肉瘤的治疗中应用聚腺苷酸二磷酸核糖转移酶[poly(ADP-ribose)polymerase,PARP]抑制剂[48,49]。(表 15.1 治疗建议)一项 II 期研究中 PARP 抑制剂的失败表明,需要考虑联合应用细胞毒性药物[50]。PARP 抑制剂联合替莫唑胺的 I~II 期临床研究正在进行中。

新的测序数据结合机制分析显示,组蛋白去甲基化酶可能是尤文肉瘤的一个治疗靶点[51],一种 LSD1 抑制剂已经在体外进行试验以确定该靶点的潜在相关性,但是尚没有在人群中进行测试[52]。在一项药物再定向筛选中发现,过去几十年中用于治疗高钙血症的药物普大霉素是一种值得进行临床试验的药物,这项研究正在进行[53]。

15.2.7　尤文肉瘤样蓝色小圆细胞肿瘤

在尤文肉瘤、滑膜肉瘤、圆细胞脂肪肉瘤或腺泡状横纹肌肉瘤中,发现不含染色体易位的蓝色小圆细胞肿瘤,引起了对其治疗的困惑。这类肿瘤是要像尤文肉瘤一样治疗,还是要像其他肉瘤,如多形性未分化肉瘤那样治疗尚不明确。

目前,在一大部分这些肉瘤中发现一致的形态和新的基因融合,使得不含染色体易位的蓝色小圆细胞肿瘤的分类更为容易[9-11,54-61]。最初报道描述了此类肿瘤的个别病例[9,10,54,56-60],随后的两个较大系列报道发现具有一致的 *CIC-DUX4* 易位的患者[11,55]。对这些易位的评估变得非常困难但也令人感兴趣,由于染色体 4 和 10 末端发生异常的复制,在多个染色体上发现 *DUX4*,产生了 t(4;19)(q35;q13)和 t(10;19)(q26.3;q13)。值得注意的是,在筋膜肌肉萎缩症中发现 *DUX4* 剪接有缺陷[62],与其他肉瘤癌基因一样,强调在特定的细胞类型中需要适当的细胞环境进行转化,而不是细胞凋亡。

显微镜下,*CIC-DUX4* 阳性肉瘤表现为小到中等圆形或椭圆形细胞,排列密集,胶原蛋白极少或没有[11]。很少出现明显的梭形细胞区域。大多数肿瘤细胞没有明确的细胞边界,含有少量嗜双色性或轻度嗜酸性胞质,含有泡状核,核仁通常大而明显。虽然没有见到较大的多形性细胞,但与尤文肉瘤相当一致的表现相比,细胞核形状和大小具有更高的异质性。坏死区域常见,单个细胞坏死呈"星空"表现。所有病例的核分裂象>10/10HPF。无论肿瘤有无 *CIC* 重排,形态学上都没有差异。一项研究报道,近 2/3 的 *EWSR1* 重排阴性的蓝色小圆细胞肿瘤含有 *CIC-DUX4* 重排[11]。

迄今为止,报道的病例数较少,这种新型肉瘤的临床特征还不十分清楚。Italiano 等报道的 15 例患者[11]加上其他研究人员报道的 9 例患者表明,男性多见(男女比率为 1.4),诊断时中位年龄为 24 岁(6~62 岁),肿瘤原发部位多见

表15.1　尤文肉瘤患者全身治疗的建议

诊疗方案		说明
新辅助/辅助化疗		参加临床试验:儿科研究通常对成年患者开放。除了临床试验,以多柔比星为基础的化疗方案,如 VAdrC——异环磷酰胺+依托泊苷(VACIE)交替应用,或 VIDE。在可行的情况下,<18 岁的患者中,VACIE 方案每 2 周治疗优于每 3 周治疗。根据一项随机研究,在成年人中,每 3 周治疗仍然是标准治疗,缩短治疗间隔时间需要谨慎
转移疾病	一线治疗	伊立替康,伊立替康+替莫唑胺,或环磷酰胺+拓扑替康
	二线治疗	培唑帕尼、曲贝替定在一些国家获批,其他临床研究如 IGF1R 抑制剂、PARP 抑制剂、表观遗传性药物。PD1 抑制剂在尤文肉瘤中是无效的。截至 2016 年,没有奥拉单抗联合治疗的数据

VAdrC:长春新碱+多柔比星+环磷酰胺;VIDE:长春新碱+异环磷酰胺+多柔比星+依托泊苷;PARP:聚腺苷二磷酸核糖转移酶。

于肢体(50%),复发转移率高(随访 22 例患者中 11 例,50%)。因此,这些肿瘤与尤文家族肿瘤除了组织学表现相似以外,临床病程也同样具有侵袭性。

在报道了 *CIC-DUX4* 易位的病例后不久,经过筛查不含 *EWSR1* 或其他已知肉瘤融合基因的肉瘤 594 例,在尤文样骨肉瘤中发现一种新的染色体内 X 染色体融合基因 *BCOR-CCNB3*[61]。值得注意的是,这些肿瘤也可以通过简单的 CCNB3 免疫组织化学检查进行识别。BCOR 是一种编码泛表达转录抑制因子的基因,与 BCL6 和染色质动力学相关蛋白结合,而 CCNB3 编码睾丸特异性有丝分裂细胞周期蛋白。可能与这两种新型肉瘤相关的基因亚型已经存在或有待发现。例如,通过肿瘤 RNA 测序、全外显子和全基因测序发现的 *FUS-NFATc2* 以及 *CIC-FOXO4*[13]。

这些新型尤文样肉瘤亚型将会为我们提供治疗这些肿瘤的新途径,因为这些肿瘤可能和血液系统及其他恶性肿瘤具有共性。毫无疑问,新一代的测序技术的应用将迅速为我们提供新的数据,以便在今后几年里对这些肿瘤进行诊断和治疗。

就这些患者的临床预后而言,截至 2015 年,几乎没有数据可提供指导。关于新辅助治疗和转移性肿瘤治疗疗效的初步数据表明,*CIC-DUX4* 尤文肉瘤亚型对标准化疗药物(多柔比星+异环磷酰胺或长春新碱+多柔比星+环磷酰胺/异环磷酰胺+依托泊苷的五药联合方案)的敏感性低于尤文肉瘤[11],而有关 *BCOR-CCNB3* 尤文样肉瘤临床表现的资料尚未发表。因此,从这些数据来看,目前尚不清楚这类新型肿瘤是否应当按照尤文肉瘤那样进行全身化疗,所以目前还在采取保守治疗。

15.3　横纹肌肉瘤

横纹肌肉瘤(rhabdomyosarcomas,RMS)是一类具有骨骼肌分化特征的罕见肿瘤。在美国,每年有 300~500 例患者(发病率近 1 例/100 万)。横纹肌肉瘤是儿童最常见的软组织肉瘤,以至于儿科肿瘤学家定义了非横纹肌软组织肉瘤(nonrhabdomyosarcoma soft tissue sarcomas,NRSTS),用于诊断横纹肌肉瘤以外的软组织肉瘤,但是这个诊断对于治疗成年患者的肿瘤医生是没有意义的,因为他们治疗的是各种各样的软组织肉瘤患者。

横纹肌肉瘤,甚至在肉瘤中也有独特的表现,由于多种因素而变得纷繁复杂。已经有多个分类系统,最近根据预后因素来分别不同亚型(表 15.2),包括对腺泡状、胚胎性、葡萄状和多形性 RMS 等经典亚型稍做修改。

15.3.1　流行病学

和尤文肉瘤一样,横纹肌肉瘤仍然是<21 岁患者常见的肉瘤(图 15.11),大多数胚胎性横纹肌肉瘤患者在<5 岁发病,而腺泡状横纹肌肉瘤的发病高峰在 15 岁左右[63]。多形性横纹肌肉瘤最常见于成年人,高发年龄为>60 岁。值得注

表15.2　横纹肌肉瘤的组织学分类

预后较好
葡萄状横纹肌肉瘤
梭形细胞横纹肌肉瘤
预后一般
胚胎性横纹肌肉瘤
预后较差
腺泡状横纹肌肉瘤
未分化横纹肌肉瘤
预后尚无法评估的亚型
伴横纹肌样特征的横纹肌肉瘤

意的是,RMS 是原发部位为重要预后因素的一类肉瘤(如分化良好/去分化脂肪肉瘤和胃肠间质瘤)。发病部位广泛(图 15.12),最常见的发病部位(不包括年龄)是头部和颈部(眼眶和其他脑膜部位是主要的发病部位)或躯干(附睾常见),还有肢体等其他部位[64]。组织学亚型也因原发部位不同而有所不同[65]。腺泡状 RMS 最常见于肢体,胚胎性 RMS 常见于头部、颈部、泌尿生殖道和腹膜后[65]。

男性比女性更多见(男女比约为 4∶3),高加索人种比其他人种多见。和尤文肉瘤以及其他原发性软组织肉瘤一样,不管哪种组织学类型通常都有很好的局部控制(图 15.13),但患者常死于转移性肿瘤。即使预后良好的胚胎性横纹肌肉瘤患者,10 年疾病特异性生存率也仅为 50%(图 15.14)。

15.3.2 分子生物学

每一种 RMS 的分子生物学特征都是不同的,对应其不同的生物学行为和复发风险(图 15.15 和图 15.16)。

腺泡状 RMS 有特征性的易位 t(2;13),少

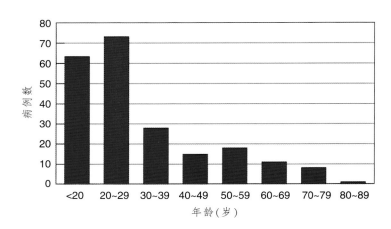

图 15.11 横纹肌肉瘤(所有类型)成年患者(>16 岁)的年龄分布。MSKCC 7/1/1982–6/30/2010,n=217。

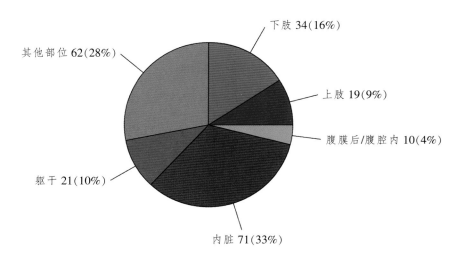

图 15.12 横纹肌肉瘤(所有类型)成年患者(>16 岁)的原发部位分布。MSKCC 7/1/1982–6/30/2010,n=217。

数病例有变异易位 t(1;13)[66-68]。这种易位将 2
号染色体上的 *PAX3* 基因(调节神经肌肉发育
的转录程序)与 *FOXOA1* 基因(forkhead 转录因
子家族成员)融合。融合转录因子似乎同时激
活转化和分化基因程序。变异易位 t(1;13) 是
将 1 号染色体上的 *PAX7* 基因与 *FOXOA1* 基因
融合。与融合基因阴性的腺泡状 RMS 相比,融
合基因阳性的腺泡状 RMS 更多见于肢体和年
轻患者。

胚胎性 RMS 经常在染色体 11p15.5 出现
杂合性缺失(loss of heterozygosity,LOH)[69,70],
这种失活的意义尚不明确,可能与 *GOK* 基因
有关[71-73],这种基因能够控制 RMS 细胞系的生
长。8 号染色体三体也常见于胚胎性 RMS。

多形性 RMS 通常有一个非整倍体染色体
核型,很像其他形式的高级别多形性未分化肉
瘤,以前称为恶性纤维组织细胞瘤。

罕见亚型的 RMS 已经产生了令人感兴趣
的结果和新的基因组,可以解释儿童患者预后
良好的原因。尤其是硬化性横纹肌肉瘤(Scle-
rosing rhabdomyosarcoma,ScRMS)和梭形细胞
横纹肌肉瘤(spindle cell rhabdomyosarcoma,
SRMS),最近被重新归类为一种独特的病理类
型,以区别于胚胎性 RMS。

ScRMS/SRMS 亚型含有 *NCOA2* 基因重排,
而在较大的儿童或成年人中发生的这种肉瘤
有 *MYOD1* 突变伴或不伴 *PIK3CA* 突变。在
2016 年的一项研究中,11 例先天性/婴儿 SRMS

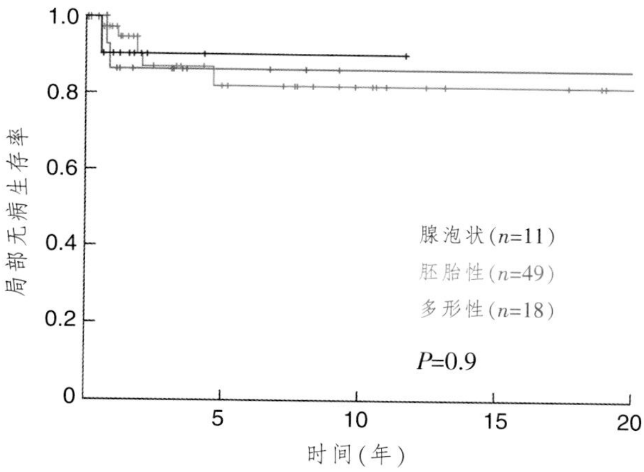

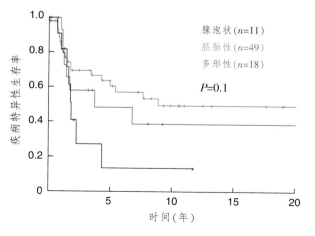

图 15.13　原发横纹肌肉瘤成年患者的局部无病生
存率,根据组织学类型区分。MSKCC 7/1/1982~6/30/
2010,*n*=78。

图 15.14　原发横纹肌肉瘤成年患者的疾病特异性
生存率,根据组织学类型区分,MSKCC 7/1/1982~6/30/
2010,*n*=78。

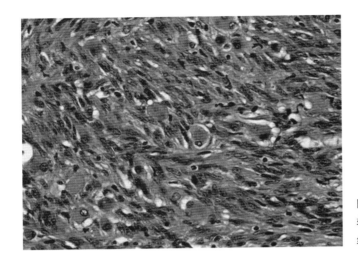

图 15.15 胚胎性横纹肌肉瘤的镜下表现,显示较大的横纹肌母细胞,胞质丰富,富含肌球蛋白纤维的嗜酸性横纹(HE 染色,200×)。

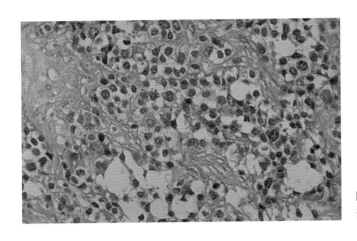

图 15.16 腺泡状横纹肌肉瘤的镜下表现,显示该组织学类型特有的细胞巢(HE 染色,200×)。

中 10 例含有复发性融合基因,其中 *VGLL2* 重排 7 例(*VGLL2-CITED2* 融合 4 例,*VGLL2-NCOA2* 融合 2 例)。如前所述,3 例含有 *NCOA2* 基因融合,其中 *TEAD1-NCOA2* 融合 2 例,*SRF-NCOA2* 融合 1 例。长期随访发现,所有融合基因阳性的先天性/婴儿 SRMS 患者仍然很好地活着,没有出现远处转移,这种发现具有重要的临床意义。15 例>1 岁的 SRMS 患者中,10 例含有 *MYOD1 L122R* 突变,尽管进行了积极的多学科综合治疗,其中大多数还是因病而亡。这些数据强调了在制订最佳治疗方案时明确横纹肌肉瘤分子亚型的重要性[74]。

从小儿横纹肌肉瘤的基因组研究中可以清楚地看到,几乎没有复发性突变会影响这些肿瘤的治疗选择。胚胎性 RMS 的突变率高于腺泡状 RMS[75]。*RAS* 基因家族的成员通常发生改变。我们都知道,在许多肿瘤中都存在受体酪氨酸激酶-ras-PIK3CA 信号通路的激活,这表明横纹肌肉瘤的 IGF1R 信号通路仍将是攻击这一类肿瘤的最佳信号通路。目前,这些数据对这些肿瘤的治疗选择没有影响,我们继续按照临床病理分期确定危险程度和治疗计划。

15.3.3 危险因素分级

根据肿瘤的危险因素分级而制订的扩展分类系统现已应用于 RMS 患者的随机研究中,

如表 15.3 所示。这个分期系统包括解剖学和组织学,能够很好地将不同预后的患者区分开来,只是Ⅲ期患者的生存率达到了 50%(表 15.4 和表 15.5),关于如何更好地对此类患者进行分层,目前还没有标准。根据新的分类系统,低风险患者的预期 3 年无失败生存率(failure free survival,FFS)为 88%。中风险患者的 3 年 FFS 达到 65%,高风险患者的 3 年 FFS<30%。

15.3.4　分期

除了常规的分期检查如体格检查、实验室检查等,其他一些检查也是有效的,包括乳酸脱氢酶,可以作为肿瘤负荷的指标;原发部位的 MRI 或 CT;胸部 CT 排除转移性疾病。对于头部和颈部的肿瘤,需要进行头部/脑部的 CT 或 MRI 检查。骨扫描有助于排除骨转移性疾病,脑脊液(cerebrospinal fluid,CSF)细胞学检查肿瘤细胞适用于脑膜肿瘤患者。在我们中心治疗成年患者的肿瘤学家常规不做骨髓活检或穿刺,因为这些检查作用不大,对治疗决策没有影响。但作为治疗 RMS 的临床研究的一部分,该检查仍在执行。

15.3.5　影像学

在影像学上,横纹肌肉瘤与其他软组织肉瘤无明显区别(图 15.17),临床表现也很相似,但有时会爆发性生长,发生淋巴结转移的风险比其他肉瘤高。

15.3.6　初始治疗

在化疗出现之前,除了发病部位有利且通过手术和放疗得到控制而预后良好的亚型以外,RMS 患者的死亡率很高。较早的文献报道,根据不同的分期、解剖部位和治疗方法,死亡率为 30%~90%[76]。在 20 世纪 60 年代初,化疗在 RMS 治疗中的作用得到认可[77],并很快成为一种标准疗法,原发部位的放射治疗也是如此[76]。辅助化疗的细节和转移性肿瘤的治疗详述如下。

目前 RMS 患者的标准治疗方法,和尤文肉瘤患者一样,是多学科综合治疗。虽然手术、放疗和化疗都应用于 RMS 患者,但由于放疗对生长有影响并且有长期的不良反应,因此,应用于年幼的 RMS 患者时需要更为谨慎。这种肿瘤

表15.3　横纹肌肉瘤协作组IRS-V肿瘤分级

Ⅰ级	局部病变,完整切除;区域淋巴结未累及(强烈推荐/需要淋巴结活检或采样,头颈部肿瘤除外) (a)局限于肌肉或原发器官 (b)邻近器官受累,浸润至肌肉或原发部位以外,穿透筋膜
Ⅱ级	大体切除,有局部扩散的证据 (a)肿瘤大体切除,显微镜下见残留 (b)区域淋巴结有累及,完整切除,显微镜下见残留 (c)区域淋巴结有累及,大体切除,显微镜下见残留和(或)最远端区域淋巴结(距原发部位)有组织学累及
Ⅲ级	不完全切除,肉眼见残留 (a)仅进行了活检 (b)原发肿瘤进行了大部分切除(>50%)
Ⅳ级	发病时出现远处转移(肺、肝、骨、骨髓、脑、远处的肌肉和淋巴结)

表15.4 横纹肌肉瘤治疗前的分期

分期	部位	T	大小	N	M
1	眼眶、头颈部(脑膜除外)、泌尿生殖道–非膀胱/前列腺、胆道/肝脏	T1 或 T2	a 或 b	N0 或 N1 或 Nx	M0
2	膀胱/前列腺、四肢、颅脑、脑膜及其他(包括躯干、腹膜后等),胆道/肝脏除外	T1 或 T2	a	N0 或 Nx	M0
3	膀胱/前列腺、四肢、颅脑、脑膜及其他(包括躯干、腹膜后等),胆道/肝脏除外	T1 或 T2	a	N1	M0
			b	N0 或 N1 或 Nx	M0
4	所有部位	T1 或 T2	a 或 b	N0 或 N1	M1

原发肿瘤

T(部位)1 局限于原发部位

  a.直径≤5cm

  b.直径>5cm

T(部位)2 扩展和(或)固定于周围组织

  a.直径≤5cm

  b.直径>5cm

区域淋巴结

N0 临床上区域淋巴结未累及

N1 临床上区域淋巴结有肿瘤累及

Nx 临床上区域淋巴结的情况不明(特别是有些部位无法评估淋巴结的情况)

远处转移

M0 无远处转移

M1 有远处转移

表15.5 简化的横纹肌肉瘤危险因素分级,根据横纹肌肉瘤和儿童肿瘤协作组的研究

危险因素分级	组织学	临床分组	分期
低	胚胎性和变异型	Ⅰ~Ⅲ	1
	胚胎性和变异型	Ⅰ~Ⅱ	2~3
中	胚胎性和变异型	Ⅲ	2~3
	腺泡状	Ⅰ~Ⅲ	1~3
高	任何类型	Ⅳ	4

的治疗强度大而且需要多学科的专业知识,因此,大多数患者适宜转诊到治疗中心[78]。

成年 RMS 患者获益于大部分儿童患者参与的临床研究,在过去的 35 年间,这些研究提高了治疗水平,治愈率提高了 1 倍[79-83]。这些研究的全部细节超出了本文的范围,但是这些研究的几个重要发现有助于指导所有 RMS 患者的治疗。

在横纹肌肉瘤协作组研究 IRS-Ⅰ中,根据临床风险分类(临床 1、2 或 3~4 组),在一项大型研究中,进行了 3 个随机研究[81]。早期肿瘤患者(临床 1 组,肿瘤局限并且完全切除)没有从放疗联合长春新碱、放线菌素 D 和环磷酰胺(VActC)化疗中获益。那些局部肿瘤行完全切除术(临床 2 组)并接受放疗的患者,没有从长春新碱和放线菌素 D 基础上添加环磷酰胺中

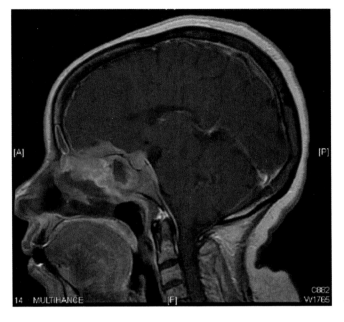

图 15.17 一例儿童原发鼻窦腺泡状横纹肌肉瘤的增强 T1 加权矢状 MRI 图像。

获益。那些肿瘤范围更加广泛的患者[临床 3 组（术后肉眼见残留）和 4 组（转移性肿瘤）]没有从强烈的 VActC 联合放疗基础上添加多柔比星中获益。远处转移比局部复发更常见，所有患者的总生存率为 55%。眼眶和胃肠道肿瘤的预后最好。

IRS-Ⅱ 研究入组患者 999 例，试图回答关于不同临床分组的最佳治疗的问题[82,84]。在临床 1 组中，VActC 和 VAct（VAct 为长春新碱和放线菌素 D）疗效相当。2 组不包括肢体腺泡状 RMS，接受放疗并随机分组 VAct 或重复脉冲式 VActC，DFS 和总生存率是相似的。因此，1~2 组患者采用低强度治疗是可行的。3 和 4 组患者接受放疗并随机分组重复脉冲式 VActC 或重复脉冲式 VAdrC 交替 CAV（长春新碱、多柔比星和环磷酰胺）。完全缓解（complete remission，CR）率与生存率相似，表明多柔比星并没有比放线菌素 D 增加这些患者的治愈率。对 3 组颅内脑膜肉瘤患者进行中枢神经系统预防性放疗，使生存率从 IRS-Ⅰ 的 45% 提高到 67%。

IRS-Ⅲ 研究入组患者 1000 多例，除临床分组外，还根据危险因素进行分层[79]。和 IRS-Ⅱ 研究一样，VAct 和 VActC 治疗预后良好的 1 组患者均有效。与仅接受 VAct 治疗的患者相比，添加多柔比星并没有显著改善预后良好的 2 组患者的疗效。在 VActC 基础上，加用顺铂+依托泊苷治疗 3~4 组肿瘤患者，并不能改善预后。

IRS-Ⅳ 研究对多个亚组进行了详细地分析，结合临床分期和 IRS Ⅰ~Ⅲ 研究中的临床分组，提出了一个危险因素为基础的新的分期系统[80]。1 组睾丸旁原发胚胎性肿瘤的年轻患者，1 组或 2 组眼眶或眼睑肿瘤患者接受长春新碱+放线菌素 D 治疗的治愈率>90%，2 组肿瘤患者额外接受放射治疗。3 组患者随机分组，进行超分割放疗和常规放疗，与常规放疗相比，疗效没有提高。值得注意的是，VActC、VAct+异环磷酰胺或长春新碱+异环磷酰胺+依托泊苷联合手术（联合或不联合放疗）治疗局部或区域性横纹肌肉瘤患者疗效相当，这表明 VActC 仍然是标准治疗，因其骨髓毒性比其他方案小。

IRS-Ⅳ 跟踪调查的一项研究对照 VActC 与 VActC/长春新碱+拓扑替康+环磷酰胺交替

治疗中危横纹肌肉瘤(3 组)[83]。这项研究显示,与 VActC 相比,更复杂的治疗方案没有获益,VActC 仍然是中风险组肿瘤患者的标准治疗方案。

有人试图降低最低风险患者的化疗强度。在儿童肿瘤组研究 D9602 中,减少了最低风险患者放疗剂量并且不用环磷酰胺,减少放疗剂量的患者的生存率相似,但不接受环磷酰胺治疗的患者的预后稍差。一项跟踪调查采用 IRS-Ⅳ 和 D9602 的数据,研究低风险 ERMS 患者(ARST0331)。一项新的研究正在进行中,将亚组 1 患者(1 期和 2 期 Ⅰ/Ⅱ 组,1 期Ⅲ组眼眶)长春新碱+放线菌素 D 的化疗持续时间减少到 22 周,并且将环磷酰胺的累积总剂量增加到 $4.8g/m^2$。对于眼眶肿瘤和 ⅡA 组肿瘤患者,减少放疗剂量,并给予长春新碱+放线菌素 D 和环磷酰胺 $4.8g/m^2$。最后,对于亚组 2 的患者,即 1 期Ⅲ组非眼眶原发的和 3 期 Ⅰ/Ⅱ 组原发肿瘤患者,将环磷酰胺的累积剂量减少到 $4.8g/m^2$[85]。

虽然 IRS 研究的趋势是减少化疗强度和放疗剂量,但值得注意的是,这些研究已经表明放疗在这些患者的多学科综合治疗中的重要性。放疗剂量因疾病程度而异,肉眼可见病灶为 45~50Gy,淋巴结病变为 41Gy,切缘阳性的为 36Gy。放疗与化疗的时间顺序根据风险分层而定。对于低/中危风险者,放疗一般在化疗 12 周左右开始,而对于高危风险者,尤其是脑膜部位,放疗应当尽早开始。Gerber 等报道成年(16岁及以上)RMS 患者 148 例,65% 的患者接受了原发部位的放疗,发病时没有转移的亚组患者的 5 年局部控制率为 66%,5 年总生存率为 45%[86]。成年多形性横纹肌肉瘤患者的放疗剂量应遵循与其他软组织肉瘤相同的指南。

15.3.7　转移性肿瘤的化疗

根据不同的亚型,一些药物对于转移性 RMS 显示出部分活性。和尤文肉瘤一样,单药拓扑异构酶抑制剂如拓扑替康[38,87-90]和伊立替康[34-36,91,92]或包含他们的联合方案[38,92]对于腺泡状和胚胎性 RMS 均有效。较成功的研究包含伊立替康、伊立替康+替莫唑胺和环磷酰胺+拓扑替康等方案。

根据一项少数患者的随机研究和经验性治疗,吉西他滨及其联合方案(如多西他赛)治疗多形性横纹肌肉瘤疗效显著[93]。吉西他滨及其联合方案治疗其他类型横纹肌肉瘤的疗效尚不清楚。吉西他滨单药治疗 RMS 的活性相对较低[94]。

IGF1 受体(IGF1R)抑制剂大多数是单克隆抗体,阻断 IGF1R 信号通路。该信号通路非常重要,能使腺泡状 RMS 的 *PAX3* 或 *PAX7-FOXO1* 易位,促进细胞转化,从而导致 RMS 的发生[95-100]。然而,根据成年人和儿童的试验,IGF1R 抑制剂或联合治疗基本无效[101,102]。每种横纹肌肉瘤的生物学特性是不同的,因此,一种治疗方法并不适用于所有的 RMS 亚型。在横纹肌肉瘤中,IGF1R 抑制剂耐药是通过 AKT 信号通路[99,103],将信号持续从 IGF1R 转导到其他激酶[104]。这个发现似乎符合横纹肌肉瘤转基因小鼠模型中 IGF1R 抑制剂治疗效果短暂[105]。抗 IGF1R 单克隆抗体治疗复发性横纹肌肉瘤患者的结果同样如此。因此,阻断多种受体酪氨酸激酶可能为患者提供一种新的途径。

未来的发展方向在于探讨 IGF1R 抑制剂和替莫唑胺治疗高风险的 RMS。对于胚胎性 RMS 而言,肿瘤中引人关注的致癌基因数量涉及杂合性丢失等方面。在这个 DNA 甲基化明显改变的肿瘤中,表观遗传治疗可能是有效的。胚胎性 RMS 比腺泡状或多形性 RMS 对标准治疗更敏感。至于多形性 RMS,未来的治疗方法建立在对少数患者的经验性治疗上,他们对吉西他滨为基础的联合方案反应良好。其他肉瘤将受益于更加仔细地分析细胞周期特异性药物。一项易位相关肉瘤的小样本随机试验显示,在腺泡状横纹肌肉瘤中曲贝替定是有活性的。这给我们带来了希望,即使是已获批准的药物,在治疗方面也会有新的发现[106](表15.6 治疗建议)。

15.4 间质性软骨肉瘤

间质性软骨肉瘤非常罕见,可表现为原发腹部的病变(图 15.18a),可能是高级别的并出现肺转移(图 15.18b,c),病变表现为钙化、肺转移并且累及纵隔软组织以外的区域。

病理学上很关注明确的标志物(图 15.18d)。1962 年 Dahlin 首先报道了这种疾病[107]。肿瘤由良性软骨样岛状组织和原始间质的未分化组织组成。可发生在骨和骨外,女性比男性多见。如图所示,软组织转移常见。据报道,常见于面部骨骼和硬腭,也可发生于肋骨和其他骨外组织。30 年前,我们中心的 Huvos 报道了一项研究[108]。最近,对这种病变的典型标志物的鉴别证实了这个诊断。

许多中心采用辅助或新辅助化疗(通常是尤文肉瘤的方案)治疗这种肿瘤,但治疗的疗效尚不明确。即使出现明显的转移时,缓解率也很低。日本的一项易位相关肉瘤的随机研究显示,曲贝替定是有效的[106]。

15.5 胚胎性肉瘤

胚胎性肉瘤是仅见于肝脏的一种少见的肉瘤,类似于其他蓝色小圆细胞肿瘤,常见于10 岁左右的儿童。组织学上,胚胎性肉瘤很难与横纹肌肉瘤或 Wilms 瘤相鉴别,尤其是前者,也会累及胆道[109]。与横纹肌肉瘤不同的是,胚胎性肉瘤不表达横纹肌肉瘤的典型标志物MyoD 或成肌蛋白(myogenin)。胚胎性肉瘤也没有 *PAX3* 或 *PAX7* 染色体易位和 *FOXO1(FKHR)* 基因。因该肿瘤少见,在初始治疗中是否必须化疗尚不明确。尽管如此,鉴于(1)以往的研究显示单纯手术治疗预后差[110];(2)在国际横纹肌肉瘤研究组(international rhabdomyosarcoma study,IRS)组中接受化疗的患者的预后;(3)手术不可切除的患者的化疗疗效[111],我们认为在新辅助或辅助化疗中可采用治疗尤文肉瘤的方案,如美国的 VAdrC-IE 五药方案或欧洲采用的VIDE 方案。根据 IRS 研究数据,也可以考虑含放线菌素 D 的方案(表 15.7 治疗建议)。

表15.6 横纹肌肉瘤患者全身治疗建议

诊疗方案	说明	说明
初始治疗		首选临床研究,因为儿科研究常纳入成年患者。除了临床研究,初始治疗包括手术治疗和放疗。成年人复发风险高,我们建议多药化疗(VActC、治疗尤文肉瘤的VAdrC/异环磷酰胺+依托泊苷或 VIDE 都是合适的方案,缺乏专门针对成年人的数据)
转移疾病	一线治疗	伊立替康、伊立替康+替莫唑胺或环磷酰胺+拓扑替康
	二线治疗	吉西他滨联合方案(尤其是多形性横纹肌肉瘤);临床研究,尤其是联合 IGF1R 靶向药物治疗腺泡状横纹肌肉瘤,表观遗传药物治疗胚胎性横纹肌肉瘤。截至2016 年,免疫检查点抑制剂尚未验证

VActC:长春新碱+放线菌素 D+环磷酰胺;VAdrC:长春新碱+多柔比星+环磷酰胺;VIDE:长春新碱+异环磷酰胺+多柔比星+依托泊苷。

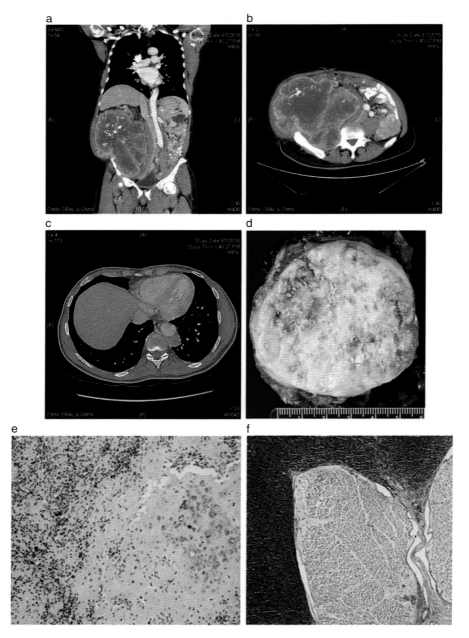

图 15.18　间质性软骨肉瘤。(a)原发腹腔的病变。(b,c)肺转移和纵隔软组织侵犯。(d)完整切除的腹膜后大包块，切面呈杂色。(e)镜下有两种表现，由原始的圆细胞和软骨肉瘤区域交互组成。(f)其他区域主要由圆细胞组成，包绕股神经。FISH 检测示 NCOA2–HEY1 融合。

表15.7　胚胎性肉瘤患者全身治疗建议

初始治疗	手术和新辅助或辅助化疗；采用治疗尤文肉瘤或横纹肌肉瘤的方案；我们采用 VAdrC-IE 五药方案；欧洲更倾向于采用 VIDE 方案
复发疾病	手术和(或)化疗治疗蓝色小圆细胞肉瘤；可进行临床试验；免疫检查点抑制剂尚未研究

（庄荣源　译　郭曦　校）

参考文献

1. Ewing J. Diffuse endothelioma of bone. Proc New York Pathol Soc. 1921;21:17–24.
2. Antonescu CR, Dal Cin P, Nafa K, et al. EWSR1-CREB1 is the predominant gene fusion in angiomatoid fibrous histiocytoma. Genes Chromosomes Cancer. 2007;46:1051–60.
3. Antonescu CR, Zhang L, Chang NE, et al. EWSR1-POU5F1 fusion in soft tissue myoepithelial tumors. A molecular analysis of sixty-six cases, including soft tissue, bone, and visceral lesions, showing common involvement of the EWSR1 gene. Genes Chromosomes Cancer. 2010;49:1114–24.
4. Stuart-Harris R, Wills EJ, Philips J, et al. Extraskeletal Ewing's sarcoma: a clinical, morphological and ultrastructural analysis of five cases with a review of the literature. Eur J Cancer Clin Oncol. 1986;22:393–400.
5. de Alava E, Kawai A, Healey JH, et al. EWS-FLI1 fusion transcript structure is an independent determinant of prognosis in Ewing's sarcoma. J Clin Oncol. 1998;16:1248–55.
6. Le Deley MC, Delattre O, Schaefer KL, et al. Impact of EWS-ETS fusion type on disease progression in Ewing's sarcoma/peripheral primitive neuroectodermal tumor: prospective results from the cooperative Euro-E.W.I.N.G. 99 trial. J Clin Oncol. 2010;28:1982–8.
7. Lee J, Hoang BH, Ziogas A, et al. Analysis of prognostic factors in Ewing sarcoma using a population-based cancer registry. Cancer. 2010;116:1964–73.
8. Huang HY, Illei PB, Zhao Z, et al. Ewing sarcomas with p53 mutation or p16/p14ARF homozygous deletion: a highly lethal subset associated with poor chemoresponse. J Clin Oncol. 2005;23:548–58.
9. Yoshimoto M, Graham C, Chilton-MacNeill S, et al. Detailed cytogenetic and array analysis of pediatric primitive sarcomas reveals a recurrent CIC-DUX4 fusion gene event. Cancer Genet Cytogenet. 2009;195:1–11.
10. Kawamura-Saito M, Yamazaki Y, Kaneko K, et al. Fusion between CIC and DUX4 up-regulates PEA3 family genes in Ewing-like sarcomas with t(4;19)(q35;q13) translocation. Hum Mol Genet. 2006;15:2125–37.
11. Italiano A, Sung YS, Zhang L, et al. High prevalence of CIC fusion with double-homeobox (DUX4) transcription factors in EWSR1-negative undifferentiated small blue round cell sarcomas. Genes Chromosomes Cancer. 2012;51:207–18.
12. Bayani J, Marrano P, Graham C, et al. Genomic instability and copy-number heterogeneity of chromosome 19q, including the kallikrein locus, in ovarian carcinomas. Mol Oncol. 2011; 5:48–60.
13. Brohl AS, Solomon DA, Chang W, et al. The genomic landscape of the Ewing Sarcoma family of tumors reveals recurrent STAG2 mutation. PLoS Genet. 2014;10:e1004475.
14. Applebaum MA, Worch J, Matthay KK, et al. Clinical features and outcomes in patients with extraskeletal Ewing sarcoma. Cancer. 2011;117:3027–32.
15. Worch J, Matthay KK, Neuhaus J, et al. Ethnic and racial differences in patients with Ewing sarcoma. Cancer. 2010;116:983–8.
16. Casey DL, Meyers PA, Alektiar KM, et al. Ewing sarcoma in adults treated with modern radiotherapy techniques. Radiother Oncol. 2014;113:248–53.
17. Holcomb TM, Haggard ME, Windmiller J. Cyclophosphamide (Nsc-26271)-1 in uncommon malignant neoplasms in children. Cancer Chemother Rep. 1964;36:73–5.
18. Oldham RK, Pomeroy TC. Treatment of Ewing's sarcoma with adriamycin (NSC-123127). Cancer Chemother Rep. 1972;56:635–9.
19. Nesbit Jr ME, Gehan EA, Burgert Jr EO, et al. Multimodal therapy for the management of primary, nonmetastatic Ewing's sarcoma of bone: a long-term follow-up of the First Intergroup study. J Clin Oncol. 1990;8:1664–74.

20. Burgert Jr EO, Nesbit ME, Garnsey LA, et al. Multimodal therapy for the management of nonpelvic, localized Ewing's sarcoma of bone: intergroup study IESS-II. J Clin Oncol. 1990;8:1514–24.

21. Paulussen M, Ahrens S, Dunst J, et al. Localized Ewing tumor of bone: final results of the cooperative Ewing's Sarcoma Study CESS 86. J Clin Oncol. 2001;19:1818–29.

22. Paulussen M, Craft AW, Lewis I, et al. Results of the EICESS-92 study: two randomized trials of Ewing's sarcoma treatment—cyclophosphamide compared with ifosfamide in standard-risk patients and assessment of benefit of etoposide added to standard treatment in high-risk patients. J Clin Oncol. 2008;26:4385–93.

23. Grier HE, Krailo MD, Tarbell NJ, et al. Addition of ifosfamide and etoposide to standard chemotherapy for Ewing's sarcoma and primitive neuroectodermal tumor of bone. N Engl J Med. 2003;348:694–701.

24. Granowetter L, Womer R, Devidas M, et al. Dose-intensified compared with standard chemotherapy for nonmetastatic Ewing sarcoma family of tumors: a Children's Oncology Group Study. J Clin Oncol. 2009;27:2536–41.

25. Womer RB, West DC, Krailo MD, et al. Randomized comparison of every-two-week v. every-three-week chemotherapy in Ewing sarcoma family tumors. J Clin Oncol. 2008;26:Abstr 10504.

26. Norton L, Simon R. Tumor size, sensitivity to therapy, and design of treatment schedules. Cancer Treat Rep. 1977;61:1307–17.

27. Norton L, Simon R, Brereton HD, et al. Predicting the course of Gompertzian growth. Nature. 1976;264:542–5.

28. Kushner BH, Meyers PA. How effective is dose-intensive/myeloablative therapy against Ewing's sarcoma/primitive neuroectodermal tumor metastatic to bone or bone marrow? The Memorial Sloan-Kettering experience and a literature review. J Clin Oncol. 2001;19:870–80.

29. McTiernan AM, Cassoni AM, Driver D, et al. Improving outcomes after relapse in Ewing's sarcoma: analysis of 114 patients from a single institution. Sarcoma. 2006;2006:83548.

30. Oberlin O, Rey A, Desfachelles AS, et al. Impact of high-dose busulfan plus melphalan as consolidation in metastatic Ewing tumors: a study by the Societe Francaise des Cancers de l'Enfant. J Clin Oncol. 2006;24:3997–4002.

31. Ferrari S, Alvegard T, Luksch R, et al. Non-metastatic Ewing's family tumors: high-dose chemotherapy with stem cell rescue in poor responder patients. Preliminary results of the Italian/Scandinavian ISG/SSG III protocol. J Clin Oncol. 2007;25:Abstr 10014.

32. Strauss SJ, McTiernan A, Driver D, et al. Single center experience of a new intensive induction therapy for Ewing's family of tumors: feasibility, toxicity, and stem cell mobilization properties. J Clin Oncol. 2003;21:2974–81.

33. Wagner LM, McAllister N, Goldsby RE, et al. Temozolomide and intravenous irinotecan for treatment of advanced Ewing sarcoma. Pediatr Blood Cancer. 2007;48:132–9.

34. Bomgaars LR, Bernstein M, Krailo M, et al. Phase II trial of irinotecan in children with refractory solid tumors: a Children's Oncology Group Study. J Clin Oncol. 2007;25:4622–7.

35. Vassal G, Couanet D, Stockdale E, et al. Phase II trial of irinotecan in children with relapsed or refractory rhabdomyosarcoma: a joint study of the French Society of Pediatric Oncology and the United Kingdom Children's Cancer Study Group. J Clin Oncol. 2007;25:356–61.

36. Bisogno G, Riccardi R, Ruggiero A, et al. Phase II study of a protracted irinotecan schedule in children with refractory or recurrent soft tissue sarcoma. Cancer. 2006;106:703–7.

37. Bernstein M, Kovar H, Paulussen M, et al. Ewing's sarcoma family of tumors: current management. Oncologist. 2006;11:503–19.

38. Walterhouse DO, Lyden ER, Breitfeld PP, et al. Efficacy of topotecan and cyclophosphamide given in a phase II window trial in children with newly diagnosed metastatic rhabdomyosarcoma: a Children's Oncology Group study. J Clin Oncol. 2004;22:1398–403.

39. Saylors 3rd RL, Stine KC, Sullivan J, et al. Cyclophosphamide plus topotecan in children with recurrent or refractory solid tumors: a Pediatric Oncology Group phase II study. J Clin Oncol. 2001;19:3463–9.

40. Saylors 3rd RL, Stewart CF, Zamboni WC, et al. Phase I study of topotecan in combination with cyclophosphamide in pediatric patients with malignant solid tumors: a Pediatric Oncology Group Study. J Clin Oncol. 1998;16:945–52.

41. Tolcher AW, Sarantopoulos J, Patnaik A, et al. Phase I, pharmacokinetic, and pharmacodynamic study of AMG 479, a fully human monoclonal antibody to insulin-like growth factor receptor 1. J Clin Oncol. 2009;27:5800–7.

42. Olmos D, Postel-Vinay S, Molife LR, et al. Safety, pharmacokinetics, and preliminary activity of the anti-IGF-1R antibody figitumumab (CP-751,871) in patients with sarcoma and Ewing's sarcoma: a phase 1 expansion cohort study. Lancet Oncol. 2010;11:129–35.

43. Pappo AS, Patel SR, Crowley J, et al. R1507, a monoclonal antibody to the insulin-like growth factor 1 receptor, in patients with recurrent or refractory Ewing sarcoma family of tumors: results of a phase II Sarcoma Alliance for Research through Collaboration study. J Clin Oncol. 2011;29:4541–7.

44. Juergens H, Daw NC, Geoerger B, et al. Preliminary efficacy of the anti-insulin-like growth factor type 1 receptor antibody figitumumab in patients with refractory Ewing sarcoma. J Clin Oncol. 2011;29:4534–40.

45. Malempati S, Weigel B, Ingle AM, et al. Phase I/II trial and pharmacokinetic study of cixutumumab in pediatric patients with refractory solid tumors and Ewing sarcoma: a report from the Children's Oncology Group. J Clin Oncol. 2012;30:256–62.

46. Tap WD, Demetri G, Barnette P, et al. Phase II study of ganitumab, a fully human anti-type-1 insulin-like growth factor receptor antibody, in patients with metastatic Ewing family tumors or desmoplastic small round cell tumors. J Clin Oncol. 2012;30(15):1849–56.

47. Chugh R, Wathen JK, Maki RG, et al. Phase II multicenter trial of imatinib in 10 histologic subtypes of sarcoma using a Bayesian hierarchical statistical model. J Clin Oncol. 2009;27:3148–53.

48. Garnett MJ, Edelman EJ, Heidorn SJ, et al. Systematic identification of genomic markers of drug sensitivity in cancer cells. Nature. 2012;483:570–5.

49. Brenner JC, Feng FY, Han S, et al. PARP-1 inhibition as a targeted strategy to treat Ewing's sarcoma. Cancer Res. 2012;72:1608–13.

50. Choy E, Butrynski J, Harmon D, et al. Phase II study of olaparib in patients with refractory Ewing sarcoma following failure of standard chemotherapy. BMC Cancer. 2014;14:813.

51. Bennani-Baiti IM, Machado I, Llombart-Bosch A, et al. Lysine-specific demethylase 1 (LSD1/KDM1A/AOF2/BHC110) is expressed and is an epigenetic drug target in chondrosarcoma, Ewing's sarcoma, osteosarcoma, and rhabdomyosarcoma. Hum Pathol. 2012;43:1300–7.

52. Sankar S, Theisen ER, Bearss J, et al. Reversible LSD1 inhibition interferes with global EWS/ETS transcriptional activity and impedes Ewing sarcoma tumor growth. Clin Cancer Res. 2014;20:4584–97.

53. Grohar PJ, Woldemichael GM, Griffin LB, et al. Identification of an inhibitor of the EWS-FLI1 oncogenic transcription factor by high-throughput screening. J Natl Cancer Inst. 2011;103:962–78.

54. Richkind KE, Romansky SG, Finklestein JZ. t(4;19)(q35;q13.1): a recurrent change in primitive mesenchymal tumors? Cancer Genet Cytogenet. 1996;87:71–4.

55. Graham C, Chilton-Macneill S, Zielenska M, et al. The CIC-DUX4 fusion transcript is present in a subgroup of pediatric primitive round cell sarcomas. Hum Pathol. 2011;43:180–9.

56. Rakheja D, Goldman S, Wilson KS, et al. Translocation (4;19)(q35;q13.1)-associated primitive round cell sarcoma: report of a case and review of the literature. Pediatr Dev Pathol. 2008;11:239–44.

57. Alaggio R, Bisogno G, Rosato A, et al. Undifferentiated sarcoma: does it exist? A clinicopathologic study of 7 pediatric cases and review of literature. Hum Pathol. 2009;40:1600–10.

58. Sirvent N, Trassard M, Ebran N, et al. Fusion of EWSR1 with the DUX4 facioscapulohumeral muscular dystrophy region resulting from t(4;22)(q35;q12) in a case of embryonal rhabdomyosarcoma. Cancer Genet Cytogenet. 2009;195:12–8.

59. Roberts P, Browne CF, Lewis IJ, et al. 12q13 abnormality in rhabdomyosarcoma. A nonrandom occurrence? Cancer Genet Cytogenet. 1992;60:135–40.

60. Riccardi GF, Stein C, de la Roza G, et al. Newly described translocation (18;19)(q23;q13.2) in abdominal wall soft-tissue tumor resembling Ewing sarcoma/primitive neuroectodermal tumor. Cancer Genet Cytogenet. 2010;201:1–5.

61. Pierron G, Tirode F, Lucchesi C, et al. A new subtype of bone sarcoma defined by BCOR-CCNB3 gene fusion. Nat Genet. 2012;44:461–6.

62. Lemmers RJ, van der Vliet PJ, Klooster R, et al. A unifying genetic model for facioscapulohumeral muscular dystrophy. Science. 2010;329:1650–3.

63. Ragab AH, Heyn R, Tefft M, et al. Infants younger than 1 year of age with rhabdomyosarcoma. Cancer. 1986;58:2606–10.

64. Hayes-Jordan A, Andrassy R. Rhabdomyosarcoma in children. Curr Opin Pediatr. 2009;21:373–8.

65. Newton Jr WA, Soule EH, Hamoudi AB, et al. Histopathology of childhood sarcomas, Intergroup Rhabdomyosarcoma Studies I and II: clinicopathologic correlation. J Clin Oncol. 1988;6:67–75.

66. Turc-Carel C, Lizard-Nacol S, Justrabo E, et al. Consistent chromosomal translocation in alveolar rhabdomyosarcoma. Cancer Genet Cytogenet. 1986;19:361–2.

67. Douglass EC, Valentine M, Etcubanas E, et al. A specific chromosomal abnormality in rhabdomyosarcoma. Cytogenet Cell Genet. 1987;45:148–55.

68. Biegel JA, Meek RS, Parmiter AH, et al. Chromosomal translocation t(1;13)(p36;q14) in a case of rhabdomyosarcoma. Genes Chromosomes Cancer. 1991;3:483–4.

69. Gallego Melcon S, Sanchez de Toledo Codina J. Molecular biology of rhabdomyosarcoma. Clin Transl Oncol. 2007;9:415–9.

70. Davicioni E, Anderson MJ, Finckenstein FG, et al. Molecular classification of rhabdomyosarcoma—genotypic and phenotypic determinants of diagnosis: a report from the Children's Oncology Group. Am J Pathol. 2009;174:550–64.

71. Sabbioni S, Veronese A, Trubia M, et al. Exon structure and promoter identification of STIM1 (alias GOK), a human gene causing growth arrest of the human tumor cell lines G401 and RD. Cytogenet Cell Genet. 1999;86:214–8.

72. Hu RJ, Lee MP, Connors TD, et al. A 2.5-Mb transcript map of a tumor-suppressing subchromosomal transferable fragment from 11p15.5, and isolation and sequence analysis of three novel genes. Genomics. 1997;46:9–17.

73. Sabbioni S, Barbanti-Brodano G, Croce CM, et al. GOK: a gene at 11p15 involved in rhabdomyosarcoma and rhabdoid tumor development. Cancer Res. 1997;57:4493–7.

74. Alaggio R, Zhang L, Sung YS, et al. A molecular study of pediatric spindle and sclerosing rhabdomyosarcoma: identification of novel and recurrent VGLL2-related fusions in infantile cases. Am J Surg Pathol. 2016;40:224–35.

75. Shern JF, Chen L, Chmielecki J, et al. Comprehensive genomic analysis of rhabdomyosarcoma reveals a landscape of alterations affecting a common genetic axis in fusion-positive and fusion-negative tumors. Cancer Discov. 2014;4:216–31.

76. Sutow WW, Sullivan MP, Ried HL, et al. Prognosis in childhood rhabdomyosarcoma. Cancer. 1970;25:1384–90.

77. Sutow WW, Sullivan MP. Successful chemotherapy for childhood rhabdomyosarcoma. Tex Med. 1970;66:78–81.

78. Wolden SL, Alektiar KM. Sarcomas across the age spectrum. Semin Radiat Oncol. 2010;20:45–51.

79. Crist W, Gehan EA, Ragab AH, et al. The Third Intergroup Rhabdomyosarcoma Study. J Clin Oncol. 1995;13:610–30.

80. Crist WM, Anderson JR, Meza JL, et al. Intergroup rhabdomyosarcoma study-IV: results for patients with nonmetastatic disease. J Clin Oncol. 2001;19:3091–102.

81. Maurer HM, Beltangady M, Gehan EA, et al. The Intergroup Rhabdomyosarcoma Study-I. A final report. Cancer. 1988;61:209–20.

82. Maurer HM, Gehan EA, Beltangady M, et al. The Intergroup Rhabdomyosarcoma Study-II. Cancer. 1993;71:1904–22.

83. Arndt CA, Stoner JA, Hawkins DS, et al. Vincristine, actinomycin, and cyclophosphamide compared with vincristine, actinomycin, and cyclophosphamide alternating with vincristine, topotecan, and cyclophosphamide for intermediate-risk rhabdomyosarcoma: children's oncology group study D9803. J Clin Oncol. 2009;27:5182–8.

84. Maurer HM. The Intergroup Rhabdomyosarcoma Study II: objectives and study design. J Pediatr Surg. 1980;15:371–2.

85. Beverly Raney R, Walterhouse DO, Meza JL, et al. Results of the Intergroup Rhabdomyosarcoma Study Group D9602 protocol, using vincristine and dactinomycin with or without cyclophosphamide and radiation therapy, for newly diagnosed patients with low-risk embryonal rhabdomyosarcoma: a report from the Soft Tissue Sarcoma Committee of the Children's Oncology Group. J Clin Oncol. 2011;29:1312–8.

86. Gerber NK, Wexler LH, Singer S, et al. Adult rhabdomyosarcoma survival improived with treatment on multimodality protocols. Int J Radiat Oncol Biol Phys. 2013;86:58–63.

87. Blaney SM, Needle MN, Gillespie A, et al. Phase II trial of topotecan administered as 72-hour continuous infusion in children with refractory solid tumors: a collaborative Pediatric Branch, National Cancer Institute, and Children's Cancer Group Study. Clin Cancer Res. 1998;4:357–60.

88. Lager JJ, Lyden ER, Anderson JR, et al. Pooled analysis of phase II window studies in children with contemporary high-risk metastatic rhabdomyosarcoma: a report from the Soft Tissue Sarcoma Committee of the Children's Oncology Group. J Clin Oncol. 2006;24:

3415–22.

89. Nitschke R, Parkhurst J, Sullivan J, et al. Topotecan in pediatric patients with recurrent and progressive solid tumors: a Pediatric Oncology Group phase II study. J Pediatr Hematol Oncol. 1998;20:315–8.

90. Pappo AS, Lyden E, Breneman J, et al. Up-front window trial of topotecan in previously untreated children and adolescents with metastatic rhabdomyosarcoma: an intergroup rhabdomyosarcoma study. J Clin Oncol. 2001;19:213–9.

91. Cosetti M, Wexler LH, Calleja E, et al. Irinotecan for pediatric solid tumors: the Memorial Sloan-Kettering experience. J Pediatr Hematol Oncol. 2002;24:101–5.

92. Pappo AS, Lyden E, Breitfeld P, et al. Two consecutive phase II window trials of irinotecan alone or in combination with vincristine for the treatment of metastatic rhabdomyosarcoma: the Children's Oncology Group. J Clin Oncol. 2007;25:362–9.

93. Maki RG, Wathen JK, Patel SR, et al. Randomized phase II study of gemcitabine and docetaxel compared with gemcitabine alone in patients with metastatic soft tissue sarcomas: results of sarcoma alliance for research through collaboration study 002 [corrected]. J Clin Oncol. 2007;25:2755–63.

94. Wagner-Bohn A, Paulussen M, Vieira Pinheiro JP, et al. Phase II study of gemcitabine in children with solid tumors of mesenchymal and embryonic origin. Anticancer Drugs. 2006;17:859–64.

95. Minniti CP, Helman LJ. IGF-II in the pathogenesis of rhabdomyosarcoma: a prototype of IGFs involvement in human tumorigenesis. Adv Exp Med Biol. 1993;343:327–43.

96. LeRoith D, Werner H, Neuenschwander S, et al. The role of the insulin-like growth factor-I receptor in cancer. Ann N Y Acad Sci. 1995;766:402–8.

97. Kalebic T, Blakesley V, Slade C, et al. Expression of a kinase-deficient IGF-I-R suppresses tumorigenicity of rhabdomyosarcoma cells constitutively expressing a wild type IGF-I-R. Int J Cancer. 1998;76:223–7.

98. Wan X, Harkavy B, Shen N, et al. Rapamycin induces feedback activation of Akt signaling through an IGF-1R-dependent mechanism. Oncogene. 2007;26:1932–40.

99. Cao L, Yu Y, Darko I, et al. Addiction to elevated insulin-like growth factor I receptor and initial modulation of the AKT pathway define the responsiveness of rhabdomyosarcoma to the targeting antibody. Cancer Res. 2008;68:8039–48.

100. Rikhof B, de Jong S, Suurmeijer AJ, et al. The insulin-like growth factor system and sarcomas. J Pathol. 2009;217:469–82.

101. Patel S, Pappo A, Crowley J, et al. A SARC global collaborative phase II trial of R1507, a recombinant human monoclonal antibody to the insulin-like growth factor-1 receptor in patients with recurrent or refractory sarcomas. J Clin Oncol 2009;27:Abstract 10503.

102. Wagner LM, Fouladi M, Ahmed A, et al. Phase II study of cixutumumab in combination with temsirolimus in pediatric patients and young adults with recurrent or refractory sarcoma: a report from the Children's Oncology Group. Pediatr Blood Cancer. 2015;62:440–4.

103. Mayeenuddin LH, Yu Y, Kang Z, et al. Insulin-like growth factor 1 receptor antibody induces rhabdomyosarcoma cell death via a process involving AKT and Bcl-x(L). Oncogene. 2010;29:6367–77.

104. Huang F, Greer A, Hurlburt W, et al. The mechanisms of differential sensitivity to an insulin-like growth factor-1 receptor inhibitor (BMS-536924) and rationale for combining with EGFR/HER2 inhibitors. Cancer Res. 2009;69:161–70.

105. Soundararajan A, Abraham J, Nelon LD, et al. 18F-FDG microPET imaging detects early transient response to an IGF1R inhibitor in genetically engineered rhabdomyosarcoma models. Pediatr Blood Cancer. 2012;59:485–92.

106. Kawai A, Araki N, Sugiura H, et al. Trabectedin monotherapy after standard chemotherapy versus best supportive care in patients with advanced, translocation-related sarcoma: a randomised, open-label, phase 2 study. Lancet Oncol. 2015;16:406–16.

107. Dahlin DC, Henderson ED. Mesenchymal chondrosarcoma. Further observations on a new entity. Cancer. 1962;15:410–7.

108. Huvos AG, Rosen G, Dabska M, et al. Mesenchymal chondrosarcoma. A clinicopathologic analysis of 35 patients with emphasis on treatment. Cancer. 1983;51:1230–7.

109. Nicol K, Savell V, Moore J, et al. Distinguishing undifferentiated embryonal sarcoma of the liver from biliary tract rhabdomyosarcoma: a Children's Oncology Group study. Pediatr Dev Pathol. 2007;10:89–97.

110. Stocker JT, Ishak KG. Undifferentiated (embryonal) sarcoma of the liver: report of 31 cases. Cancer. 1978;42:336–48.

111. Kim DY, Kim KH, Jung SE, et al. Undifferentiated (embryonal) sarcoma of the liver: combination treatment by surgery and chemotherapy. J Pediatr Surg. 2002;37:1419–23.

第 16 章

辐射诱发的肉瘤

放疗本身也诱发肉瘤产生,这是一个鲜为人知的肉瘤发生原因。治疗用的射线也会导致乳腺癌、肺癌,并在胸部放疗的患者中加剧冠心病的发生发展[1-3]。人们逐渐认识到,放疗长期副反应也包括继发肿瘤的发生,一些人主张更谨慎地使用放射治疗。例如,对于乳腺导管原位癌,是否一定要行手术治疗?这就有争议。尽管≥95%的患者通过单纯手术即可获得阴性切缘,但施加放疗后,乳腺癌的长期死亡率也相差无几,但至少作为目前的一种标准治疗,肿瘤切除加放疗仍然得到公认[4,5]。放疗后,肉瘤的发生率并没有确切报道,而且不同身体部位的肉瘤发生率也可能不一样。有关身体各个部位肿瘤放疗的芬兰一系列研究称,肉瘤发生大概的危险度约为0.05%[6]。

MSKCC 的前瞻性系列研究发现,接受放疗的疾病类型和放疗后出现的肉瘤类型有很大的相关性。一系列新的 MSKCC 信息来自 2010 年 Gladdy 等的报道[6]:MSKCC 外科治疗超过7600 例肉瘤患者,其中 130 例为辐射诱发的软组织肉瘤(RIS)。34%的 RIS 患者为乳腺癌治疗后,18%为白血病或淋巴瘤,还有 17%为泌尿生殖系统肿瘤。此项数据表明,RIS 发生的中位潜伏期为 10 年。中位潜伏期的长短主要影响因素为肉瘤的病理类型——最短的为脂肪肉瘤(中位 4.3 年),最长的为平滑肌肉瘤(23 年)。

常见的 RIS 组织学类型包括:高级别的多形性未分化肉瘤(26%)、脉管肉瘤(21%)、平滑肌肉瘤(12%)及非特定类型的纤维肉瘤(12%)。这些数据与另外的一些记录有所不同——其他报道中,骨肉瘤的发生则更加常见。RIS 中位发病年龄为 58.5 岁(范围为 18~86 岁)。躯干为继发肉瘤最常见的发生部位(61%),尤其是乳腺的继发肉瘤,5 年疾病特异性生存率为58%(图16.1)。预后不良的独立预后因素为:肿瘤>5cm;

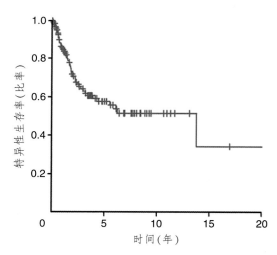

图 16.1 原发性放疗相关肉瘤(RAS)切除后的疾病特异性生存率(DSS)。LMS:平滑肌肉瘤;AS:脉管肉瘤;MFH:恶性纤维组织细胞瘤;MPNST:恶性周围神经鞘膜瘤;FS/MYXF:纤维肉瘤/黏液纤维肉瘤。(With permission from: Gladdy RA,et al. J Clin Oncol 28:2064–2069,2010.)

切缘状态及 RIS 组织学类型。

　　RIS 首选治疗仍为手术。鉴于采用放疗控制这些肿瘤的困难性及手术区域的复杂特性，RIS 手术后，局部区域复发率显著增加，生存率也低于那些同样类型但非放疗诱发的肉瘤(图 16.2)[3,7-10]，这个结果并不令人惊奇。放射治疗，特别是可切除肿瘤的 BRT 和(或)照射范围高度控制的术前 IMRT，在一些病例中应给予考虑，不管他们先前是否已经接受过放疗(尤其是距上次放疗的间隔时间已经很长的患者)。

　　RIS 的出现向人们提出了这样的问题——是否可以减少放疗的应用以减少此类恶性肿瘤发生的危险？例如，是否可以仅用外科手术而不加用放疗作为初始的治疗手段来治疗肉瘤？鉴于在 MSKCC 的系列研究中，肿瘤 <5cm 者复发率很低，如手术切缘为阴性，则单纯手术是一个很好的标准治疗。假如以后还需要再次手术，那么保肢手术仍可以施行。然而，如果手术切缘存在问题，特别是躯干部位(例如头颈部)的切缘，为了达到阴性切缘而再次手术的可能性不大，那么应考虑采用辅助或新辅助放疗。

　　图 16.3 至图 16.8 展示了 1 例 RIS(1 例 48 岁的乳腺导管原位癌患者，术后行放疗，2 年后发现高级别的多形性未分化肉瘤)。乳腺手术为局部切除，2 年后，胸壁出现蕈状多病灶肿块(图 16.3 和图 16.4)。遂行胸壁切除(图 16.5)加甲基丙烯酸甲酯材料重建胸壁(图 16.6)，转移皮瓣覆盖缺损处(图 16.7)。这个手术的切缘是阴性的。但仅仅不到 2 年，左前胸壁再次出现复发结节，遂行化疗。不到 1 年，因胸腔及胸壁广泛复发死亡(图 16.8)。图 16.9 显示了一例放疗诱发的右侧腹股沟骨外骨肉瘤，病灶类似，需要采用组织皮瓣重建缺损处。

　　这些疾病所遵循的治疗原则主要取决于其具体的组织学亚型，此在本书其他章节中各有叙述。具体组织学类型 RIS 的资料极少。MD 安德森癌症中心医院有很多多形性未分化肉瘤患者的资料数据，可发现如属于放疗诱发的多形性未分化肉瘤，其预后更差——不论局部复发还是疾病特异性生存[3]。至于 RIS 的化疗，不同于现有的根据病理类型使用合适药物的其他指南，RIS 现在仍没有明确的指南加以指

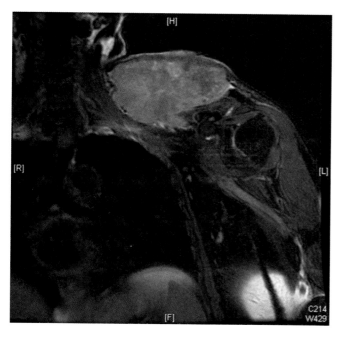

图 16.2　放射诱发的左斜方肌/冈上肌高级别成纤维细胞肉瘤，矢状位 T2 加权脂肪饱和 MRI 图像。

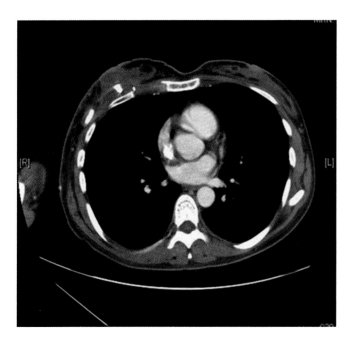

图 16.3　1 例乳腺导管原位癌患者行手术及术后放疗后,增强 CT 图像见右胸壁出现 RIS。

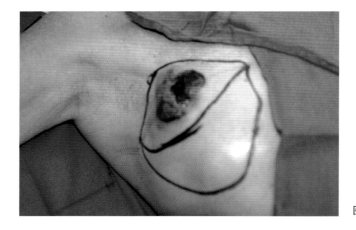

图 16.4　图 16.3 患者右胸壁 RIS 的术前图像。

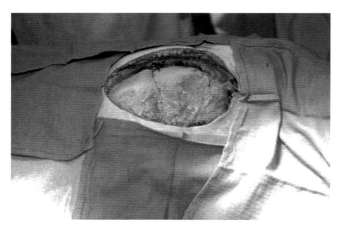

图 16.5　图 16.3 和图 16.4 中患者行胸壁切除术后的图像。

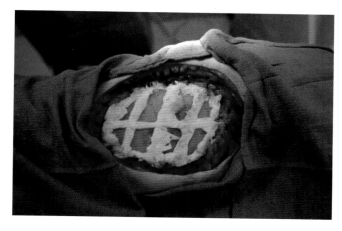

图 16.6 图 16.3 至图 16.5 中患者肿瘤切除术后胸壁重建。

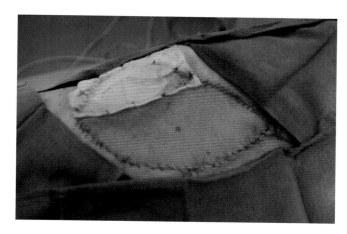

图 16.7 图 16.3 至图 16.6 中患者手术完成后的状态。

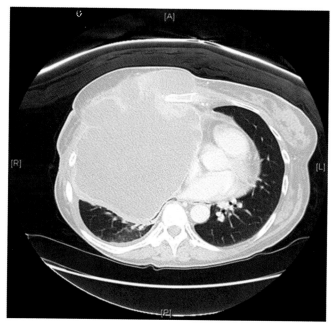

图 16.8 放疗诱发肉瘤的患者出现广泛的胸壁胸腔复发。

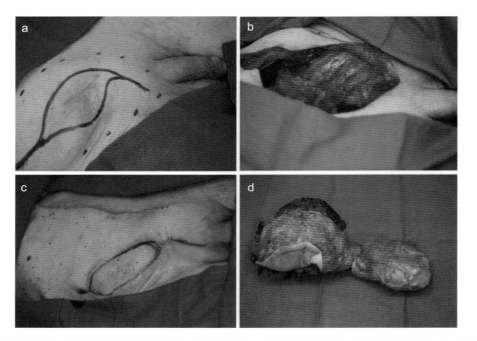

图 16.9 放疗诱发的右腹股沟骨外骨肉瘤 1 例,行手术切除。(a)手术前图像。(b)手术中图像。(c)手术后图像。(d)手术切除标本。

导。例如,脉管肉瘤可能对蒽环类和紫杉类有治疗反应,最近的临床研究显示,针对血管内皮生长因子(VEGF)受体的靶向药物对放疗诱发的乳房脉管肉瘤具有一定的活性[11],但目前仍不清楚这与一些乳房脉管肉瘤中 KDR/VEGFR2 突变有无关系[12]。需要注意的是,对肉瘤复发的患者来说,如果肿瘤孤立发生,尽管我们只是希望对肿瘤进行局部控制,肢体灌注肿瘤坏死因子(TNF)和化疗药物[美法仑(苯丙氨酸氮芥)]仍然是一项可接受的选择[13]。另外值得注意的是,RIS 如多形性未分化肉瘤属于突变程度最高的肉瘤之一。鉴于之前的研究显示,多形性未分化肉瘤及某些骨肉瘤使用 PD1 抑制剂有效,这些突变可能是免疫检查点抑制剂或相关的免疫治疗的良好靶点[14]。

(王斌梁 译 刘文帅 校)

参考文献

1. Friedman DL, Whitton J, Leisenring W, et al. Subsequent neoplasms in 5-year survivors of childhood cancer: the Childhood Cancer Survivor Study. J Natl Cancer Inst. 2010;102:1083–95.
2. Oeffinger KC, Mertens AC, Sklar CA, et al. Chronic health conditions in adult survivors of childhood cancer. N Engl J Med. 2006;355:1572–82.
3. Dineen SP, Roland CL, Feig R, et al. Radiation-associated undifferentiated pleomorphic sarcoma is associated with worse clinical outcomes than sporadic lesions. Ann Surg Oncol. 2015;22(12):3913–20.
4. Motwani SB, Goyal S, Moran MS, et al. Ductal carcinoma in situ treated with breast-conserving surgery and radiotherapy: a comparison with ECOG study 5194. Cancer. 2011;117:1156–62.

5. Virnig BA, Tuttle TM, Shamliyan T, et al. Ductal carcinoma in situ of the breast: a systematic review of incidence, treatment, and outcomes. J Natl Cancer Inst. 2010;102:170–8.

6. Virtanen A, Pukkala E, Auvinen A. Incidence of bone and soft tissue sarcoma after radiotherapy: a cohort study of 295,712 Finnish cancer patients. Int J Cancer. 2006;118:1017–21.

7. Gladdy RA, Qin LX, Moraco N, et al. Do radiation-associated soft tissue sarcomas have the same prognosis as sporadic soft tissue sarcomas? J Clin Oncol. 2010;28:2064–9.

8. Bjerkehagen B, Smeland S, Walberg L, et al. Radiation-induced sarcoma: 25-year experience from the Norwegian Radium Hospital. Acta Oncol. 2008;47:1475–82.

9. Riad S, Biau D, Holt GE, et al. The clinical and functional outcome for patients with radiation-induced soft tissue sarcoma. Cancer. 2012;118:2682–92.

10. Bjerkehagen B, Smastuen MC, Hall KS, et al. Why do patients with radiation-induced sarcomas have a poor sarcoma-related survival? Br J Cancer. 2012;106:297–306.

11. Maki RG, D'Adamo DR, Keohan ML, et al. Phase II study of sorafenib in patients with metastatic or recurrent sarcomas. J Clin Oncol. 2009;27:3133–40.

12. Antonescu CR, Yoshida A, Guo T, et al. KDR activating mutations in human angiosarcomas are sensitive to specific kinase inhibitors. Cancer Res. 2009;69:7175–9.

13. Bonvalot S, Rimareix F, Causeret S, et al. Hyperthermic isolated limb perfusion in locally advanced soft tissue sarcoma and progressive desmoid-type fibromatosis with TNF 1 mg and melphalan (T1-M HILP) is safe and efficient. Ann Surg Oncol. 2009;16:3350–7.

14. Tawbi HA-H, Burgess MA, Crowley J, et al. Safety and efficacy of PD-1 blockade using pembrolizumab in patients with advanced soft tissue (STS) and bone sarcomas (BS): results of SARC028 — a multicenter phase II study. In: ASCO meeting abstracts. 2016;34:11006.

第 17 章

腺泡状软组织肉瘤

　　腺泡状软组织肉瘤(ASPS)是一种罕见的肉瘤,通常发生于青少年和 15~40 岁之间的成年人,肿瘤多位于患者下肢。ASPS 成年患者按年龄及肿瘤发病部位的分布见图 17.1 和图 17.2。在儿童患者中,许多病例从舌部和眼眶起病,在一定程度上很难与胚胎性横纹肌肉瘤相鉴别。ASPS 相当罕见,即使在已发行的系列出版物中也很难找出某个转诊医疗中心每年有

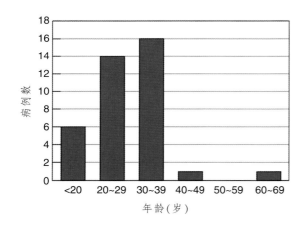

图 17.1　腺泡状软组织肉瘤成年患者(>16 岁)的年龄分布。MSKCC 7/1/1982–6/30/2010,n=37。

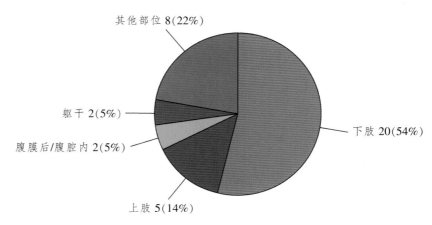

图 17.2　腺泡状软组织肉瘤在成年患者中原发部位分布。MSKCC7/1/1982–6/30/2010,n=37。

1~2 例以上患者的文献报道[1-3]。它经常在肺部表现为无数小圆形肿瘤转移灶；由于疾病进展速度非常缓慢，因此其后期的临床症状往往表现为一个最大直径>10cm 的原发性肿瘤。该肿瘤进展非常缓慢，一般在出现转移 10~15 年后最终导致患者死亡。脑转移瘤是 ASPS 独特的临床表现之一，其发生率是其他肉瘤文献报道数据的 3 倍以上[4-6]。

17.1　影像学表现

ASPS 典型表现为一个生长缓慢的原发性肿块（超过数年），也可表现为无数圆形的肺转移灶。与其他肉瘤相比，骨转移更常见（图 17.3 和图 17.4）。

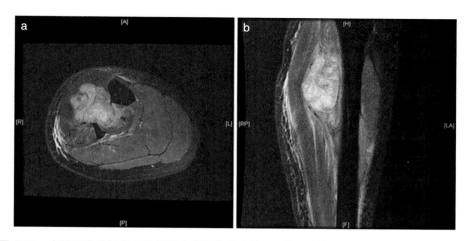

图 17.3　小腿原发性腺泡状软组织肉瘤脂肪饱和的 T2 增强图像。可见肿瘤通过骨间膜延伸。

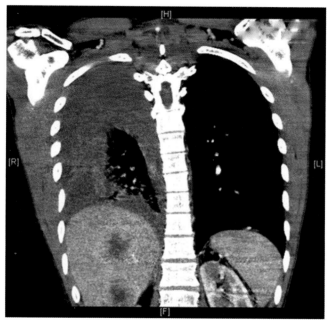

图 17.4　转移性腺泡状软组织肉瘤的冠状位对比增强重建 CT，可见大量胸腔转移灶及肝转移。该病的典型转移模式应可见双侧无数的肺转移病灶。

17.2　病理学诊断及分子病理

　　ASPS 的 HE（苏木精伊红）染色切片在显微镜下具有高度特征性表现，可见纤细的纤维性间隔将肿瘤细胞分隔成巢状，巢中上皮样细胞富含嗜酸性细胞质，胞核呈圆形（图 17.5）。它还包含一个涉及 *ASPL-TFE3* 基因的 T（X；17）不平衡染色体易位，这也同样具有高度特异性[3,7]。但是，与此类似的 T（X；17）平衡性染色体易位则见于肾乳头状细胞癌的部分患者（主要是儿科）[8]，提示该癌基因在所讨论肿瘤的发展过程中具有关联依赖性。电子显微镜发现，特定的胞质颗粒蛋白质——单羧酸转运蛋白 1（MCT1）及 CD147，可能与 HE 染色切片中 ASPS 细胞内质网的嗜酸性沉积相关联（图 17.5）[9]。在小鼠 ASPS 模型的实验中，发现

了有意义的结果：ASPS 中富含 MCT 的机制，乳酸盐由 MCT1 导入 ASPS 细胞内，它是供给肿瘤细胞增殖和血管生成的燃料[10]。这一发现表明，代谢途径治疗或表观遗传疗法可能对 ASPS 是有效的。

17.3　初始治疗

　　不仅对于原发性肿瘤患者首选手术切除，我们的观点还认为：对于那些已经发生转移的患者，尽管肺转移提示病情已属肿瘤后期，但手术治疗仍然是首选方案，因为该病的大多数症状和巨大的原发肿瘤可能相关，至少是由其引起的。然而，如果在肺部观察到如此众多的结节往往会考虑已发生转移，从而无法理性地考虑手术（表 17.1）。这种肉瘤的惰性病程特点使放疗看起来具备价值。对 SEER 数据的回顾

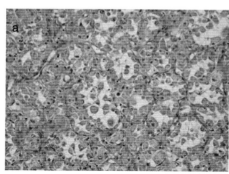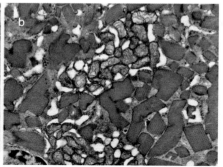

图 17.5　腺泡状软组织肉瘤的显微和超微结构图。(a)显微镜下可见内衬体积大的上皮样细胞的典型腺泡状结构，这种大的上皮细胞具有丰富的嗜酸性胞质，细胞核内可见偏心小核仁（HE 染色，100×）。(b)电子显微镜下照片显示特征性大菱形晶体，以及丰富的线粒体。

表17.1　腺泡状软组织肉瘤患者全身治疗推荐方案

诊疗方案	建议治疗方案
原发肿瘤	手术；放疗；由于细胞毒药物化疗未显示有效性，不使用新辅助或辅助化疗
转移肿瘤的一线治疗	帕唑帕尼，其他靶向 VEGFR 的 TKI（酪氨酸激酶抑制剂）；西地尼布，一项 Ⅱ 期临床试验进行中，截至 2016 年尚未上市
转移肿瘤的二线治疗	临床试验，曲贝替定，其他针对 VEGF 并可获得的治疗。免疫检查点抑制剂据介绍有治疗活性，但截至 2016 年尚未有正式验证。代谢和表观遗传类药物也似乎有价值

中,发现 118 例局限性疾病患者,使用辅助放疗是改善局部控制的独立预后因素,尽管接受放疗患者的病灶比单纯手术治疗患者的更大[11]。

17.4　肿瘤转移后的治疗方案

肉瘤性疾病的全身治疗始终在不断更新和发展,并对 ASPS 治疗方案的制订有所影响,虽然尚无法达到酪氨酸激酶抑制剂对胃肠间质瘤治疗的有效程度。我们的经验发现全身性细胞毒性化疗对 ASPS 基本无效,虽然也有孤立报道称肿瘤转移患者对其有效[6]。也有病例报道发现在转移性 ASPS 患者体内干扰素 α2a 具有活性[12,13],提示治疗 ASPS 可以使用抗血管生成的手段。这一设想由于新型血管生成抑制剂的出现而得到了进一步的验证和发展。在 2 项前瞻性的临床试验中发现西地尼布对于 ASPS 具有显著疗效,因而使得研究者对于 ASPS 的全身治疗方案重振信心[14-16]。截至本书出版之际,舒尼替尼已商业化生产,并对于转移性 ASPS 具有治疗效果,而西地尼布尚未上市[17]。ASPS 易位是如何传导信号或进展至 VEGF(血管内皮生长因子)相关的病理机制和通路目前仍然不清楚。除了抗 VEGFR(VEGF 受体)的酪氨酸激酶抑制剂以外,其他针对 VEGF 信号传导通路的药物,无论是贝伐单抗或其他影响 VEGFR 下游信号的试剂,都非常值得进一步研究。Jones 实验室的研究数据提示了乳酸盐在肿瘤生长和生存方面的重要性,这一结果有可能提供抗 ASPS 毒性更低的治疗方法[10]。有趣的是,ASPS 对免疫检查点抑制剂治疗的反应效果也有所描述,与癌症需要高度突变才会对免疫检查点抑制剂治疗起效的理论相矛盾。可以假设,与 HIF1α 过表达/VEGF 依赖的肾癌一样,因为这种独特的生物学,可能是免疫检查点抑制剂治疗的靶点。

17.5　预后

由于这类肿瘤非常罕见,且即便发生转移,生存期依然很长,因此有必要长期随访(10 年以上)。所有患者的总体生存率见图 17.6,肿瘤转移产生的影响则在图 17.7 中显示。近期一个单中心 49 例患者的研究证实了该病的高转移率(72%),转移到肺最为显著;但与其他软组织肉瘤相比,其总生存期仍然相对较长[18]。

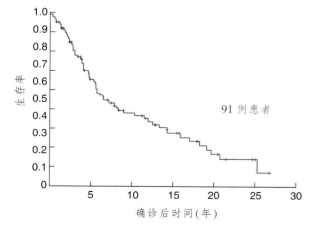

图 17.6　91 例腺泡状软组织肉瘤患者的总生存率。(Lieberman PH,Brennan MF,Kimmel M,et al. Alveolar soft-part sarcoma.A clinico-pathologic study of half a century. From:Lieberman PH,Brennan MF,Kimmel M,et al.Cancer 1989;63(1):1-13.)

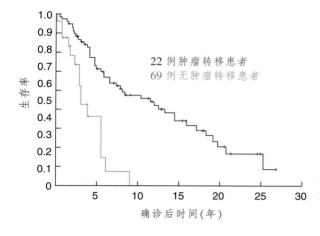

图 17.7　91 例腺泡状软组织肉瘤患者按是否发生肿瘤转移分组后的总生存率。Met=转移病灶。(From: Lieberman PH, Brennan MF, Kimmel M, et al. Cancer 1989;63(1):1–13.)

（周宇红　王志明　译　王志明　校）

参考文献

1. Lieberman PH, Brennan MF, Kimmel M, et al. Alveolar soft-part sarcoma. A clinico-pathologic study of half a century. Cancer. 1989;63:1–13.
2. Kayton ML, Meyers P, Wexler LH, et al. Clinical presentation, treatment, and outcome of alveolar soft part sarcoma in children, adolescents, and young adults. J Pediatr Surg. 2006; 41:187–93.
3. Pennacchioli E, Fiore M, Collini P, et al. Alveolar soft part sarcoma: clinical presentation, treatment, and outcome in a series of 33 patients at a single institution. Ann Surg Oncol. 2010;17:3229–33.
4. Haga Y, Kusaka G, Mori S, et al. [A case of alveolar soft-part sarcoma with cerebral metastases]. No To Shinkei. 1996;48:269–74.
5. Postovsky S, Ash S, Ramu IN, et al. Central nervous system involvement in children with sarcoma. Oncology. 2003;65:118–24.
6. Reichardt P, Lindner T, Pink D, et al. Chemotherapy in alveolar soft part sarcomas. What do we know? Eur J Cancer. 2003;39:1511–6.
7. Ladanyi M, Lui MY, Antonescu CR, et al. The der(17)t(X;17)(p11;q25) of human alveolar soft part sarcoma fuses the TFE3 transcription factor gene to ASPL, a novel gene at 17q25. Oncogene. 2001;20:48–57.
8. Argani P, Antonescu CR, Illei PB, et al. Primary renal neoplasms with the ASPL-TFE3 gene fusion of alveolar soft part sarcoma: a distinctive tumor entity previously included among renal cell carcinomas of children and adolescents. Am J Pathol. 2001;159:179–92.
9. Ladanyi M, Antonescu CR, Drobnjak M, et al. The precrystalline cytoplasmic granules of alveolar soft part sarcoma contain monocarboxylate transporter 1 and CD147. Am J Pathol. 2002;160:1215–21.
10. Goodwin ML, Jin H, Straessler K, et al. Modeling alveolar soft part sarcomagenesis in the mouse: a role for lactate in the tumor microenvironment. Cancer Cell. 2014;26:851–62.
11. Wang H, Jacobson A, Harmon DC, et al. Prognostic factors in alveolar soft part sarcoma: a SEER analysis. J Surg Oncol. 2016;113:581–6.
12. Kuriyama K, Todo S, Hibi S, et al. Alveolar soft part sarcoma with lung metastases. Response to interferon alpha-2a? Med Pediatr Oncol. 2001;37:482–3.
13. Bisogno G, Rosolen A, Carli M. Interferon alpha for alveolar soft part sarcoma. Pediatr Blood Cancer. 2005;44:687–8.
14. Gardner K, Leahy M, Alvarez-Gutierrez M, et al. Activity of the VEGFR/KIT tyrosine kinase inhibitor cediranib (AZD2171) in alveolar soft part sarcoma. In: Proc Connective Tissue Oncology Society. 2008;14:Abstr 34936. www.ctos.org
15. Judson I, Scurr M, Gardner K, et al. Phase II study of cediranib in patients with advanced gastrointestinal stromal tumors or soft-tissue sarcoma. Clin Cancer Res. 2014;20:3603–12.

16. Kummar S, Allen D, Monks A, et al. Cediranib for metastatic alveolar soft part sarcoma. J Clin Oncol. 2013;31:2296–302.
17. Stacchiotti S, Tamborini E, Marrari A, et al. Response to sunitinib malate in advanced alveolar soft part sarcoma. Clin Cancer Res. 2009;15:1096–104.
18. Rekhi B, Ingle A, Agarwal M, et al. Alveolar soft part sarcoma 'revisited': clinicopathological review of 47 cases from a tertiary cancer referral centre, including immunohistochemical expression of TFE3 in 22 cases and 21 other tumours. Pathology. 2012;44:11–7.

第 18 章

透明细胞肉瘤／软组织黑色素瘤

透明细胞肉瘤(clear cell sarcoma,CCS),又称肌腱及腱膜透明细胞肉瘤[1,2],它究竟是肉瘤还是黑色素瘤？其实它兼具以上2种肿瘤的特征。CCS在所有肉瘤中约占1%。因其始发于软组织且通常不累及皮肤[3],CCS在解剖学上与恶性黑色素瘤截然不同。患者一般见于15~45岁的青壮年,女性更易发病足部和踝部是这种罕见肉瘤常见的原发部位。成年患者的年龄分布和原发部位分布详见图18.1和图18.2。

18.1 影像学表现

踝部、膝盖和胃肠道透明细胞肉瘤的影像学表现与其他肉瘤难以区分,唯其淋巴结转移的风险高于其他肉瘤(图18.3和图18.4)。

18.2 病理学诊断及分子病理

软组织CCS一般具有特征性染色体易位[4],典型表现可见t(12;22)易位导致的 *EWSR1-ATF1* 融合基因,t(2;22)易位导致的 *EWSR1-CREB1* 融合基因并不常见[5]。而在胃肠道CCS中则正好相反,该部位的肿瘤最常见 *EWSR1-CREB1* 融合基因。这2种染色体易位也可见于血管瘤样纤维组织细胞瘤(AFH)[6,7],这提示不同的前体细胞发生相同的染色体易位后可导致形成相应来源的肿瘤,如同乳头状肾细胞癌和腺泡状软组织肉瘤这2种不同疾病均含有相同

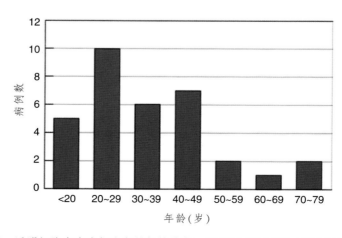

图18.1 透明细胞肉瘤成年患者的年龄分布。MSKCC 7/1/1982–6/30/2010,n=33。

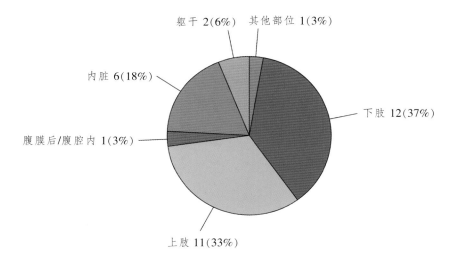

图 18.2　透明细胞肉瘤成年患者的原发部位分布。MSKCC 7/1/1982–6/30/2010,n=33。

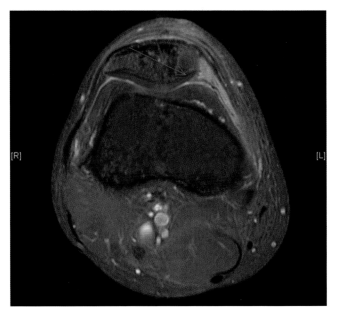

图 18.3　膝部透明细胞肉瘤伴髌骨侵犯的 T2 加权脂肪饱和 MRI 对比增强影像图。该肿瘤已被证实有 EWSR1 的重排。

的 *ASPL–TFE3* 融合基因一样。CCS 没有发现在恶性黑色素瘤中常见的 *BRAF* 基因突变, 如 *V600E* 突变。

与大多数肉瘤不同,CCS 可转移至局部淋巴结,且在恶性黑色素瘤诊断中常用的标志物如 S100、MiFT、HMB45、melan–A 和酪氨酸酶等通常都显示为阳性,因此如果不了解临床病史则很难做出诊断(图 18.5)。肿瘤常侵犯肌腱的致密结缔组织,其间有纤维间隔将肿瘤细胞巢分隔开来。鉴别诊断包括 MPNST 和上皮样肉

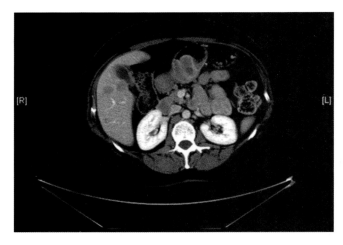

图 18.4　胃透明细胞肉瘤伴肝转移的 CT 对比增强影像图。

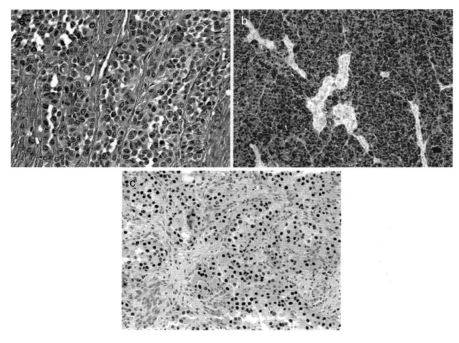

图 18.5　透明细胞肉瘤的显微镜下典型特征图。(a)透明细胞肉瘤的高倍图像显示条索状排列的小细胞呈松散分布,嗜酸性胞质被折光胶原束所分隔,HE 染色,200×。(b)免疫组化染色显示 S100 强染色,100×。(c)免疫组化显示细胞核 MiTF 强染色,100×。

瘤,如肿瘤位于胃肠道,还需和 GIST 及类癌鉴别。值得一提的是,恶性黑色素瘤细胞标志物在胃肠道 CCS 中通常呈阴性[5]。胃肠道 CCS 的临床表现往往更具侵袭性,早期即可出现淋巴

结转移和肝转移[5]。最后,在一个新的组织学实体中识别 *EWSR1–CREB1* 易位清楚地显示了肿瘤基因组家族的解剖学多样性,该组织学实体被称为肺黏液样肉瘤,通常来源于呼吸道而

非肺实质本身[8]。

18.3　治疗

　　手术切除仍是该病的首选治疗方式。考虑到至少有一些 CCS 可发生淋巴结转移，我们认为应将前哨淋巴结活检作为一项合理的诊疗标准应用到肿瘤分期中，同恶性黑色素瘤的处理一样，当活检结果为阳性时应行完整的区域淋巴结清扫术。踝部和足部的解剖结构常使该部位初次手术难度较大。和其他软组织肉瘤相比，透明细胞肉瘤更易发生淋巴结转移（软组织黑色素瘤因此得名），故当有淋巴结转移征象时，应行治疗性淋巴结清扫术[9,10]。

　　对于复发的肿瘤，在激酶抑制剂使用之前的年代，CCS 在化疗敏感性方面也许与恶性黑色素瘤更为相似，偶有病例对铂类为基础的化疗有反应[11]。此外偶见患者可能对异环磷酰胺有效[12]。总的说来，传统的细胞毒性化疗缓解率很低[12]。与其他发生 *AFT1/CREB1* 基因重排的肉瘤类似，CCS 也表达 MET，这提示可以采用抗血管生成的手段来治疗这类肿瘤。然而，最近一项关于 MET 抑制剂（ARQ179）的研究表明只有 1 例出现 RECIST（实体瘤疗效评价标准）评估的部分有效，这意味着 MET 细胞信号传导通道要么完全不受 MET 抑制剂影响，要么有替代旁路作为 CCS 的传导途径[13]。1 例 CCS 患者对舒尼替尼治疗有所反应，这提示受体酪氨酸激酶特异性抑制剂可能对 CCS 有治疗作用[14]。未来的研究将会聚焦在该肿瘤内被染色体易位所激活或交互作用的信号传导通路上，类似于尤文肉瘤中 *EWSR1–FLI1* 染色体易位产物和 IGF1R 信号通路之间的交互作用[15]。对黑色素瘤有效的免疫治疗药物也可能对透明细胞肉瘤有效，因为黑色素及其相关蛋白质也在这种肿瘤表达。然而，至少到目前为止，根据整个基因组测序或整个外显子组测序的几个检测样本，透明细胞肉瘤总体上比黑色素瘤的突变负荷要低得多。

　　我们注意到针对尤文肉瘤的化疗方案对透明细胞肉瘤无效，因为发生 *EWSR1* 染色体易位的肿瘤，就其本身而言并不预示其对细胞毒性化疗有一定敏感。然而，根据日本一项对为数不多接受治疗的患者进行的试验，至少提示曲贝替定对透明细胞肉瘤可能有效（表 18.1）[16]。

18.4　预后

　　局部复发少见，在各种文献中鲜有统计报道。13 名患者的局部复发情况详见图 18.6，他们虽无局部复发，但仍可能会出现远处转移并因其致死（图 18.7）[17]。可惜即便是大型医疗中心，这方面的经验也相当有限；因 CCS 容易发生肿瘤转移，患者往往在出现转移后 2 年内死

表18.1　透明细胞肉瘤的治疗建议[a]

诊疗方案	治疗
原发疾病	手术切除；不影响解剖学功能时可行放疗。前哨淋巴结活检和 PET 扫描可能有助于肿瘤分期。不推荐化疗，因为对于转移性肿瘤，辅助治疗的缓解率很低
复发/转移疾病	临床试验；异环磷酰胺；铂类为基础的化疗方案。多柔比星没有多少作用，但尚不清楚多柔比星+奥拉珠单抗联合用药能否带来益处
化疗不敏感的肿瘤	多靶点酪氨酸激酶抑制剂，如帕唑帕尼；临床试验。免疫系统反制点抑制剂不止一个原因受到关注，但截至 2016 年还未经正式验证

[a] 如有临床试验，应予开展。

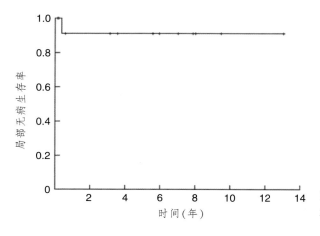

图 18.6　原发透明细胞肉瘤成年患者的局部无病生存率。MSKCC 7/1/1982–6/30/2010, n=13。

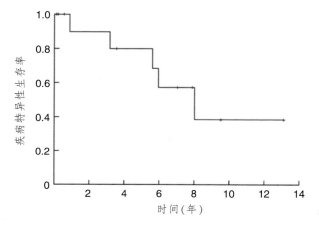

图 18.7　原发透明细胞肉瘤成年患者的疾病特异性生存率。MSKCC 7/1/1982–6/30/2010, n=13。

亡。预后不良的预测指标似乎只有"原发性肿瘤直径>5cm"这一个因素[18]。在迄今已发表的最大系列（31 例患者）中，原发性肿瘤患者 5 年和 10 年的疾病特异性生存率分别为 72% 和 53%。根据单变量分析，男性、<30 岁、肿瘤位于躯干部位及肿瘤>5cm 均为预后不良的影响因素。

（张勇　译　郭曦　校）

参考文献

1. Enzinger FM. Clear-cell sarcoma of tendons and aponeuroses. An analysis of 21 cases. Cancer. 1965;18:1163–74.
2. Chung EB, Enzinger FM. Malignant melanoma of soft parts. A reassessment of clear cell sarcoma. Am J Surg Pathol. 1983;7:405–13.
3. Hantschke M, Mentzel T, Rutten A, et al. Cutaneous clear cell sarcoma: a clinicopathologic, immunohistochemical, and molecular analysis of 12 cases emphasizing its distinction from dermal melanoma. Am J Surg Pathol. 2010;34:216–22.
4. Bridge JA, Borek DA, Neff JR, et al. Chromosomal abnormalities in clear cell sarcoma. Implications for histogenesis. Am J Clin Pathol. 1990;93:26–31.
5. Antonescu CR, Nafa K, Segal NH, et al. EWS-CREB1: a recurrent variant fusion in clear cell

sarcoma—association with gastrointestinal location and absence of melanocytic differentiation. Clin Cancer Res. 2006;12:5356–62.

6. Antonescu CR, Dal Cin P, Nafa K, et al. EWSR1-CREB1 is the predominant gene fusion in angiomatoid fibrous histiocytoma. Genes Chromosomes Cancer. 2007;46:1051–60.

7. Rossi S, Szuhai K, Ijszenga M, et al. EWSR1-CREB1 and EWSR1-ATF1 fusion genes in angiomatoid fibrous histiocytoma. Clin Cancer Res. 2007;13:7322–8.

8. Travis WD, Brambilla E, Nicholson AG, et al. The 2015 World Health Organization Classification of Lung Tumors: impact of genetic, clinical and radiologic advances since the 2004 classification. J Thorac Oncol. 2015;10:1243–60.

9. Clark MA, Johnson MB, Thway K, et al. Clear cell sarcoma (melanoma of soft parts): The Royal Marsden Hospital experience. Eur J Surg Oncol. 2008;34:800–4.

10. Daigeler A, Kuhnen C, Moritz R, et al. Lymph node metastases in soft tissue sarcomas: a single center analysis of 1,597 patients. Langenbecks Arch Surg. 2009;394:321–9.

11. Kawai A, Hosono A, Nakayama R, et al. Clear cell sarcoma of tendons and aponeuroses: a study of 75 patients. Cancer. 2007;109:109–16.

12. Jones RL, Constantinidou A, Thway K, et al. Chemotherapy in clear cell sarcoma. Med Oncol. 2011;28:859–63.

13. Goldberg J, Demetri GD, Choy E, et al. Preliminary results from a phase II study of ARQ197 in patients with microphthalmia transcription factor family-associated tumors. J Clin Oncol 2009;27:Abstr 10502.

14. Stacchiotti S, Grosso F, Negri T, et al. Tumor response to sunitinib malate observed in clear-cell sarcoma. Ann Oncol. 2010;21:1130–1.

15. Toretsky JA, Kalebic T, Blakesley V, et al. The insulin-like growth factor-I receptor is required for EWS/FLI-1 transformation of fibroblasts. J Biol Chem. 1997;272:30822–7.

16. Kawai A, Araki N, Sugiura H, et al. Trabectedin monotherapy after standard chemotherapy versus best supportive care in patients with advanced, translocation-related sarcoma: a randomised, open-label, phase 2 study. Lancet Oncol. 2015;16:406–16.

17. Blazer 3rd DG, Lazar AJ, Xing Y, et al. Clinical outcomes of molecularly confirmed clear cell sarcoma from a single institution and in comparison with data from the Surveillance, Epidemiology, and End Results registry. Cancer. 2009;115:2971–9.

18. Ipach I, Mittag F, Kopp HG, et al. Clear-cell sarcoma of the soft tissue—a rare diagnosis with a fatal outcome. Eur J Cancer Care (Engl). 2012;21:412–20.

第 19 章

促结缔组织增生性小圆细胞肿瘤

促结缔组织增生性小圆细胞肿瘤(desmoplastic small round cell tumor,DSRCT)是一种化疗较为敏感却又高度致死性的软组织肉瘤。成年人的年龄分布如图 19.1 所示,这是一种少见的肿瘤,主要见于少年和 15~30 岁的青年,男性更多见(男女比为 5:1),常累及腹膜,表现为多灶性/转移性病变(图 19.2)。治疗效果最好的是那些对化疗(通常应用尤文肉瘤的药物)反应良好且成功进行外科减瘤手术的患者[1]。发生于其他部位的患者罕见,如果病变局限,其治愈率预计高于原发于腹部的那些患者,原发于腹部的治愈率为 5%~15%[1,2]。

19.1 影像学表现

DSRCT 患者的 CT 或 MRI 图像可反映肿瘤的生物学特性,常表现为腹部多发的、大而致密的肿块,有时伴中央坏死(图 19.3)。那些发生肺转移的患者表现出类似于纤维化的征象,与肺的促结缔组织增生性变化相一致。

19.2 诊断

DSRCT 表现为多发硬纤维性肿块,显微镜下可见血管增生明显,包含着由致密纤维(促结缔组织增生的)基质包绕的蓝色小圆细胞巢(图 19.4)。间皮的标志物是阴性的,由此可鉴别 DSRCT 和间皮瘤。DSRCT 表现为 IHC 的多型,细胞角蛋白(cytokeratin,CK)和 desmin 呈阳性反应。虽然神经元特异性烯醇酶(neuron-specific enolase,NSE))可以在许多肿瘤中呈阳性,但其他的神经内分泌标志物通常是阴

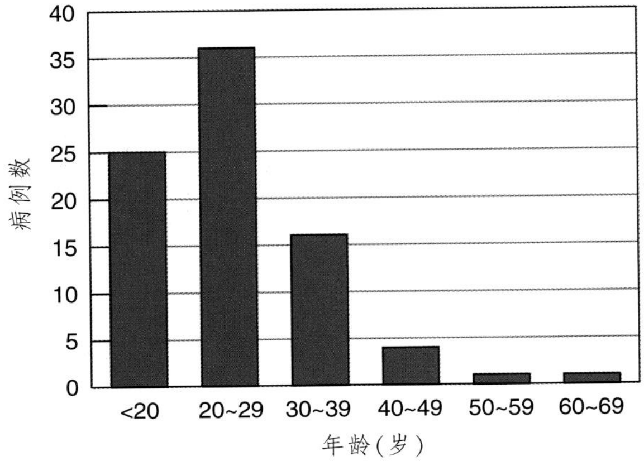

图 19.1 成年 DSRCT 患者的年龄分布。MSKCC 7/1/1982–6/30/2010,n=83。

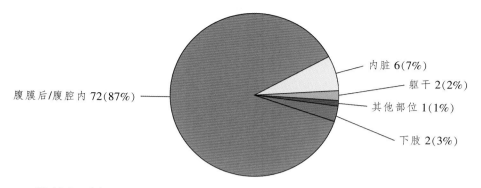

图 19.2 成年 DSRCT 患者的原发部位分布。MSKCC 7/1/1982–6/30/2010, $n=83$。

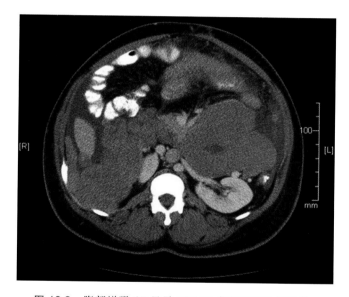

图 19.3 腹部增强 CT 显示 DSRCT 多发腹腔种植转移。

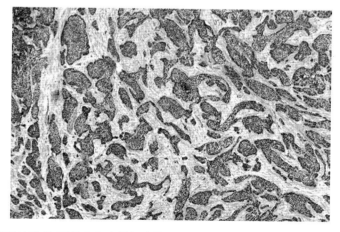

图 19.4 DSRCT 显微镜下的表现,可见蓝色小圆细胞巢,由淡染的增生纤维基质分隔。确诊的依据在于表达细胞角蛋白、结蛋白和 WT1,或分子水平表达 EWSR1–WT1 融合蛋白。

性的[3,4]。C-末端 Wilms 瘤基因 1（Wilms tumor gene 1，WT1）的蛋白表达阳性，这是基于其特征性的染色体易位 t(11;22)[5-8]。EWSR1-WT1 融合蛋白似乎可以上调 PDGF，至少是部分解释了该肿瘤呈致密纤维化的特性[9-10]。

19.3　治疗

DSRCT 的标准治疗是化疗和外科手术结合的综合治疗，但这不足以改善其总生存率。通常采用治疗尤文肉瘤的药物组合，如长春新碱+多柔比星+环磷酰胺、异环磷酰胺+依托泊苷、AIM（多柔比星+异环磷酰胺+美斯钠）、VIDE（长春新碱+异环磷酰胺+多柔比星+依托泊苷）等[11-13]。在儿童患者中采用由很高剂量的 VAC/IE（环磷酰胺+多柔比星+长春新碱/依托泊苷+异环磷酰胺）组成的 P6 方案[14]。由于环磷酰胺的剂量高达每周期 $4.2g/m^2$，成年患者几乎没有可能耐受超过 1~2 个周期。已发表的数据没有表明在治疗尤文肉瘤患者时，这些高剂量的 VAC/IE 方案优于标准剂量的 VAC/IE 方案。事实上，在这种化疗更敏感的肿瘤（至少是与 DSRCT 比较）中，作为一项随机临床研究的一部分，更大剂量化疗治疗尤文肉瘤的疗效并不优于标准剂量[15]。因此临床研究以外，主张采用尤文肉瘤的标准剂量化疗作为 DSRCT 治疗的一部分。部分患者还采用全腹放射治疗。在一项 MSK 的研究中，31 例患者在接受多药化疗和肿瘤减灭术以后，进行了全腹放疗 30Gy。中位随访 19 个月，3 年无进展生存率和总生存率分别为 24% 和 50%[16]。

由于 DSRCT 的治疗效果不尽如人意，一些临床医生在最理想的减瘤术后采用腹腔内化疗。一个明显的问题在于，这种肿瘤不像卵巢癌或阑尾癌那样以浅表的方式播散，而是形成（即使是亚临床的）多个肿块或融合成团，因此，腹腔内化疗无法如期望的那样渗透其间。

笔者认为，由于治疗组中存在选择性偏倚并且缺少随机研究数据，腹腔内化疗治疗 DSRCT 尚待进一步研究[17]。造血干细胞支持下的大剂量化疗[18,19]、靶向 WT-1 的免疫治疗[20-23]以及另一种希望通过其他癌症的成功方法来根除转移性肿瘤的途径，这些方法同样需要做进一步研究。

列举一个积极治疗带来潜在获益的例子。一组 32 例患者持续接受化疗、减瘤术、腹腔内热灌注化疗（hyperthermic intraperitoneal chemoperfusion，HIPEC）以及全腹调强放疗（IMRT）或容积旋转调强放疗（VMAT），中位随访 18 个月，20 例患者复发，中位无复发期 10 个月，3 级或 3 级以上毒性反应发生率为 84%，中位总生存期惊人地达到 60 个月。尽管中位复发出现在治疗结束后的一年内，但也还是能够表明减瘤术和放疗的一定作用[24]。

VEGFR 抑制剂可能有些活性。在一项回顾性研究中，8 例 DSRCT 患者接受了舒尼替尼的治疗，最佳治疗结果是 2 例 RECIST 评估 PR，3 例 SD。在一项 II 期的舒尼替尼临床试验中也发现了这样的结果[25,26]。在培唑帕尼的研究中，对 9 例接受治疗的患者进行了综合分析，观察到类似的结果[27]。因此，以 VEGFR 为靶点的药物似乎至少有一小部分的活性。

如果技术上可行的话，以 PDGFR 为靶点的药物联合细胞毒药物化疗作为这些患者的主要治疗可能是一个发展方向。例如，一种 PDGFRB 特异性单克隆抗体 3G3/奥拉单抗在这种疾病中可能是值得研究的。蒽环类+异环磷酰胺为基础的化疗后出现耐药、疾病进展的患者通常可采用治疗复发性尤文肉瘤的方案，如环磷酰胺+拓扑替康（表 19.1）[28]。

19.4　预后

我们初治的成年患者的预后情况见图19.5，

表19.1　促结缔组织增生性小圆细胞肿瘤的治疗推荐

诊疗方案	说明
初发疾病	化疗方案参照尤文肉瘤；在可行的情况下手术(减瘤术)。大剂量化疗联合造血干细胞移植、腹部放疗或腹腔内化疗有待进一步研究。截至2016年尚无奥拉单抗的前瞻性数据。
疾病进展	替莫唑胺+伊立替康，环磷酰胺+伊立替康，VEGFR抑制剂如培唑帕尼或舒尼替尼，部分国家获批的曲贝替定，非常适合临床研究。作为抗纤维增生的药物，奥拉单抗的应用潜力令人关注。截至2016年尚无有关免疫检查点抑制剂的数据。

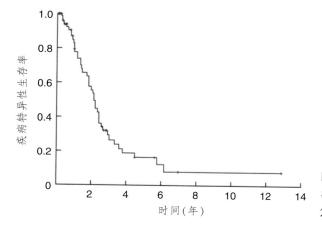

图 19.5　初诊成年 DSRCT 患者的疾病特异性生存率，大多数患者已伴有转移。MSKCC 7/1/1982–6/30/2010，n=69。

在我们的经验中很少有长期存活的患者。考虑到支持治疗和影像技术得到了改善，为了证实任何新的、有希望的治疗方法的益处，有必要进行随机试验的研究。

（庄荣源 译　王志明 校）

参考文献

1. La Quaglia MP, Brennan MF. The clinical approach to desmoplastic small round cell tumor. Surg Oncol. 2000;9:77–81.
2. Lal DR, Su WT, Wolden SL, et al. Results of multimodal treatment for desmoplastic small round cell tumors. J Pediatr Surg. 2005;40:251–5.
3. Gerald WL, Ladanyi M, de Alava E, et al. Clinical, pathologic, and molecular spectrum of tumors associated with t(11;22)(p13;q12): desmoplastic small round-cell tumor and its variants. J Clin Oncol. 1998;16:3028–36.
4. Ordonez NG. Desmoplastic small round cell tumor: II: an ultrastructural and immunohistochemical study with emphasis on new immunohistochemical markers. Am J Surg Pathol. 1998;22:1314–27.
5. Gerald WL, Rosai J, Ladanyi M. Characterization of the genomic breakpoint and chimeric transcripts in the EWS-WT1 gene fusion of desmoplastic small round cell tumor. Proc Natl Acad Sci U S A. 1995;92:1028–32.
6. Ladanyi M, Gerald W. Fusion of the EWS and WT1 genes in the desmoplastic small round cell tumor. Cancer Res. 1994;54:2837–40.
7. Biegel JA, Conard K, Brooks JJ. Translocation (11;22)(p13;q12): primary change in intra-abdominal desmoplastic small round cell tumor. Genes Chromosomes Cancer. 1993;7:119–21.
8. Sawyer JR, Tryka AF, Lewis JM. A novel reciprocal chromosome translocation t(11;22)

(p13;q12) in an intraabdominal desmoplastic small round-cell tumor. Am J Surg Pathol. 1992;16:411–6.

9. Zhang PJ, Goldblum JR, Pawel BR, et al. PDGF-A, PDGF-Rbeta, TGFbeta3 and bone morphogenic protein-4 in desmoplastic small round cell tumors with EWS-WT1 gene fusion product and their role in stromal desmoplasia: an immunohistochemical study. Mod Pathol. 2005;18:382–7.

10. Froberg K, Brown RE, Gaylord H, et al. Intra-abdominal desmoplastic small round cell tumor: immunohistochemical evidence for up-regulation of autocrine and paracrine growth factors. Ann Clin Lab Sci. 1998;28:386–93.

11. Marina NM, Pappo AS, Parham DM, et al. Chemotherapy dose-intensification for pediatric patients with Ewing's family of tumors and desmoplastic small round-cell tumors: a feasibility study at St. Jude Children's Research Hospital. J Clin Oncol. 1999;17:180–90.

12. Kretschmar CS, Colbach C, Bhan I, et al. Desmoplastic small cell tumor: a report of three cases and a review of the literature. J Pediatr Hematol Oncol. 1996;18:293–8.

13. Farhat F, Culine S, Lhomme C, et al. Desmoplastic small round cell tumors: results of a four-drug chemotherapy regimen in five adult patients. Cancer. 1996;77:1363–6.

14. Kushner BH, LaQuaglia MP, Wollner N, et al. Desmoplastic small round-cell tumor: prolonged progression-free survival with aggressive multimodality therapy. J Clin Oncol. 1996; 14:1526–31.

15. Granowetter L, Womer R, Devidas M, et al. Dose-intensified compared with standard chemotherapy for nonmetastatic Ewing sarcoma family of tumors: a Children's Oncology Group Study. J Clin Oncol. 2009;27:2536–41.

16. Desai NB, Stein NF, LaQuaglia MP, et al. Reduced toxicity with intensity modulated radiation therapy (IMRT) for desmoplastic small round cell tumor (DSRCT): an update on the whole abdominopelvic radiation therapy (WAP-RT) experience. Int J Radiat Oncol Biol Phys. 2013;85:e67–72.

17. Hayes-Jordan A, Green H, Fitzgerald N, et al. Novel treatment for desmoplastic small round cell tumor: hyperthermic intraperitoneal perfusion. J Pediatr Surg. 2010;45:1000–6.

18. Al Balushi Z, Bulduc S, Mulleur C, et al. Desmoplastic small round cell tumor in children: a new therapeutic approach. J Pediatr Surg. 2009;44:949–52.

19. Bertuzzi A, Castagna L, Nozza A, et al. High-dose chemotherapy in poor-prognosis adult small round-cell tumors: clinical and molecular results from a prospective study. J Clin Oncol. 2002;20:2181–8.

20. Guo Y, Niiya H, Azuma T, et al. Direct recognition and lysis of leukemia cells by WT1-specific CD4+ T lymphocytes in an HLA class II-restricted manner. Blood. 2005;106:1415–8.

21. Hashii Y, Sato E, Ohta H, et al. WT1 peptide immunotherapy for cancer in children and young adults. Pediatr Blood Cancer. 2010;55:352–5.

22. Maslak PG, Dao T, Krug LM, et al. Vaccination with synthetic analog peptides derived from WT1 oncoprotein induces T-cell responses in patients with complete remission from acute myeloid leukemia. Blood. 2010;116:171–9.

23. Tsuji T, Yasukawa M, Matsuzaki J, et al. Generation of tumor-specific, HLA class I-restricted human Th1 and Tc1 cells by cell engineering with tumor peptide-specific T-cell receptor genes. Blood. 2005;106:470–6.

24. Osborne EM, Briere TM, Hayes-Jordan A, et al. Survival and toxicity following sequential multimodality treatment including whole abdominopelvic radiotherapy for patients with desmoplastic small round cell tumor. Radiother Oncol. 2016;119:40–4.

25. George S, Merriam P, Maki RG, et al. Multicenter phase II trial of sunitinib in the treatment of nongastrointestinal stromal tumor sarcomas. J Clin Oncol. 2009;27:3154–60.

26. Italiano A, Kind M, Cioffi A, et al. Clinical activity of sunitinib in patients with advanced desmoplastic round cell tumor: a case series. Target Oncol. 2013;8:211–3.

27. Frezza AM, Benson C, Judson IR, et al. Pazopanib in advanced desmoplastic small round cell tumours: a multi-institutional experience. Clin Sarcoma Res. 2014;4:7.

28. Kushner BH, Kramer K, Meyers PA, et al. Pilot study of topotecan and high-dose cyclophosphamide for resistant pediatric solid tumors. Med Pediatr Oncol. 2000;35:468–74.

第 20 章

骨外黏液性软骨肉瘤

骨外黏液性软骨肉瘤(EMC)是一种生长相对缓慢的软组织肉瘤,容易出现转移,典型者肺部出现无数大小不等的圆形结节,同样进展缓慢但是却持续长大[1,2]。其与原发于骨的软骨肉瘤在所有遗传及病理组织学方面是不同的[3]。EMC 通常发生于 30~60 岁的人群[1,4](图 20.1),最常见于下肢(图 20.2)。男性较女性多见,但不同种族在发病率上无差异[5]。肿瘤表现为无痛性、缓慢生长的多分叶状包块,质地柔软,切面呈胶冻状,常伴有出血。

20.1 影像学表现

影像学检查很容易发现原发病灶的肿块(图 20.3),难以与其他肉瘤区分。但是,通常早

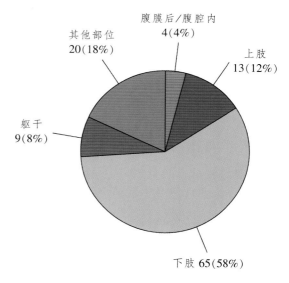

图 20.2 骨外黏液样软骨肉瘤成人患者的原发解剖部位分布。MSKCC 7/1/82–6/30/10,n=111。

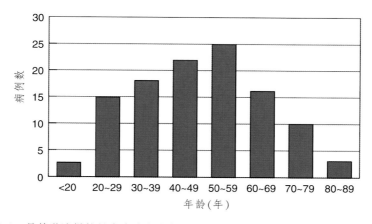

图 20.1 骨外黏液样软骨肉瘤成人患者的年龄分布。MSKCC 7/1/82–6/30/10,n=111。

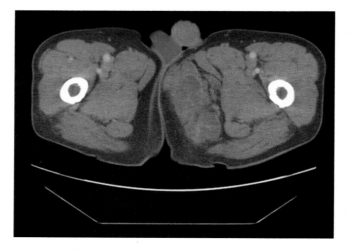

图 20.3 一个累及腓侧至大腿近端的骨外黏液样软骨肉瘤的对比增强 CT 图像。

期即可观察到肺内转移灶(图 20.4),表现为无数个圆形大理石样病变,随着体积的增大,病灶中央可出现坏死(图 20.5)。

20.2 诊断

EMC 有多种形态学表现:扁平上皮样或卵圆细胞呈网格状排列于富含黏液的背景中、表达硫酸软骨素(也许是唯一与骨内的软骨肉瘤有关联的表现)、核分裂象少见(图 20.6)。组织学分级仍存在争议,一些学者建议,无论其形态

学特征如何,都应被视为低级别肉瘤。我们和其他一些学者认为,组织学分级(根据核多形性、核分裂象、坏死)与预后有关[3]。高级别肿瘤,往往质地较硬,黏液样基质少或无,瘤细胞在形态上类似横纹肌细胞。

EMC 通常包含特征性的 t(9;22)染色体易位,产生 EWSR1–NR4A3 融合基因[6-9]。但是也存在其他变异基因融合模式,尤其与高级别非黏液样和横纹肌样表型的 EMC 有关[10]。因此,在 27% 的病例中检测到 TAF15–NR4A3 融合基因,而也观察到其他伴有 NR4A3 易位模式的罕

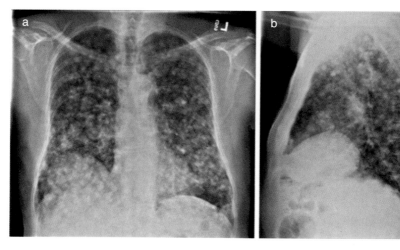

图 20.4 上图(图 20.3)患者的胸片:在原发肿瘤较小的情况下存在广泛肺转移。

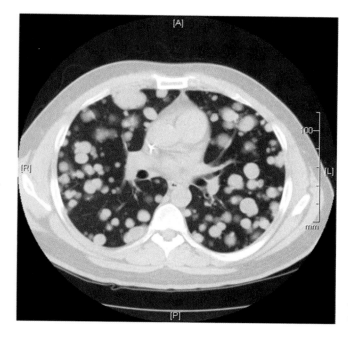

图 20.5　1 例骨外黏液样软骨肉瘤发生肺转移后患者的增强 CT 图像,该患者在确诊为肿瘤转移后存活>5 年。

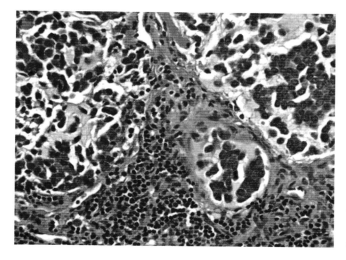

图 20.6　骨外黏液样软骨肉瘤的镜下表现显示肿瘤转移的淋巴结中可见形态单一的含有少量嗜酸性胞质的上皮细胞包裹在黏液基质中(HE 染色,200×)。

见病例。因此,在诊断具有挑战性的病例中,应该利用 FISH 方法测定 *NR4A3* 以及 *EWSR1* 的基因重排,以确认 EMC 的诊断。

20.3　治疗

　　首选治疗方法是手术。由于多年后仍可能在原发部位出现局部复发,因此辅助放疗的意义并不明确[4]。即使存在转移,如果原发病灶较大,为缓解症状,行原发灶切除仍有积极的意义,因为患者在肿瘤转移的情况下仍可生存多年。复发患者的药物治疗疗效不佳[2],因而需要寻找针对肿瘤特异性染色体易位导致 EMC 细胞生长的靶向治疗药物。

根据我们经验,常规化疗药物疗效不佳,因而目前缺乏标准的化疗方案[2]。即使存在 *EWSR1* 的易位,不意味着其对尤文肉瘤化疗方案也有效。然而,转移瘤通常生长缓慢,可观察到肿瘤各期的生长情况。我们推测如果开发出一种靶向作用的激酶或 DNA 修饰剂或许会比化疗更有效。应该乐观("半杯水满"好过"半个空杯")地看待不同临床研究,米兰的 Stacchiotti 等人报道了以多柔比星为基础的方案治疗 EMC 的效果,多柔比星作为一线治疗,按照 RECIST 标准,10 例患者中有 4 例达到了 PR[11]。她同时还报道了索坦治疗这类患者的效果,按照 RECIST 标准,10 例患者有 6 例达到了 PR,与多靶点口服激酶抑制剂治疗此类患者的效果类似。因此,VEGFR 抑制剂是治疗此类患者非常合理的二线药物[12]。重要的是,米兰小组研究了在 EMC 中被活化的激酶,发现在该肿瘤中RET 活化占了主导地位。虽然 NR4A3 相关通路的生物学功能在很大程度上尚不清楚,但因其与类固醇结合核受体的关系使其成为未来治疗药物潜在的靶点[13]。由于认识到染色体易位产生的融合基因通常更多地表现为抑制而非促进基因表达,因此降低促凋亡蛋白的表达及 DNA 修饰剂可能值得进一步研究(表 20.1)。另一种与 EMC 反应模式相似的肉瘤是腺泡状软组织肉瘤;如果能看到两种肿瘤共同的激酶可被靶向药物锁定的话将会很有看点。

20.4　预后

原发性成人 EMC 患者的局部无复发生存率见图 20.7,疾病特异性生存率见图 20.8。即便出现转移后通常也有较长的生存期(图 20.5)。

表20.1　骨外黏液性软骨肉瘤患者的推荐治疗方案

原发疾病	外科切除;放射治疗有争议。肿瘤发生转移的情况下,仍可考虑切除巨大的肿瘤,因为肿瘤转移后许多患者仍可长期生存。考虑到转移瘤对化疗应答率低,通常不使用新辅助化疗或辅助化疗
复发/转移疾病 一线治疗	多柔比星+奥拉珠单抗已获得批准,但前瞻性数据很少
复发/转移疾病 二线治疗	帕唑帕尼,舒尼替尼,或其他 VEGFR 抑制剂。也可考虑曲贝替定或异环磷酰胺。应进行临床试验。截至 2016 年,尚无关于免疫检查点抑制剂治疗此类患者的数据

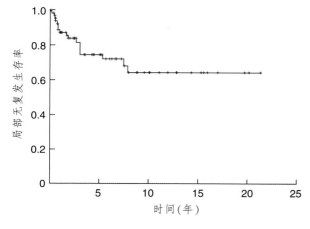

图 20.7　原发性骨外黏液样软骨肉瘤成人患者局部无复发生存率。MSKCC 7/1/1982–6/30/2010,*n*=71。

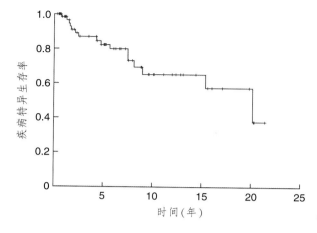

图 20.8　原发性骨外黏液样软骨肉瘤成人患者疾病特异性生存率。MSKCC 7/1/1982–6/30/2010，n=71。

（王毅超　译　张勇　校）

参考文献

1. Enzinger FM, Shiraki M. Extraskeletal myxoid chondrosarcoma. An analysis of 34 cases. Hum Pathol. 1972;3:421–35.
2. Drilon AD, Popat S, Bhuchar G, et al. Extraskeletal myxoid chondrosarcoma: a retrospective review from 2 referral centers emphasizing long-term outcomes with surgery and chemotherapy. Cancer. 2008;113:3364–71.
3. Antonescu CR, Argani P, Erlandson RA, et al. Skeletal and extraskeletal myxoid chondrosarcoma: a comparative clinicopathologic, ultrastructural, and molecular study. Cancer. 1998;83:1504–21.
4. Meis-Kindblom JM, Bergh P, Gunterberg B, et al. Extraskeletal myxoid chondrosarcoma: a reappraisal of its morphologic spectrum and prognostic factors based on 117 cases. Am J Surg Pathol. 1999;23:636–50.
5. Worch J, Cyrus J, Goldsby R, et al. Racial differences in the incidence of mesenchymal tumors associated with EWSR1 translocation. Cancer Epidemiol Biomarkers Prev. 2011;20:449–53.
6. Brody RI, Ueda T, Hamelin A, et al. Molecular analysis of the fusion of EWS to an orphan nuclear receptor gene in extraskeletal myxoid chondrosarcoma. Am J Pathol. 1997;150:1049–58.
7. Sciot R, Dal Cin P, Fletcher C, et al. t(9;22)(q22-31;q11-12) is a consistent marker of extraskeletal myxoid chondrosarcoma: evaluation of three cases. Mod Pathol. 1995;8:765–8.
8. Turc-Carel C, Dal Cin P, Rao U, et al. Recurrent breakpoints at 9q31 and 22q12.2 in extraskeletal myxoid chondrosarcoma. Cancer Genet Cytogenet. 1988;30:145–50.
9. Turc-Carel C, Dal Cin P, Sandberg AA. Nonrandom translocation in extraskeletal myxoid chondrosarcoma. Cancer Genet Cytogenet. 1987;26:377.
10. Agaram NP, Zhang L, Sung YS, et al. Extraskeletal myxoid chondrosarcoma with non-EWSR1-NR4A3 variant fusions correlate with rhabdoid phenotype and high-grade morphology. Hum Pathol. 2014;45:1084–91.
11. Stacchiotti S, Dagrada GP, Sanfilippo R, et al. Anthracycline-based chemotherapy in extraskeletal myxoid chondrosarcoma: a retrospective study. Clin Sarcoma Res. 2013;3:16.
12. Stacchiotti S, Dagrada GP, Morosi C, et al. Extraskeletal myxoid chondrosarcoma: tumor response to sunitinib. Clin Sarcoma Res. 2012;2:22.
13. Hisaoka M, Hashimoto H. Extraskeletal myxoid chondrosarcoma: updated clinicopathological and molecular genetic characteristics. Pathol Int. 2005;55:453–63.

第21章

其他子宫肉瘤

除平滑肌肉瘤外,子宫肉瘤和名称中含有"肉瘤"的肿瘤(即癌肉瘤)被公认为是生物学实体肿瘤。非平滑肌肉瘤、(低级别)子宫内膜间质肉瘤、高级别未分化间质肉瘤和包括癌肉瘤在内的恶性苗勒管混合瘤都有各自截然不同的生物学特性。2014年WHO妇科肿瘤分册中对这些肿瘤采用了新的分类方法[1,2]。这些病例在软组织病理学范围内讨论时往往被忽视,因为多数由不同专长的病理学家进行评估,而不总是集中在研究软组织疾病或骨肿瘤的病理专家手中。子宫内膜间质肿瘤成人患者的年龄分布详见图21.1。

21.1 低级别子宫内膜间质肉瘤

低级别子宫内膜间质肉瘤(LGESS)类似于增殖的子宫内膜间质,它与良性肿瘤的区别是具有特征性的子宫内膜间质结节(ESN)。肿瘤生长相对缓慢,但在数年病程(10年或更长)后,1/3的患者可出现局部种植转移(图21.2)及肺部转移(图21.3)[3,4]。这是一种激素治疗有效的肉瘤,它与雌激素受体阳性(estrogen receptor positive,ER+)的乳腺癌治疗模式相仿。LGESS雌激素受体(ER+)和孕激素受体(PR+)均为阳性。

21.1.1 诊断

与很多的子宫内膜间质结节类似,LGESS最常见是染色体t(7;17)(p15;q21)易位,大部分为7p15上的 *JAZF1* 基因和17q21上的 *SUZ12* 基因的融合有关;虽然t(6;7)和t(6;10)以及其他基因也有报道,但是随着肿瘤RNA测序时代的到来,可发现的基因越来越多[5-9]。过去称之为高级别子宫内膜间质肉瘤,与现在定义的未分化子宫内膜肉瘤区分开,成为单独的一类。因此过渡时期的诊断,基于这些肿瘤的基因学(见下文)。从2014年起,这些结果都将纳入

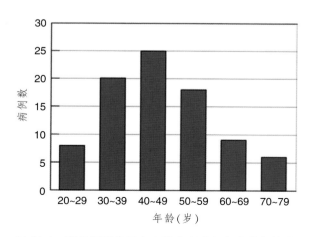

图 21.1　所有级别的子宫内膜肉瘤成年患者的年龄分布。MSKCC7/1/1982–6/30/2010,*n*=86。

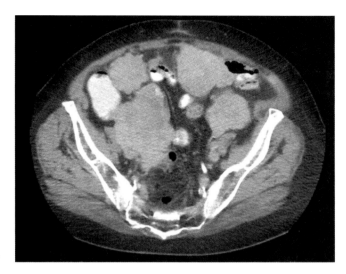

图 21.2　71 岁女性,转移性子宫内膜间质肉瘤,经静脉和口服造影的增强 CT。

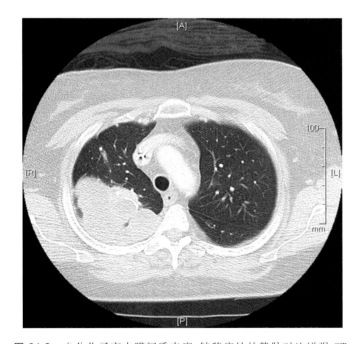

图 21.3　未分化子宫内膜间质肉瘤,转移病灶的静脉对比增强 CT。

WHO 妇科肿瘤分册[10]。

21.1.2　治疗

　　首选治疗为子宫切除术。由于仅有 5%~10% 的 ESS 患者淋巴结为阳性,因此学者们根据美国国家癌症研究所的"监测、流行病学和最终结果"(surveillance, epidemiology and end result, SEER)数据库,开展了一项小型研究和分析,来证实淋巴结清扫术能否够改善患者生存情况。但研究结果表明患者生存并未得到改善,因而不常规推荐行更广泛的手术清扫[11-14]。放疗并未改善临床疗效,因此首次手术范围足够的患者通常不建议放疗[11]。

尚无随机实验的数据结果推荐激素治疗作为 ESS 的辅助治疗方案[15-17]。卵巢切除术或 GnRH 激动剂与其他治疗手段一样可影响 ESS 患者体内雌激素水平,对初次手术即已行经腹全子宫切除和双侧输卵管卵巢切除术(TAH-BSO)的患者,辅助激素治疗没有获益。

孕激素和抗雌激素治疗对转移性肿瘤有效,与化疗相比全身毒副反应相对较小[18-20]。值得一提的是,鉴于大多数患者的病情进展缓慢,对于已发生转移的患者仍可选择性行手术切除(表 21.1)。

21.1.3 结论

原发性子宫内膜间质肿瘤局部复发和疾病特异生存率的结果如图 21.4 和图 21.5 所示。

21.2 高级别子宫内膜间质肉瘤

基于有丝分裂率(高于 LGESS)和细胞形态学,同时根据肿瘤的基因组谱,高级别子宫内膜间质肉瘤(HGESS)已经与低级别子宫内膜间质肉瘤分开,自成一体。并进一步与未分化子宫肉瘤区分。HGESS 通常雌激素受体阴性(ER-),孕激素受体阴性(PR-),这是 HGESS 与 LGESS 不同之处(图 21.6)。HGESS 不出现 LGESS 常表达的基因易位[21]。一项合作研究表明该肿瘤涉及 YWHAE 的基因易位,这一研究有望对这类侵袭性肉瘤的治疗产生影响[22]。与 JAZF1-阳性的 LGESS 相比,该肿瘤 t(10;17)(q22;P13)基因易位,导致 YWHAE-NUTM2A/B

表21.1 子宫内膜间质肉瘤诊疗方案

诊疗方案	说明	说明
全身辅助治疗		不推荐;全身辅助治疗对疾病的预后没有明显获益,且卵巢切除或其他手术措施会影响治疗效果。对于巨大肿瘤,新辅助激素治疗可以考虑使用
转移疾病	一线治疗	孕激素,例如,甲羟孕酮,甲地孕酮;可选择性进行行卵巢切除或 GnRH 激动剂治疗
	二线治疗	抗雌激素治疗,例如芳香酶抑制剂
	三线治疗	蒽环类药物+奥拉单抗;异环磷酰胺;临床试验。特别是对激素敏感的,类似于激素受体阳性的乳腺癌,CDK4 抑制剂可能有效。截至 2016 年,免疫检查点抑制剂未经过验证

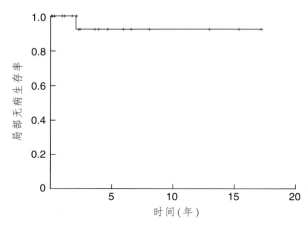

图 21.4 成年患者,所有级别原发性子宫内膜间质肉瘤的局部无病生存率。MSKCC 7/1/1982-6/30/2010,n=29。

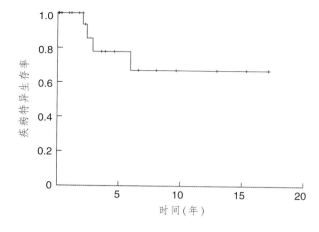

图 21.5　成年患者,所有级别原发性子宫内膜间质肉瘤的疾病特异生存率。MSKCC7/1/1982 to 6/30/2010,*n*=29。

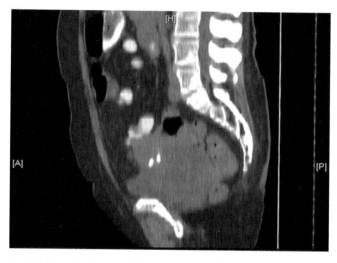

图 21.6　1 例原发性未分化子宫内膜肉瘤患者伴局部广泛扩散的 CT 影像。

的融合, 是与高级别圆细胞形态和临床侵袭行为有关[23]。然而,除了未分化圆细胞区,在高级别病变中的还存有另一分支,即细胞学性质温和、有丝分裂活性较弱的梭形细胞成分,ER、PR 和 CD10 广泛阳性,而未分化圆细胞这些标志均为阴性。该研究结果提示,在组织学上,从 HGESS 进展到 UUS 是可能的。这也证实了 UUS 具有很高的非整倍体核型。值得注意的是,同样的 *YWHAE-NUTM2A/B* 易位在肾透明细胞肉瘤中亦有报道[24]。

在我们看来,异环磷酰胺对该疾病有作用,但是它的起效慢,因此很难作为辅助化疗的药物推荐给女性患者[20](表 21.2)。我们观察到了一例接受 IGF1 受体抑制剂治疗的患者有相对较长的疾病稳定期, 希望可以进一步揭示 YWHAE,14-3-3 蛋白与 IGF1R 相关蛋白 IRS1 之间的关系。

21.2.1　结果

采用 2003 年版的 WHO 分类法对 3 种子宫内膜间质肉瘤亚型(ESS)的 91 例侵袭性 ESS 进行分析,包括非侵袭性、低度侵袭性、侵袭性不明的[25],结果表明 5 年和 10 年的无复发生存率分别为 82% 和 75%。坏死是一个重要的预后

表21.2　高级别子宫内膜间质肉瘤的推荐治疗

诊疗方案		说明
辅助化疗		虽然该疾病具有侵袭性,但治疗对转移性肿瘤反应率较低,故辅助治疗就不再推荐
转移疾病	一线治疗	以异环磷酰胺为基础的治疗反应较弱。虽然多柔比星单药治疗有轻微疗效,但截至 2016 年,多柔比星+奥拉单抗的疗效未经验证
	二线治疗	临床试验是最合适的。就像许多影响肿瘤亚型表观遗传学的药物一样,IGF1R 抑制剂可能有轻微作用。对特异性全身治疗来说,没有足够的数据可以证实任何一种特异性的化疗是有效的,结果并不乐观。截至 2016 年,免疫检查点抑制剂未经过验证

预测因子,没有坏死的情况下,10 年生存率为 89%。坏死明显的情况下,10 年生存率为 49%。该分类法定义低级别 ESS 为无坏死的轻度异型。未分化为中度或重度异型和坏死的,疾病相关存活率为 98% 和 48%。关于子宫肉瘤新分层的数据正在收集更新。

21.3　未分化子宫内膜肉瘤

未分化子宫内膜肉瘤(UUS)的诊断随着全球子宫肉瘤基因组分析的增长变化而变化。UUS 有独特的细胞形态学变化。大多数肿瘤都是非整倍体,所有染色体上均存在拷贝数变化,尤其是 1q,2q,13 变化最多以及染色体 1q,17p 扩增[26]。首选治疗与其他子宫肉瘤相同,但是发生转移的风险高于其他子宫肉瘤。然而,这种罕见的肿瘤亚型对蒽环类为基础的化疗和吉西他滨联合多柔比星的全身治疗产生反应[27]。这类实体肿瘤的存在证实了该肉瘤与妇科生殖道来源的癌不同,必须开发新的药物,而不是应用卡铂和紫杉醇来治疗这些罕见的肿瘤。

21.4　血管周上皮样细胞肿瘤

血管周上皮样细胞肿瘤(perivascular epithelioid cell tumors,PEComa)是一种新命名的肿瘤类型,其兼具平滑肌样及黑色素细胞样分化。这种罕见肿瘤的最常见起源部位之一是子宫(图 21.7)。与其他解剖部位相似,子宫血管周上皮样细胞肿瘤有 TSC2 突变或 TFE3 相关

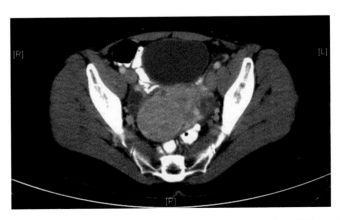

图 21.7　1 例发生于子宫的 PEComa 患者(大小为 6cm)的静脉增强 CT 扫描。

的易位[28]。与其他起源部位相比,一小部分的子宫 PEComa 有 *RAD51B* 基因的融合,这可能与 TSC2 突变有关[28]。

21.5　子宫癌肉瘤和其他恶性苗勒管混合瘤

虽然癌肉瘤表现出不同的分化,但其本质上还是一种子宫恶性肿瘤,经常在肉瘤中被提及。子宫癌肉瘤成年患者的年龄分布详见图 21.8。恶性苗勒管混合瘤兼有基质和上皮两种成分,包括腺纤维瘤、腺肉瘤、癌纤维瘤和癌肉瘤。其中腺纤维瘤是良性的,其他则是恶性肿瘤。癌肉瘤发生于绝经后女性时常表现为子宫出血,其可能是分化类型不同的子宫癌向子宫肉瘤转变过程的产物。CA125 在癌肉瘤患者中往往升高,可作为肿瘤标志物。然而与子宫癌相比,癌肉瘤侵袭性更高,常转移至腹膜和肺,故二者临床表现明显不同。

癌肉瘤中未观察到重复的基因改变,该肿瘤通常为异倍体。基因表达分析显示,与子宫癌相比,癌肉瘤与子宫肉瘤更具亲缘关系。随着时间推移,癌肉瘤中的癌瘤部分转移的潜能更大。一项关于癌肉瘤、子宫癌和子宫内膜癌的研究表明,19q13.1 染色体在癌肉瘤中出现扩增,并且在一些癌中观察到包括 TGFB1 的位点,即"上皮细胞–间充质转化"(EMT)中涉及到的一个基因。从定义剖其本质,癌肉瘤是一种表现 EMT 的癌症,或者说至少有一种大多数癌没有观察到的双表型[29]。

癌肉瘤的首选治疗是 TAH–BSO,并且通过适当的妇科分期手术包括淋巴结清扫、大网膜切除和腹腔液细胞学检查。癌肉瘤的局部复发和转移扩散都很常见,因此关注辅助治疗中应用腹腔放疗和全身化疗有效性的问题:是否应将腹部放疗和全身化疗作为辅助治疗? 一项关于早期子宫肉瘤和癌肉瘤辅助辐射治疗的随机对照研究表明:此方法对局部治疗效果好,但是没有改善总生存率。与此相反,一项接受放射治疗的大样本回顾性研究表明,辅助放射治疗可能有临床获益[30,31]。

妇科肿瘤学组织(gynecologic oncology group,GOG)的一项 Ⅲ 期研究显示,调整肿瘤分期和年龄后,接受异环磷酰胺联合顺铂辅助治疗的患者比接受全腹放疗照射的 Ⅰ~Ⅳ 期癌肉瘤患者复发率下降了 21%,而调整前原始数据显示二者复发率并无显著差异[32]。由于顺铂联合异环磷酰胺方案毒性较大,因此有必要制订一套合理的辅助治疗标准方案,并且挑选合适的患者非常必要。

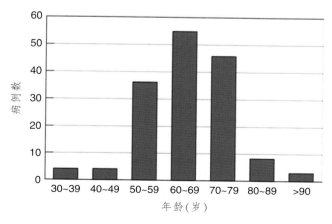

图 21.8　子宫癌肉瘤(恶性苗勒管混合瘤)成年患者的年龄分布。MSKCC 7/1/1982–6/30/2010,*n*=156。

对癌肉瘤有效的其他药物包括卡铂和紫杉醇。例如，Ⅲ~Ⅳ期中评估卡铂和紫杉醇的作用(46 名受试者)，参照 RECIST 评价标准 CR 为 13%，PR 为 41%，总缓解率为 54%。GOG 进行了一项随机对照实验，比较紫杉醇+卡铂和紫杉醇+异环磷酰胺的疗效。这项临床试验结果将有助于回答癌肉瘤的患者是否需要异环磷酰胺治疗的问题。Ⅰ~Ⅱ期患者，多药联合化疗和阴道内放射治疗是确切有效的[33]。

转移性肿瘤，可以考虑使用那些辅助化疗中没有用过的药物。顺铂、异环磷酰胺、卡铂和紫杉醇都具有一定疗效。拓扑替康对转移性肿瘤疗效较好[34]，跟多柔比星或吉西他滨一样，可作为单药使用。多柔比星联合吉西他滨[35]有轻微疗效。在Ⅱ期研究中，伊马替尼、索拉菲尼、培唑帕尼和沙利度胺对癌肉瘤治疗作用不明显。截至 2016 年，免疫检查点抑制剂未经过验证。美国国家癌症研究所即将进行一项针对罕见肿瘤包括癌肉瘤的研究，他们将使用尼沃单抗和伊匹木单抗(表 21.3)。

21.6　预后

成人原发性癌肉瘤的局部复发和疾病相关生存率的结果见图 21.9 和图 21.10。结果与其他子宫恶性肿瘤一样，高度依赖于疾病分期和根治性手术后有或无辅助治疗，晚期或转移性疾病的长期预后不良。对于在遗传性非息肉病性结直肠癌的患者中发生的不常见的子宫癌肉瘤，常有 DNA 错配修复缺陷。免疫检查点抑制剂对结直肠癌有明确疗效，因此可以考虑免疫治疗(表 21.4)。

表21.3　未分化子宫内膜肉瘤推荐诊疗方案

诊疗方案		说明
辅助化疗		不推荐；因化疗对转移性肿瘤缓解率较低，而该肉瘤亚型死亡率较高，故辅助化疗不再推荐
转移疾病	一线治疗	多柔比星+奥拉单抗，既往的其他化疗无效。异环磷酰胺也可以使用
	二线治疗	吉西他滨+多西紫杉醇，异环磷酰胺或者曲贝替定可用。临床试验；截至 2016 年，免疫检查点抑制剂未经过验证

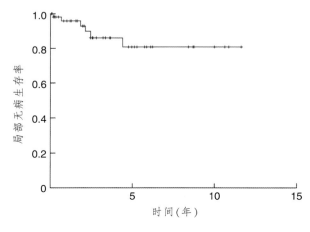

图 21.9　原发性子宫癌肉瘤(恶性苗勒管混合瘤)成年患者的局部无病生存率。MSKCC 7/1/1982–6/30/2010，n=56。

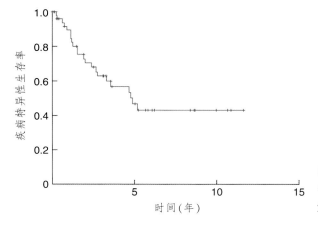

图 21.10　原发性子宫癌肉瘤（恶性苗勒管混合瘤）成年患者的疾病特异性生存率。MSKCC 7/1/1982—6/30/2010，n=56。

表21.4　子宫癌肉瘤和其他恶性苗勒管混合瘤的推荐诊疗方案

诊疗方案		说明
首选治疗		对于根治性手术后，顺铂－异环磷酰胺优于全腹部放射治疗，但是复发风险仍然很高。为了减轻毒性反应，临床医生更多使用卡铂联合紫杉醇
转移疾病	一线治疗	拓扑替康，铂类药物，紫杉烷类，组合使用
	二线治疗	临床试验，吉西他滨或联合。培唑帕尼疗效不明显。截至 2016 年，免疫检查点抑制剂的疗效未经验证，但在一些子宫癌中发现它有助于修复错配缺陷

（王琳　屠蕊沁 译　屠蕊沁 校）

参考文献

1. Conklin CM, Longacre TA. Endometrial stromal tumors: the new WHO classification. Adv Anat Pathol. 2014;21:383–93.
2. Ali RH, Rouzbahman M. Endometrial stromal tumours revisited: an update based on the 2014 WHO classification. J Clin Pathol. 2015;68:325–32.
3. Abrams J, Talcott J, Corson JM. Pulmonary metastases in patients with low-grade endometrial stromal sarcoma. Clinicopathologic findings with immunohistochemical characterization. Am J Surg Pathol. 1989;13:133–40.
4. Aubry MC, Myers JL, Colby TV, et al. Endometrial stromal sarcoma metastatic to the lung: a detailed analysis of 16 patients. Am J Surg Pathol. 2002;26:440–9.
5. Dal Cin P, Aly MS, De Wever I, et al. Endometrial stromal sarcoma t(7;17)(p15-21;q12-21) is a nonrandom chromosome change. Cancer Genet Cytogenet. 1992;63:43–6.
6. Koontz JI, Soreng AL, Nucci M, et al. Frequent fusion of the JAZF1 and JJAZ1 genes in endometrial stromal tumors. Proc Natl Acad Sci U S A. 2001;98:6348–53.
7. Nucci MR, Harburger D, Koontz J, et al. Molecular analysis of the JAZF1-JJAZ1 gene fusion by RT-PCR and fluorescence in situ hybridization in endometrial stromal neoplasms. Am J Surg Pathol. 2007;31:65–70.
8. Oliva E, de Leval L, Soslow RA, et al. High frequency of JAZF1-JJAZ1 gene fusion in endometrial stromal tumors with smooth muscle differentiation by interphase FISH detection. Am J Surg Pathol. 2007;31:1277–84.
9. Micci F, Gorunova L, Gatius S, et al. MEAF6/PHF1 is a recurrent gene fusion in endometrial stromal sarcoma. Cancer Lett. 2014;347:75–8.
10. Kurman RJ, International Agency for Research on Cancer, World Health Organization. WHO classification of tumours of female reproductive organs. 4th ed. Lyon: International Agency for Research on Cancer; 2014.
11. Barney B, Tward JD, Skidmore T, et al. Does radiotherapy or lymphadenectomy improve survival in endometrial stromal sarcoma? Int J Gynecol Cancer. 2009;19:1232–8.

12. Thomas MB, Keeney GL, Podratz KC, et al. Endometrial stromal sarcoma: treatment and patterns of recurrence. Int J Gynecol Cancer. 2009;19:253–6.

13. Shah JP, Bryant CS, Kumar S, et al. Lymphadenectomy and ovarian preservation in low-grade endometrial stromal sarcoma. Obstet Gynecol. 2008;112:1102–8.

14. Gadducci A, Sartori E, Landoni F, et al. Endometrial stromal sarcoma: analysis of treatment failures and survival. Gynecol Oncol. 1996;63:247–53.

15. Garrett A, Quinn MA. Hormonal therapies and gynaecological cancers. Best Pract Res Clin Obstet Gynaecol. 2008;22:407–21.

16. Reich O, Regauer S. Survey of adjuvant hormone therapy in patients after endometrial stromal sarcoma. Eur J Gynaecol Oncol. 2006;27:150–2.

17. Katz L, Merino MJ, Sakamoto H, et al. Endometrial stromal sarcoma: a clinicopathologic study of 11 cases with determination of estrogen and progestin receptor levels in three tumors. Gynecol Oncol. 1987;26:87–97.

18. Dahhan T, Fons G, Buist MR, et al. The efficacy of hormonal treatment for residual or recurrent low-grade endometrial stromal sarcoma. A retrospective study. Eur J Obstet Gynecol Reprod Biol. 2009;144:80–4.

19. Pink D, Lindner T, Mrozek A, et al. Harm or benefit of hormonal treatment in metastatic low-grade endometrial stromal sarcoma: single center experience with 10 cases and review of the literature. Gynecol Oncol. 2006;101:464–9.

20. Sutton G, Blessing JA, Park R, et al. Ifosfamide treatment of recurrent or metastatic endometrial stromal sarcomas previously unexposed to chemotherapy: a study of the Gynecologic Oncology Group. Obstet Gynecol. 1996;87:747–50.

21. Kurihara S, Oda Y, Ohishi Y, et al. Endometrial stromal sarcomas and related high-grade sarcomas: immunohistochemical and molecular genetic study of 31 cases. Am J Surg Pathol. 2008;32:1228–38.

22. Lee CH, Ou WB, Marino-Enriquez A, et al. 14-3-3 fusion oncogenes in high-grade endometrial stromal sarcoma. Proc Natl Acad Sci U S A. 2012;109:929–34.

23. Lee C-HMDP, Marino-Enriquez AMD, Ou WP, et al. The clinicopathologic features of YWHAE-FAM22 endometrial stromal sarcomas: a histologically high-grade and clinically aggressive tumor. Am J Surg Pathol. 2012;36:641–53.

24. O'Meara E, Stack D, Lee CH, et al. Characterization of the chromosomal translocation t(10;17)(q22;p13) in clear cell sarcoma of kidney. J Pathol. 2012;227:72–80.

25. Feng W, Malpica A, Robboy SJ, et al. Prognostic value of the diagnostic criteria distinguishing endometrial stromal sarcoma, low grade from undifferentiated endometrial sarcoma, 2 entities within the invasive endometrial stromal neoplasia family. Int J Gynecol Pathol. 2012;31: 151–8.

26. Flicker K, Smolle E, Haybaeck J, et al. Genomic characterization of endometrial stromal sarcomas with array comparative genomic hybridization. Exp Mol Pathol. 2015;98:367–74.

27. Tanner EJ, Garg K, Leitao Jr MM, et al. High grade undifferentiated uterine sarcoma: surgery, treatment, and survival outcomes. Gynecol Oncol. 2012;127:27–31.

28. Agaram NP, Sung YS, Zhang L, et al. Dichotomy of genetic abnormalities in PEComas with therapeutic implications. Am J Surg Pathol. 2015;39:813–25.

29. Chiyoda T, Tsuda H, Tanaka H, et al. Expression profiles of carcinosarcoma of the uterine corpus-are these similar to carcinoma or sarcoma? Genes Chromosomes Cancer. 2012;51: 229–39.

30. Reed NS, Mangioni C, Malmstrom H, et al. Phase III randomised study to evaluate the role of adjuvant pelvic radiotherapy in the treatment of uterine sarcomas stages I and II: an European Organisation for Research and Treatment of Cancer Gynaecological Cancer Group Study (protocol 55874). Eur J Cancer. 2008;44:808–18.

31. Sampath S, Schultheiss TE, Ryu JK, et al. The role of adjuvant radiation in uterine sarcomas. Int J Radiat Oncol Biol Phys. 2010;76:728–34.

32. Wolfson AH, Brady MF, Rocereto T, et al. A gynecologic oncology group randomized phase III trial of whole abdominal irradiation (WAI) vs. cisplatin-ifosfamide and mesna (CIM) as post-surgical therapy in stage I-IV carcinosarcoma (CS) of the uterus. Gynecol Oncol. 2007; 107:177–85.

33. Desai NB, Kollmeier MA, Makker V, et al. Comparison of outcomes in early stage uterine carcinosarcoma and uterine serous carcinoma. Gynecol Oncol. 2014;135:49–53.

34. Miller DS, Blessing JA, Schilder J, et al. Phase II evaluation of topotecan in carcinosarcoma of the uterus: a Gynecologic Oncology Group study. Gynecol Oncol. 2005;98:217–21.

35. Miller BE, Blessing JA, Stehman FB, et al. A phase II evaluation of weekly gemcitabine and docetaxel for second-line treatment of recurrent carcinosarcoma of the uterus: a gynecologic oncology group study. Gynecol Oncol. 2010;118:139–44.

第 22 章

骨外骨肉瘤

骨肉瘤可发生于软组织，尽管它更常被当作一种原发性骨肿瘤。关于骨外骨肉瘤(ESOS)应该按照软组织肿瘤还是骨肿瘤进行治疗存有争议。从生物学来说，该肿瘤是典型的成骨细胞的亚型，可以自然发生或在射线暴露后发生。

16 岁以上成人患者的年龄分布见图 22.1，部位分布见图 22.2。下肢是主要的发病部位。

22.1 影像学表现

原发性 ESOS 外观常呈多叶状，如其名称所示，该肿瘤伴有钙化迹象(图 22.3 至图 22.5)。可发生骨骼浸润(图 22.6)。卫星灶及软组织转移性扩散可能比其他软组织肉瘤亚型更常见。

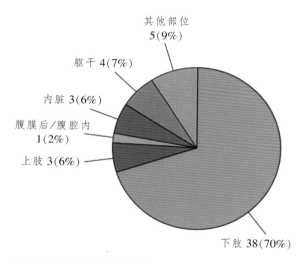

其他部位 5(9%)
躯干 4(7%)
内脏 3(6%)
腹膜后/腹腔内 1(2%)
上肢 3(6%)
下肢 38(70%)

图 22.2 原发性骨外骨肉瘤成人患者的发病部位分布。MSKCC 7/1/1982–6/30/2010，n=54。

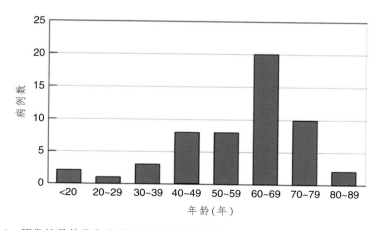

图 22.1 原发性骨外骨肉瘤成人患者的年龄分布。MSKCC 7/1/1982–6/30/2010，n=54。

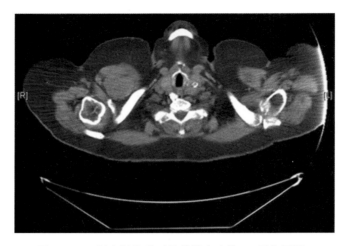

图 22.3   1 例右侧胸膜下骨外骨肉瘤的 CT 平扫图像。

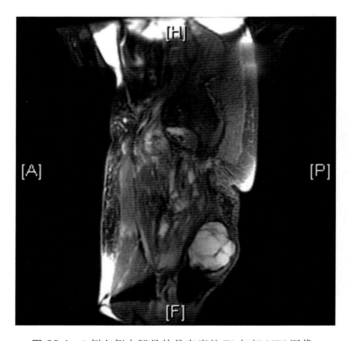

图 22.4   1 例左侧大腿骨外骨肉瘤的 T1 加权 MRI 图像。

22.2   诊断

ESOS 的显微病理学显示高度多形性细胞存在于花边样骨样基质中,这是 X 线片中所见肿块钙化的基础(图 22.7)。与其他骨肉瘤一样,ESOS 是非整倍体核型,除了 DNA 修复基因如

TP53 的突变外,缺乏其他明确的分子改变。

22.3   治疗

与骨内骨肉瘤相似,ESOS 的首次切除至关重要。尚不清楚辅助放疗或化疗是否有助于改善成人患者的低治愈率。在为数不多的已发

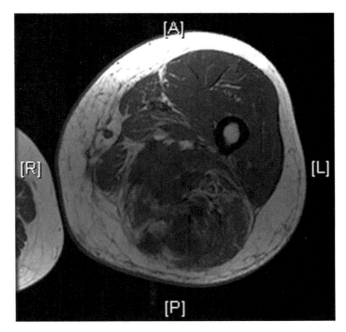

图 22.5　1 例左侧大腿骨外骨肉瘤的 T1 加权 MRI 图像。

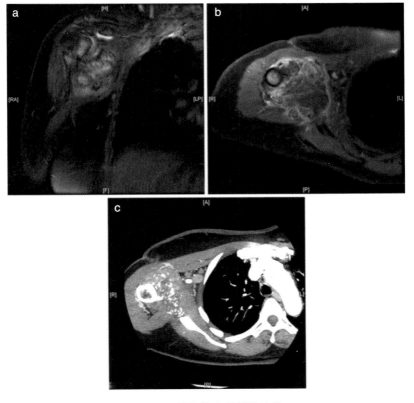

图 22.6　骨外骨肉瘤侵蚀骨骼。

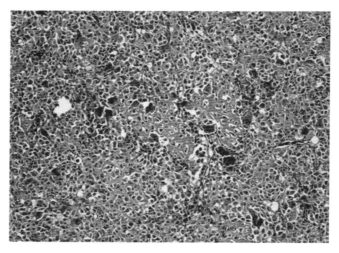

图 22.7   高级别骨外骨肉瘤的显微镜下 HE 染色图像,显示高度多形性的瘤细胞沉积于蕾丝样骨样基质中。

表的有关成人患者的一些报道中,出现转移灶的部分患者接受了化疗但缓解率较低,这表明辅助化疗对该病没有帮助[1]。然而,在一个儿童骨源性骨肉瘤临床试验中所总结的 ESOS 患者治疗效果却优于历史对照组[2]。关于此话题的争议仍然悬而未决,在这两个研究中,来自德国的结果显示患者(接受辅助化疗)的无事件生存率为 56%,而 MD 安德森癌症中心的结果显示患者(未接受辅助化疗)的无事件生存率为 47%。

对于发生转移者,可使用对骨肉瘤或软组织肉瘤有效的药物,但缓解率低(表 22.1)。

22.4   预后

在纪念斯隆–凯特琳癌症中心(MSKCC)进

行首次治疗的成年患者其局部复发率见图 22.8,这些患者的疾病特异性生存率见图 22.9,患者及肿瘤特征总结见表 22.2。在 MSKCC 接受首次手术的 32 名患者中,3 年疾病特异性生存率为 59%,3 年无病生存率为 56%。肿瘤位置表浅患者的 3 年因病死亡率显著更低(表 22.3 和图 22.10)[3]。

所有的肿瘤复发和因病死亡均发生于随访的前 5 年。这些数据与 MD 安德森癌症中心及欧洲系列的研究结果相一致,并且包括了一组基本未接受辅助化疗的患者。这些数据不断地令人质疑辅助化疗对这种侵袭性的肉瘤亚型是否有任何获益。

表22.1   骨外骨肉瘤患者的全身治疗推荐方案

诊疗方案		说明
新辅助/辅助化疗		存有争议;一项研究显示,使用治疗骨源性骨肉瘤方案的患者治疗效果优于历史对照组
转移疾病	一线治疗	多柔比星+奥拉单抗;或者如果以前没有用过,可采用以异环磷酰胺为基础的治疗
	二线治疗	吉西他滨或联合化疗培唑帕尼;应进行临床试验。截至 2016 年,尚无免疫检查点抑制剂用于骨外骨肉瘤的数据

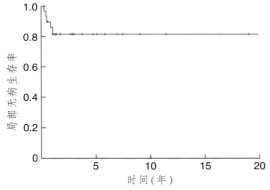
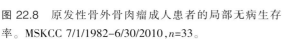

图 22.8 原发性骨外骨肉瘤成人患者的局部无病生存率。MSKCC 7/1/1982–6/30/2010,*n*=33。

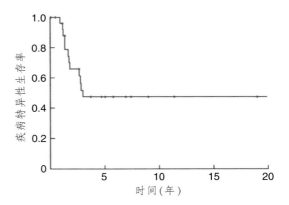

图 22.9 原发性骨外骨肉瘤成人患者的疾病特异性生存率。MSKCC 7/1/1982–6/30/2010,*n*=33。

表22.2　患者人口统计学及肿瘤特征总结

人口统计学与特征	所有患者(n=53)	肿瘤局限患者(n=42)
患者年龄 [a](岁)	64	64.5
患者性别 [b]		
男性	23(43)	19(45)
女性	30(57)	23(55)
原发性肿瘤部位 [b]		
上肢	6(11.3)	6(14.3)
下肢	41(77.4)	31(73.8)
躯干	6(11.3)	5(11.9)
肿瘤级别 [b]		
低级别	2(3.8)	2(4.8)
高级别	51(96.2)	40(95.2)
肿瘤大小 [b]		
≤5cm	13(24.5)	11(26.2)
>5cm 但 ≤10cm	20(37.7)	14(33.3)
>10cm	20(37.7)	17(40.5)
肿瘤深度 [b]		
表浅	11(21)	10(24)
深部	42(79)	32(76)

With permission from: Choi LE, Healey JH, Kuk D, et al. J Bone Joint Surg Am 2014;96(1):1–8.

[a] 所示为中位数值。

[b] 所示为患者例数,括号内为百分比。

表22.3　局限型骨外骨肉瘤患者无病生存率相互比较的时序检验

变量	患者例数	发病数	3 年无病生存率 [a]	P 值
所有患者	42	18	0.50(0.36~0.70)	–
患者年龄				0.09
≤50 岁	11	2	0.75(0.50~1.00)	
≥50 岁	31	16	0.42(0.27~0.67)	
患者性别				0.73
女性	23	10	0.49(0.30~0.78)	
男性	19	8	0.53(0.34~0.83)	
原发性肿瘤部位				0.12
躯干	5	3	NA[b]	
四肢	37	15	0.54(0.39~0.75)	
肿瘤级别				0.93
低级别	2	1	0.50(0.13~1.00)	
高级别	40	17	0.50(0.36~0.71)	
肿瘤大小				0.26
≤5cm	11	3	0.70(0.47~1.00)	
>5cm	31	15	0.43(0.27~0.68)	
肿瘤深度				0.03
表浅	10	1	0.89(0.71~1.00)	
深部	32	17	0.38(0.23~0.63)	
切除边缘情况				0.03
R0	35	13	0.57(0.41~0.78)	
R1	7	5	0.17(0.03~1.00)	
患者放疗史				0.08
无	39	16	0.53(0.38~0.73)	
有	3	2	NA[b]	
治疗类型				0.83
单纯手术	19	7	0.55(0.34~0.88)	
手术与化疗	5	1	0.80(0.52~1.00)	
手术+放疗+化疗	8	4	0.50(0.25~1.00)	
手术+放疗	10	6	0.36(0.15~0.87)	

With permission from: Choi LE, Healey JH, Kuk D, et al. J Bone Joint Surg Am 2014;96(1):1–8.

[a] 所示为 3 年无病生存率，括号内为 95%可信区间。

[b] NA 无效。由于最终事件发生在前 3 年，故无法估算发生于躯干及首选放疗者的数值。

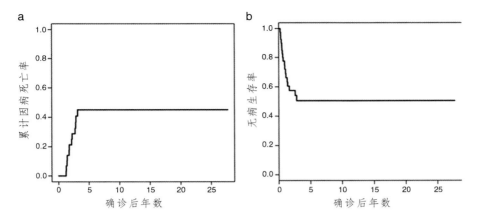

图 22.10　Kaplan-Meier 曲线显示 42 名局限性骨外骨肉瘤患者的(a)累计因病死亡率,(b)无病生存率。3 年累计因病死亡率为 39%，中位无病生存期为 45.8 月。(With permission from: Choi LE, Healey JH, Kuk D, et al. J Bone Joint Surg Am 2014;96(1):1-8.)

（王毅超　译　　邵叶波　校）

参考文献

1. Ahmad SA, Patel SR, Ballo MT, et al. Extraosseous osteosarcoma: response to treatment and long-term outcome. J Clin Oncol. 2002;20:521-7.
2. Goldstein-Jackson SY, Gosheger G, Delling G, et al. Extraskeletal osteosarcoma has a favourable prognosis when treated like conventional osteosarcoma. J Cancer Res Clin Oncol. 2005; 131:520-6.
3. Choi LE, Healey JH, Kuk D, et al. Analysis of outcomes in extraskeletal osteosarcoma: a review of fifty-three cases. J Bone Joint Surg Am. 2014;96:1-8.

第23章

淋巴组织支持细胞肿瘤

正如任何细胞都会发生恶性肿瘤一样,抗原呈递细胞(如树突细胞或朗格汉斯细胞)也会发生恶性肿瘤。由于这些肿瘤可以起源于淋巴结,而并非淋巴细胞本身,因此有时被称为肉瘤。关于这一点,其他病理学家使用更模糊的术语"肿瘤"而不是"肉瘤"。如果有什么区别的话,那就是淋巴组织支持细胞来源的肿瘤更准确地代表了"组织细胞肉瘤",以此区别于恶性纤维组织细胞瘤(malignant fibrous histiocytoma,MFH),后者现在被称为多形性未分化肉瘤(undifferentiated pleomorphic sarcoma,UPS),因为MFH不是由组织细胞组成的。

树突细胞肿瘤,也称为网状细胞肿瘤,可发生于淋巴结或结外淋巴组织。滤泡树突状肿瘤(follicular dendritic cell tumors,FDCT)影响到的是滤泡树突细胞,这些细胞将抗原呈递给B细胞,因此起源于淋巴结的生发中心。相反,交指网状细胞肿瘤(interdigitating reticulum cell tumors,IDRCT)是传统的树突细胞肿瘤,由迁移到淋巴结的朗格汉斯细胞分化而来,在淋巴结中将抗原呈递给T细胞,因此发生于淋巴结皮质。朗格汉斯细胞组织细胞增多症(Langerhans cell histiocytoses,LCH)可发生于皮肤、肺和骨骼,是一类伴有各种病理改变的独立肿瘤,如肺浸润和垂体功能障碍。

这些罕见肿瘤的一些特征性标记见表23.1,以供参考。这些罕见肿瘤成年患者的年龄和原发部位分布见图23.1和图23.2。

23.1 滤泡树突细胞肿瘤和交指网状细胞肿瘤

回顾性分析这些病例有助于了解FDCT和IDRCT[1-3]。在这两种疾病中,IDRCT更具侵袭性,预后更差[1-5]。FDCT更常见于颈部淋巴结,而不是腹部等其他部位。如果肿瘤局限,手术切

表23.1　淋巴组织支持细胞肿瘤的免疫组织化学特征

肿瘤类型	CD21	CD35	S-100	CD1a	丛生蛋白	CD11c	CD68	结蛋白
FDCT	(+)	(+)	偶尔(+)	(−)	(+)	(−)	(−)	(−)
IDRCT	(−)	(−)	(+)	不确定,通常(−)	(−)	(+)	(−)	(−)
LCH	(−)	(−)	不确定	(+)	(−)	(+)	(−)	(−)
真性组织细胞肉瘤	(−)	(−)	不确定	(−)	(−)	(+)	(+)	(−)

FDCT:滤泡树突细胞肿瘤;IDRCT:交指网状细胞肿瘤;LCH:朗格汉斯细胞组织细胞增多症。

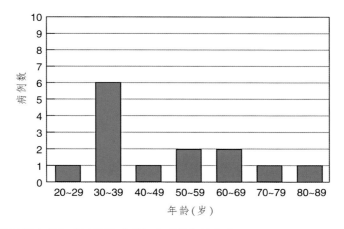

图 23.1　原发淋巴结支持细胞恶性肿瘤成年患者的年龄分布。MSKCC 7/1/1982–6/30/2010,$n=14$。

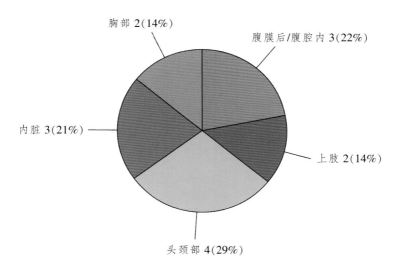

图 23.2　淋巴结支持细胞恶性肿瘤成年患者的发病部位分布。MSKCC 7/1/1982–6/30/2010,$n=14$。

除可以使患者获得无病生存。在 MSKCC 的研究中,FDCT 常见于腹腔($n=31$ 例),而 IDRCT 常见于头、颈部,真性组织细胞肉瘤常见于四肢[5]。要特别强调的是,FDCT 和朗格汉斯细胞组织细胞增多症(LCH)有关[3]。在一小部分 FDCT 患者中(在一项研究中 5/27)可检测到典型的 BRAF V600E 突变,可采用 BRAF 和 MEK 抑制剂治疗[6]。目前在 IDRCT 中还没有发现特征性的基因改变。丛生蛋白、γ-突触核蛋白、CXCL13 和平足蛋白可作为 FDCT 的标记。在这些肿瘤中

EGFR 也可被激活,具有潜在的治疗意义[3,7-9]。

PET 扫描有助于明确其他部位有无肿瘤,因为这些肿瘤既可表现为霍奇金淋巴瘤的一些特征,又可表现为肉瘤的一些特征,并可转移到区域淋巴结、肺和其他部位。

由于 FDCT 和 IDRCT 与非霍奇金淋巴瘤(non-Hodgkin lymphomas,NHL)相混淆,因此常会采用蒽环类药物为基础的 CHPOP 方案(环磷酰胺+多柔比星+长春新碱+泼尼松)的治疗方案,但根据我们的经验,疗效并不明显,远

不及 NHL 和霍奇金淋巴瘤中的疗效明显。在 MSKCC 的研究中,辅助化疗并不能改善生存[5]。对于复发性疾病的治疗,几乎没有有效的药物,含蒽环类药物的治疗方案的持久疗效甚微。大剂量化疗联合干细胞移植治疗这些肿瘤的作用尚不清楚。我们还观察到有些患者对索拉菲尼和其他多靶点酪氨酸激酶抑制剂有反应。其他 FDCT 和 IDRCT 的靶点尚未明确,可能是 CSF1、FLT3 或其他靶点(表 23.2)。

23.2 真性组织细胞肉瘤

与 FDCT 和 IDRCT 一样,真性组织细胞肉瘤是一种抗原呈递细胞肿瘤,衍生于单核细胞。真性组织细胞肉瘤往往发生于皮肤和肠道,前者需与朗格汉斯细胞肿瘤相鉴别,后者需与 FDCT 和 IDRCT 相鉴别[10-12]。我们认为,鉴别诊断中也要考虑 M5 单核细胞白血病,进行更全面的评估以排除白血病(如骨髓检查)。对

于这些预后不确定的罕见肿瘤(确有一些患者死于肿瘤复发),在辅助治疗或复发时可考虑化疗(表 23.3)。同样,在 MSKCC 的研究中,没有证据表明辅助化疗获益[5],但在这些肿瘤中 BRAF V600E 突变常见,就像伴有该分子改变的黑色素瘤一样,推荐采用 BRAF 或 MEK 抑制剂或两者同时使用[6]。此外,有个案报道 MAP2K1 突变的真性组织细胞肉瘤患者,MEK 抑制剂治疗效果明显,突显了在这些肿瘤中 MEK 的重要性[5]。

23.3 朗格汉斯细胞肿瘤

大量医学文献报道与朗格汉斯细胞增多有关的疾病,包括组织细胞增生症 X(现称为朗格汉斯组织细胞增多症)、Erdheim–Chester 综合征、Letterer–Siwe 综合征(儿童播散性组织细胞增生症)和 Hand–Schüller–Christian 病(儿童骨性 LCH)。局限性肿瘤可行手术治疗(某些

表23.2 滤泡树突细胞肿瘤(树突状网状细胞肿瘤)和交指网状细胞肿瘤患者全身治疗的推荐方案

诊疗方案		说明
辅助化疗		对于局限期原发性肿瘤,没有公认有效的术后辅助治疗方案
转移疾病	一线治疗	FDCT:BRAF 或 ARAF 突变的肿瘤可采用 BRAF 和(或)MEK 抑制剂 IDRCT:蒽环类药物+奥拉单抗获得了批准,但还没有前瞻性的数据;烷化剂:有效者少见
	二线治疗	临床试验;培唑帕尼;细胞毒药物中蒽环类、烷化剂可能有效;目前看来,基因组分析对这些肿瘤是有用的。与 B 细胞淋巴瘤相似,免疫检查点抑制剂值得关注,截至 2016 年还未经验证

表23.3 真性组织细胞肉瘤患者全身治疗的推荐方案

诊疗方案		说明
辅助化疗		没有公认有效的辅助治疗方案
转移疾病	一线治疗	BRAF 突变常见,如果有突变,可采用 BRAF 和(或)MEK 抑制剂;目前看来,基因组分析对这种肿瘤是有效的
	二线治疗	培唑帕尼可能有效;应进行临床试验;与 B 细胞淋巴瘤相似,免疫检查点抑制剂值得关注,截至 2016 年还未经验证

情况下可行放疗),但全身性疾病的死亡率仍然相当高。

随着肿瘤 DNA 和 RNA 测序时代的到来,LCH 及其相关的组织细胞增生性疾病的治疗被颠覆了,大约 1/2 的 LCH 肿瘤具有 BRAF V600E 突变[13]。在一些 LCH 病例中 ARAF 也发生了突变,维莫非尼和其他 ARAF/BRAF 抑制剂也同样有效[14]。在 *BRAF*、*ALK* 和 *NTRK1* 中发现激酶基因融合,以及在缺乏 *BRAF* V600E 突变的 LCH 家族肿瘤(通常为 Erdheim-Chester 病)患者中发现活化 *MAP2K1* 和 *ARAF* 突变,从而更好地解释了上述这些数据。MEK 抑制剂和索拉菲尼治疗 *MAP2K1* 和 *ARAF* 突变的组织细胞增生症患者分别获得了临床疗效。这些发现将极大地改变这些肿瘤的诊断(如组织细胞增生症特异性的基因模块)和治疗方法[15]。

进行全身治疗前除了评估肿瘤的侵袭性以外,LCH 的治疗还涉及累及器官的功能。研究表明,传统的细胞毒性药物治疗是有效的[7,16]。尽管如此,考虑到 ARAF/BRAF 或 MEK 抑制剂治疗可获得显著疗效,疗效持续几个月[15,17,18],人们可能希望先采用激酶抑制剂,然后再化疗,或者这两种治疗方法一起使用。由于在 GIST 和黑色素瘤中从原发肿瘤中分化出来的少数细胞具有原发耐药性,因此,用激酶抑制剂减小肿瘤负荷,然后化疗,可能是更有效的方法。有关成人和儿童患者的评论[19]以及相关网站有助于社区接收专业治疗中心和治疗方案的信息更新(表 23.4)[20]。

23.4 预后

目前不可能对这些罕见肿瘤的预后进行有效预测。然而,对于经我们中心初步治疗的数据来看,在 BRAF 抑制剂出现之前,局部复发率和无病生存率如图 23.3 和图 23.4 所示[5]。已有一些罕见事件的报道,如肿瘤自发性消退[21]。在 BRAF 抑制剂出现之前,一项来自中国的报道显示预后良好,50 例患者中 80% 存活,且无病生存[22],这并非我们的经验。不同的研究很难进行比较,原因很多,如病理诊断和分期的差异。在 LCH 及其相关组织细胞增生性疾病中发现 *BRAF* V600E、*ARAF* 和 *MAP2K1* 突变及相关易位,随后迅速证实了激酶抑制剂能有效治疗这类肿瘤,再现了伊马替尼在 CML 和 GIST 治疗中的奇迹。

表23.4 朗格汉斯细胞肿瘤及相关疾病(如Erdheim-Chester病)患者全身治疗的推荐方案

诊疗方案		说明
全身化疗		根据器官受累程度,采用传统化疗药物,包括长春花碱和(或)甲氨喋呤;未来的治疗将根据 V600E *BRAF*、*ARAF* 或 *MAP2K1* 突变和相关基因易位的存在或缺失而定
复发疾病	一线治疗	挽救方案
		参见网址:www.histiocytesociety.org
		与 B 细胞淋巴瘤相似,免疫检查点抑制剂值得关注,截至 2016 年还未经验证

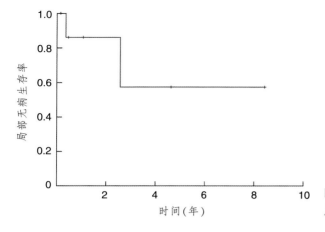

图 23.3 原发淋巴结支持组织恶性肿瘤成年患者的局部无病生存率。MSKCC 7/1/1982–6/30/2010,n=8。

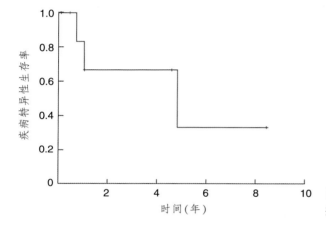

图 23.4 原发淋巴结支持组织恶性肿瘤成年患者的疾病特异性生存率。MSKCC 7/1/1982–6/30/2010,n=8。

（柳菊 侯英勇 译 侯英勇 校）

参考文献

1. Fonseca R, Yamakawa M, Nakamura S, et al. Follicular dendritic cell sarcoma and interdigitating reticulum cell sarcoma: a review. Am J Hematol. 1998;59:161–7.
2. Pileri SA, Grogan TM, Harris NL, et al. Tumours of histiocytes and accessory dendritic cells: an immunohistochemical approach to classification from the International Lymphoma Study Group based on 61 cases. Histopathology. 2002;41:1–29.
3. Grogg KL, Lae ME, Kurtin PJ, et al. Clusterin expression distinguishes follicular dendritic cell tumors from other dendritic cell neoplasms: report of a novel follicular dendritic cell marker and clinicopathologic data on 12 additional follicular dendritic cell tumors and 6 additional interdigitating dendritic cell tumors. Am J Surg Pathol. 2004;28:988–98.
4. Perkins SM, Shinohara ET. Interdigitating and follicular dendritic cell sarcomas: a SEER analysis. Am J Clin Oncol. 2013;36:395–8.
5. Gounder M, Desai V, Kuk D, et al. Impact of surgery, radiation and systemic therapy on the outcomes of patients with dendritic cell and histiocytic sarcomas. Eur J Cancer. 2015;51:2413–22.
6. Go H, Jeon YK, Huh J, et al. Frequent detection of BRAF(V600E) mutations in histiocytic and dendritic cell neoplasms. Histopathology. 2014;65:261–72.
7. Zhang H, Maitta RW, Bhattacharyya PK, et al. gamma-Synuclein is a promising new marker for staining reactive follicular dendritic cells, follicular dendritic cell sarcoma, Kaposi sar-

coma, and benign and malignant vascular tumors. Am J Surg Pathol. 2011;35:1857–65.

8. Vermi W, Lonardi S, Bosisio D, et al. Identification of CXCL13 as a new marker for follicular dendritic cell sarcoma. J Pathol. 2008;216:356–64.

9. Xie Q, Chen L, Fu K, et al. Podoplanin (d2-40): a new immunohistochemical marker for reactive follicular dendritic cells and follicular dendritic cell sarcomas. Int J Clin Exp Pathol. 2008;1:276–84.

10. Mongkonsritragoon W, Li CY, Phyliky RL. True malignant histiocytosis. Mayo Clin Proc. 1998;73:520–8.

11. Elghetany MT. True histiocytic lymphoma: is it an entity? Leukemia. 1997;11:762–4.

12. Soria C, Orradre JL, Garcia-Almagro D, et al. True histiocytic lymphoma (monocytic sarcoma). Am J Dermatopathol. 1992;14:511–7.

13. Badalian-Very G, Vergilio JA, Degar BA, et al. Recurrent BRAF mutations in Langerhans cell histiocytosis. Blood. 2010;116:1919–23.

14. Nelson DS, Quispel W, Badalian-Very G, et al. Somatic activating ARAF mutations in Langerhans cell histiocytosis. Blood. 2014;123:3152–5.

15. Diamond EL, Durham BH, Haroche J, et al. Diverse and targetable kinase alterations drive histiocytic neoplasms. Cancer Discov. 2016;6:154–65.

16. Gadner H, Grois N, Potschger U, et al. Improved outcome in multisystem Langerhans cell histiocytosis is associated with therapy intensification. Blood. 2008;111:2556–62.

17. Hyman DM, Puzanov I, Subbiah V, et al. Vemurafenib in multiple nonmelanoma cancers with BRAF V600 mutations. N Engl J Med. 2015;373:726–36.

18. Haroche J, Cohen-Aubart F, Emile JF, et al. Dramatic efficacy of vemurafenib in both multisystemic and refractory Erdheim-Chester disease and Langerhans cell histiocytosis harboring the BRAF V600E mutation. Blood. 2013;121:1495–500.

19. Gadner H. Treatment of adult-onset Langerhans cell histiocytosis—is it different from the pediatric approach? Ann Oncol. 2010;21:1141–2.

20. Histiocyte Society: The Histiocyte Society--home page. 2009.

21. De Leon Caces DB, Daniel S, Paredes-Tejada JM, et al. Spontaneous regression of follicular dendritic cell sarcoma. J Clin Oncol. 2012;30:e24–6.

22. Wang H, Su Z, Hu Z, et al. Follicular dendritic cell sarcoma: a report of six cases and a review of the Chinese literature. Diagn Pathol. 2010;5:67.

第24章

少见／特殊部位的肉瘤

24.1　心脏及大血管肉瘤

心脏及大血管罕见原发性肉瘤,该部位更常发生转移性肉瘤[1]。心脏肉瘤患者常因出现外周血栓或充血性心力衰竭等各种临床症状后就诊而偶然发现;若此类患者有过纵隔放疗史,则应考虑该诊断的可能。肿瘤转移至心脏,则可在转移灶看到多种组织学类型,而原发灶往往是血管肉瘤、平滑肌肉瘤或未分化肉瘤。内膜肉瘤是该部位独有的病理诊断。其他罕见组织学类型还包括滑膜肉瘤(图 24.1)和上皮样血管内皮瘤(图 24.2)。纵隔肉瘤的组织学类型详见图 24.3,包括了心脏和大血管肉瘤的亚型。以我们经验,第二常见的组织学类型是高级别未分化多形性肉瘤(UPS)。一项最近研究提示[2],原发性心脏肉瘤占全部原发性心脏肿瘤的 20%,主要通过经胸超声心动图和后续的活检而确诊。

在法国,最大的一项心脏肉瘤的研究发表了关于 100 例肉瘤的文章,这表明在法国已有超过 25 年的研究经验[3]。在本研究中,内膜肉瘤是最常见的诊断(42%)并由 FISH 技术检测到 MDM2 基因扩增而得到验证。然而,这随后

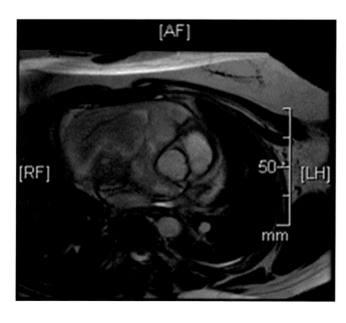

图 24.1　发生于大血管的滑膜肉瘤心电门控 T1 加权 MRI 图像。

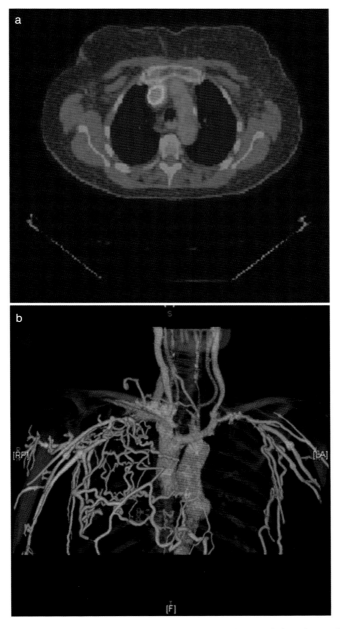

图 24.2　(a)彩色增强轴向 18FDE-PET 扫描显示上腔静脉血管内皮瘤。(b)彩色-增强三维重建 CT 显示同一患者的上腔静脉血管内皮瘤。

受到 Maleszewski 等的质疑，他们认为 MDM2 基因扩增可见于多种肉瘤亚型,这种基因扩增不应用于诊断这种类型肿瘤[4]。我们的经验更支持 Neuville 及其同事的观点:内膜肉瘤与 UPS 不同,MDM2 的基因扩增证实了其特定临床表现的诊断。血管肉瘤是第 2 常见诊断(26%),随后才是 UPS(22%)。有趣的是,所有肉瘤中除了血管肉瘤起源于右心之外,诊断为内膜肉瘤的 83% 病例 UPS 的 72% 病例起源于左心。

首选治疗是手术,随着体外循环和心脏停

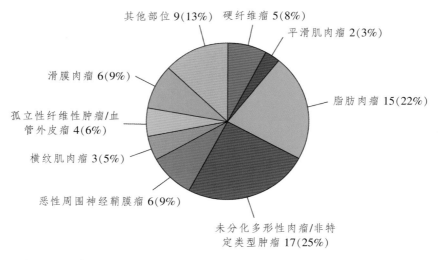

图 24.3　纵隔原发性软组织恶性肿瘤成年患者的组织学分布。MSKCC 7/1/1982–6/30/2010, n=67。

搏技术的发展,更多患者获得了手术机会。在一些选择性病例中,也可实施心脏移植[5]。有些学者认为,心脏移植的机会应保留给那些低级别肿瘤患者;因为高级别肿瘤发生转移的风险很高,而且移植手术和免疫抑制治疗显然不利于肿瘤患者,因此这类患者实施心脏移植的价值和效果令人怀疑。也可采用化疗,但仅为姑息治疗。

可选的治疗方式建议采用含有蒽环类、异环磷酰胺或紫杉烷类药物。患者中位生存期为 9~16 个月;病变发生于左心房者预后明显更好,事实上这似乎主要是由于该部位肿瘤的组织学类型多为低级别,技术上也容易切除。与其他原发性心脏肉瘤相比,黏液瘤相对常见,几乎不会出现转移。而全身治疗对转移性肿瘤的疗效尚不明确。12q 染色体基因扩增为在复发或转移的内膜肉瘤患者中应用 MDM2 或 CDK4 抑制剂提供了理论依据。

24.2　原发性乳腺肉瘤

原发性乳腺肉瘤在所有软组织肿瘤所占比例<5%,在所有乳腺肿瘤所占比例<1%。纪念斯隆–凯特琳癌症中心 1982 年 7 月到 2010 年

6 月乳腺肿瘤的种类分布详见图 24.4。一种较常见的病变是叶状囊肉瘤,也称为分叶状肿瘤(见下文)。乳腺血管肉瘤多发生于放疗后,不论是否联合化疗;但该放射相关肿瘤中也可见到其他类型的肉瘤(见第 1 章 诱发和遗传因素)。乳腺原发性血管肉瘤并不常见,一般发生于 20~30 岁的年轻患者,并在乳腺实质中表现出浸润性生长模式。相反,老年患者放疗后继发性乳腺/胸壁血管肉瘤则为多灶性,且侵及皮肤(见第 13 章,血管肉瘤)。治疗方式与其他肉瘤相似,即完整的手术切除;也可术后加用放疗及化疗。很少开展辅助性淋巴结清扫术,因为和其他肉瘤一样,该病几乎不会转移到淋巴结[6]。

24.2.1　乳腺分叶状肿瘤

乳腺分叶状肿瘤是一种罕见的实体瘤,大多数病例容易在乳腺纤维瘤的基础上发生。该病通常被认为是良性病变,但也有恶性亚型。大多数患者在绝经前发病,一篇包括 84 例患者的回顾性研究分析提示:良性病变患者的中位年龄为 34 岁,而发生恶性变化患者的中位年龄为 52 岁[7]。在另一篇包括 124 例患者的综述中,良性肿瘤占 49%,交界性肿瘤占 35%,恶性

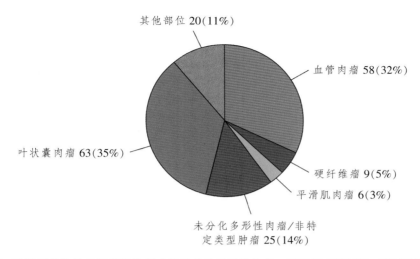

图 24.4　乳腺原发性软组织恶性肿瘤成年患者的组织学分布。MSKCC 7/1/1982–6/30/2010,n=181。

肿瘤占 16%。有研究认为该病可能更常见于西班牙裔患者,但也可能是转诊导致的偏倚[8]。

患者临床表现为一个无痛性的乳腺大肿块,肿块尺寸可以非常大。肿瘤的囊性区域颜色表现多样。黏液样变性常见(图 24.5)。

24.2.1.1　诊断

鉴别该肿瘤的良性或恶性非常困难[9]。恶性乳腺分叶状肿瘤表现类似于成人型纤维肉瘤。二者影像学表现相似,尽管 MRI 或 CT 有时可以发现肿瘤性营养不良的组织中含有软骨或骨的成分。

大体上,这些肿瘤质地坚硬呈分叶状,切面可见叶状结构(希腊语中 phyllos 意为叶子)。肿瘤的大体标本边界清楚,切面为涡旋状并可见裂隙。较大的肿瘤会出现囊腔,并可见坏死区和(或)出血区。显微镜下,这些肿瘤像纤维腺瘤一样含有 2 种成分,上皮细胞衬覆的间隙和间质细胞成分(图 24.6)。肿瘤间质成分表现多样,可表现为相对良性到完全肉瘤样变(如间质

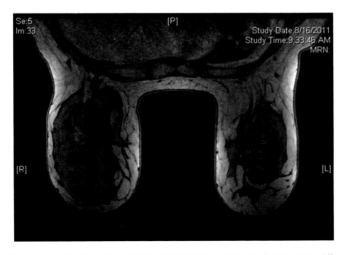

图 24.5　右乳分叶状肿瘤(叶状囊肉瘤)患者的 T1 加权 MRI 图像。

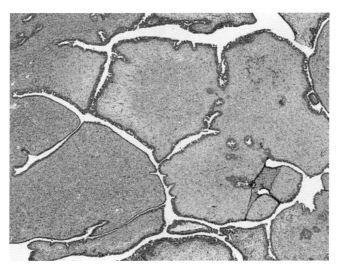

图 24.6　乳腺分叶状肿瘤 HE 染色片的低倍镜观察,可见大体标本中的裂隙。

增生、核异型、核分裂率过高,以及腺体成分的增生)。目前已有基于临床及病理因素的标准以帮助预测复发的风险[10]。该病是异倍体肿瘤,目前已开展研究以确定具体的分子缺陷。

首选治疗为单纯乳腺切除或扩大切除,因为淋巴结转移罕见[11]。合适的患者也可考虑保乳手术,但考虑到局部复发的风险,似乎不宜行同期乳房再造术。

乳腺分叶状肿瘤对包括化疗及内分泌治疗的全身治疗大多无反应。患者不应给予辅助化疗,即使是转移性肿瘤患者的一线化疗方案也应考虑参加临床试验。没有临床试验方案选择的患者,可考虑选择以异环磷酰胺为基础的治疗。

24.2.1.2　预后

在一组有限的随访病例中局部复发率为 6%,其与肿瘤大小、组织学分级、和分裂率及肿瘤切缘相关,这与其他肉瘤相似[8]。

24.3　头颈部肉瘤

头颈部肉瘤罕见。它们形态通常表现为一个肿块,其组织学广泛多变(图 24.7)。由于淋巴瘤和头颈部其他疾病常采用放射治疗,放射相关性肉瘤成为一个非常困难的问题。

与生长在其他部位的肉瘤一样,影像学诊断主要利用 CT 和 MRI 来判断病变的程度,特别是肉瘤与周围主要组织结构的关系。该病的诊断建立在分子病理学基础上,这点和其他位置的肿瘤相一致。由于肉瘤罕见,其常与头颈部及口咽部原发性上皮肿瘤相混淆。二者的鉴别诊断常集中在有无淋巴结转移,这在软组织肿瘤中很少见,而常见于上皮性肿瘤。通常可经空针穿刺活检而明确诊断;而对于一个无法明确初步诊断的颈部肿块来说,应考虑到肉瘤的可能性,这一点非常重要。

24.3.1　治疗

由于肿瘤位置毗邻大动脉、静脉及神经组织,因此治疗方式非常有限。尽管手术切除仍是首选治疗,但考虑到手术的切除范围和边界受到一定的制约,更常推荐患者采用放射治疗。对于高级别肿瘤,哪怕病变<5cm 也应考虑进行术前治疗,尤其是术前化疗或者放疗 AJCC 分期标准的未来版本可能会包含这一概念。同样

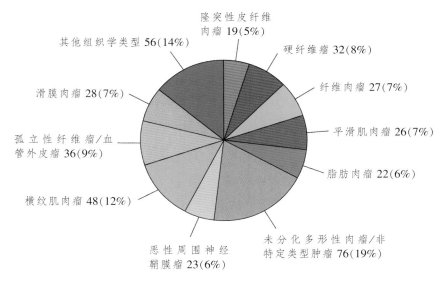

图 24.7　头颈部原发软组织恶性肿瘤成年患者的组织学分布。MSKCC 7/1/1982–6/30/2010，n=393。

考虑到头颈部肉瘤的发病率，相比其他位置的肿瘤，该部位可能更常采用辅助放射治疗。目前鲜见有价值的研究报道。不过，Glenn 等[12]报道了 31 例患者进行化疗的随机临床试验。该组患者完整切除肿瘤后接受了 >8 周的 60~63Gy 的放疗，并同时进行了表柔比星、环磷酰胺和甲氨蝶呤的辅助化疗。这项研究（尚未重复验证过）中多柔比星的用法和剂量在目前看来是合理的，但在当时则属于超量使用。无化疗组 3 年精算生存率为 49%，化疗组为 77%（P=0.075）。两组的精算总生存率并无差异，均为 68%。出现这一结果，除了因样本数较少外，很有可能是因为尚未建立真正能使患者获益的有效化疗方案。我们对该病相关诊治经验的回顾性综述已发表[13]。作者在长达 7 年多的时间里对 60 例患者展开研究。颜面部是最常见的发病部位，大多数患者均有既往治疗史。与其他部位的肿瘤一样，低级别肉瘤的疗效较高级别明显改善。即便手术切缘阳性或切缘过于接近肿瘤，50% 的患者并未局部复发。患者总生存率为 70%，无病生存率为 60%。有关预后的更多信息参考相关章节的组织病理学内容。

24.4　纵隔原发性肉瘤

图 24.3 可见该解剖部位肿瘤组织病理学的广泛多样性。我们之前已报道过这种罕见特殊实体瘤的有限处理经验[14]。47 例患者均接受了治疗，并对其病理类型进行了鉴定，患者平均年龄为 39 岁。和其他部位肿瘤一样，首选手术治疗，但 47 例患者中只有 27 例能完整切除。结果导致局部复发率非常高，Burt 报道有超过 60% 的患者出现复发。由于局部控制不佳，总生存率很低，约为 30%；和其他部位肿瘤一样，高级别较低级别病变生存率更低。事实上，起源于纵隔（和其他部位）的生殖细胞肿瘤在诊治方面都会遇到一个特殊问题。和非精原细胞瘤一样，外科手术和化疗都是常用的治疗手段，而放疗则可能要根据个案情况来开展。现在对生殖细胞基因治疗肿瘤通常会采用和一些特定类型的肉瘤（无论是横纹肌肉瘤、血管肉瘤或其他特定诊断肉瘤）一致的标准化疗方案。这组肉瘤均为 i12p 阳性，且被证实来源于生殖细胞。与原发性生殖细胞肿瘤（来源于睾丸及纵

隔）相比，该病预后较差[15-17]。更多信息可查阅组织病理学相关章节。

24.5　肝脏肉瘤

肝脏肉瘤有常见或特定的组织病理学。上皮样血管内皮瘤是一种血管源性肉瘤，常表现为肝、肺和胸膜的多发病灶，第 13 章的图 13.4 有进一步描述。胚胎性肉瘤是一种肝脏特有的肿瘤，表现为原始的小圆蓝细胞肿瘤，其治疗与原文肉瘤相似。这种罕见肉瘤在儿童中更常见，更多信息详见第 15 章。横纹肌肉瘤偶见于儿童胆道系统，需和儿童胚胎性肉瘤相鉴别。肝脏周或转移至肝脏的 GIST 更常见于老年患者。

（刘文帅 译　刘宇军 校）

参考文献

1. Putnam Jr JB, Sweeney MS, Colon R, et al. Primary cardiac sarcomas. Ann Thorac Surg. 1991;51:906–10.
2. Orlandi A, Ferlosio A, Roselli M, et al. Cardiac sarcomas: an update. J Thorac Oncol. 2010;5:1483–9.
3. Neuville A, Collin F, Bruneval P, et al. Intimal sarcoma is the most frequent primary cardiac sarcoma: clinicopathologic and molecular retrospective analysis of 100 primary cardiac sarcomas. Am J Surg Pathol. 2014;38:461–9.
4. Maleszewski JJ, Tavora F, Burke AP. Do "intimal" sarcomas of the heart exist? Am J Surg Pathol. 2014;38:1158–9.
5. Michler RE, Goldstein DJ. Treatment of cardiac tumors by orthotopic cardiac transplantation. Semin Oncol. 1997;24:534–9.
6. Moore MP, Kinne DW. Breast sarcoma. Surg Clin North Am. 1996;76:383–92.
7. Zissis C, Apostolikas N, Konstantinidou A, et al. The extent of surgery and prognosis of patients with phyllodes tumor of the breast. Breast Cancer Res Treat. 1998;48:205–10.
8. Pimiento JM, Gadgil PV, Santillan AA, et al. Phyllodes tumors: race-related differences. J Am Coll Surg. 2011;213:537–42.
9. Rajan PB, Cranor ML, Rosen PP. Cystosarcoma phyllodes in adolescent girls and young women: a study of 45 patients. Am J Surg Pathol. 1998;22:64–9.
10. Taira N, Takabatake D, Aogi K, et al. Phyllodes tumor of the breast: stromal overgrowth and histological classification are useful prognosis-predictive factors for local recurrence in patients with a positive surgical margin. Jpn J Clin Oncol. 2007;37:730–6.
11. Guillot E, Couturaud B, Reyal F, et al. Management of phyllodes breast tumors. Breast J. 2011;17:129–37.
12. Glenn J, Kinsella T, Glatstein E, et al. A randomized, prospective trial of adjuvant chemotherapy in adults with soft tissue sarcomas of the head and neck, breast, and trunk. Cancer. 1985;55:1206–14.
13. Kraus DH, Dubner S, Harrison LB, et al. Prognostic factors for recurrence and survival in head and neck soft tissue sarcomas. Cancer. 1994;74:697–702.
14. Burt M, Ihde JK, Hajdu SI, et al. Primary sarcomas of the mediastinum: results of therapy. J Thorac Cardiovasc Surg. 1998;115:671–80.
15. Contreras AL, Punar M, Tamboli P, et al. Mediastinal germ cell tumors with an angiosarcomatous component: a report of 12 cases. Hum Pathol. 2010;41:832–7.
16. Ehrlich Y, Beck SD, Ulbright TM, et al. Outcome analysis of patients with transformed teratoma to primitive neuroectodermal tumor. Ann Oncol. 2010;21:1846–50.
17. Donadio AC, Motzer RJ, Bajorin DF, et al. Chemotherapy for teratoma with malignant transformation. J Clin Oncol. 2003;21:4285–91.

第3部分
良性及低侵袭性肿瘤

第25章

多为良性／罕见转移的软组织肿瘤

25.1 骨化性纤维黏液瘤

骨化性纤维黏液瘤（ossifying fibromyxoid tumor, OFMT）是一种非常少见的软组织肿瘤，可发生于全身任何部位，但最常见于下肢。尽管此类肿瘤多为良性，但恶性病例中半数以上可出现转移[1]。到目前为止，最大样本的病例研究仅包含典型病例，并未囊括其他形态学的OFMT，该研究结果显示，无一例患者出现肿瘤转移。而在我们所观察到的少数复发病例中可见肿瘤转移，典型表现为转移到肺；局部区域性复发时肿瘤周围可见多发"霰弹枪"样播散灶，与上皮样肉瘤表现相似。

OFMT的细胞起源尚不得而知，但在2001年用细胞遗传学的方法发现了一个肿瘤的不平衡易位之后[2]，这些肉瘤中发现有复发性基因融合（主要涉及*PHF1*基因）也就不奇怪了[3]。在一个39例OFMT研究中发现最常见的易位基因是*EP400–PHF1*，而其他的融合基因多种多样，比如*ZC3H7B–BCOR*和*MEAF6–PHF1*通常出现在S100阴性的肿瘤或是出现在OFMT的恶性亚群中[4]。这些发现提示OFMT与低级别子宫内膜间质肉瘤（LGESS）之间存在基因上的重叠，因为在OFMT与LEGSS中均发现有*EPI1–PHF1*的基因易位[4]。

影像学上，整个病灶内均可见散在钙化灶。OFMT首选治疗方案与其他软组织肿瘤相似，对较大肿瘤则行手术切除加放疗；不过因其对标准化疗药物缓解率非常低，故很难推荐使用辅助化疗。鉴于肿瘤生长速度相对缓慢，低剂量长期持续给药法似乎优于大剂量短期化疗。但在我们为数不多的化疗患者中，常规药物均未显示持久疗效，因此有必要探索新的治疗方案（图25.1和表25.1）。我们治疗过的患者中至少有2例对依立替康为基础的治疗有持续的反应，例如替莫唑胺＋依立替康，提示这种反应与"小圆蓝细胞"肿瘤有生物学关联且在儿童中更常见。

25.2 血管周上皮样细胞肿瘤和相关实体肿瘤：淋巴管平滑肌瘤病、血管平滑肌脂肪瘤和糖细胞瘤

血管周上皮样细胞肿瘤（perivascular Epithelioid cell tumor, PEComa）家族涵盖多种肿瘤，其共性为同时表达平滑肌和黑素细胞标志物[5]。因此这类肿瘤中的SMA（平滑肌肌动蛋白），以及黑素细胞标志物如HMB45和melan-A，均呈阳性。现在，PEComa这一概念已被公认

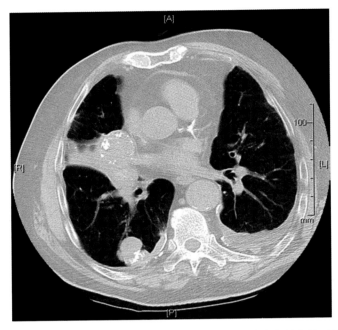

图 25.1　转移性骨化性纤维黏液瘤的 CT 平扫显示：胸腔积液，肺和胸膜多发转移灶，转移灶内见斑片状钙化。

表25.1　骨化性纤维黏液瘤全身治疗推荐方案

诊疗方案		说明
辅助化疗		由于转移性肿瘤对化疗缓解率低，故除临床试验外不予化疗
转移疾病	一线治疗	临床试验；拓扑异构酶Ⅰ抑制剂为基础的治疗，如替莫唑胺+伊立替康或环磷酰胺+拓扑替康在新近的实验中有活性。截至 2016 年免疫检查点抑制剂尚未验证。在这种情况下支持使用多柔比星+奥拉单抗，但是截至 2016 年尚无前瞻性数据

为是一种独特的生物学实体肿瘤，而此前该肿瘤曾有过多种命名，因为所有此类病变均含有一种少见的血管周上皮样细胞，其有别于任何一种已知正常细胞。正因为如此，PEComa 肿瘤家族涵盖了一系列的诊断名称，例如血管平滑肌脂肪瘤、肺和其他部位的透明"糖"细胞瘤、淋巴管平滑肌瘤病，以及发生于其他多种部位的具有类似形态的肿瘤，例如 *Xp11* 基因易位的肾癌[6]。这类肿瘤中至少有一种亚型显示 *TSC2*（马铃薯球蛋白）基因的失活突变或缺失突变，造成其表达的缺失。在 63% 的 *TSC2* 突变型 PEComa 中同时发现存在 *TP53* 基因突变[7]。

TSC2 基因剔除的小鼠肌细胞会发生 PEComas，提示了这种少见肿瘤可能的起源[8]。马铃薯球蛋白是一类与结节性硬化相关的基因，类似 *TSC1*，也称为错构瘤蛋白（hamartin）[9,10]。另一种 PEComa 亚型（占 23%）存在 *TFE3* 相关的融合基因，这种融合基因与 *TSC2* 基因的异常互相排斥[7,11]。最常见的融合是 *PSF–TFE3*，其中一例为 *DVL2–TFE3*[7]。此外，在 8% 的子宫 PEComa 中发现了新的 RAD51B 基因的重排[7]。*TSC2* 缺失型 PEComa 显示有哺乳动物雷帕霉素靶蛋白（mammalian target of rapamycin，mTOR）的活化，从而导致了细胞转录和翻译程序的激活[12,13]。

mTOR 以蛋白复合物的形式存在,分为 mTORC1 和 mTORC2 两种。第一代 TOR 抑制剂如西罗莫司仅能抑制 mTORC1,而不影响 mTORC2 的编码;因此该药虽能抑制 mTORC1,但仍有旁路通道传递编码信号。由于 *TFE3* 基因易位型的 PEComa 缺乏 *TSC2* 突变[11],这就为某些 PEComa 对 mTOR 抑制剂无效提供了理论基础。

图 25.2 显示了一例股外侧肌的境界清晰的病灶,同时伴有软组织水肿和中央坏死。当这些病变发生转移时,很多是起源于子宫,而子宫亦是 PEComa 更常见的病变部位。病理学上确认的关键是 HMB45 的表达,但呈斑片状分布。最近一篇关于 234 例病例的回顾性综述提示肿瘤>5cm 和较高的有丝分裂(1/50HPF)是唯一与手术后复发相关的因素。化疗和放疗几乎无效。

25.3　治疗

有手术指征时首选治疗为手术切除,由于这些肿瘤好发于内脏,故放疗收效甚微(图 25.3)。对于那些无法切除或复发的病例(如复发的血管平滑肌脂肪瘤[15]、淋巴管平滑肌瘤病[15]及最新研究提到的复发/转移性 PEComa 患者),mTORC1 抑制剂(如西罗莫司)已被证明具有一定的临床价值[16–18]。我们发现 mTORC1 抑制剂的疗效不如伊马替尼治疗 GIST 那么强劲有效,其中位有效持续时间为 6~12 个月[18]。目前尚不清楚西罗莫司之外的其他 mTOR 抑制剂对这类肿瘤是否有效,但笔者认为:由于大部分第一代 mTOR 抑制剂疗效相当,因而使得他们可以互相替代使用,并且当其中一种药物无

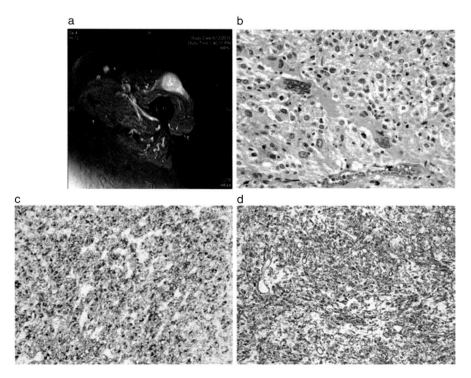

图 25.2　(a)1 例股外侧肌的 PEComa,病变界限清晰伴软组织水肿和中央坏死。(b)PEComa 的形态学特征是纺锤形及多形性细胞富含澄清或颗粒样的细胞质。(c,d)免疫谱的典型特征包括黑色素标志物(HMB45,b)和平滑肌标志物(SMA,b)染色。

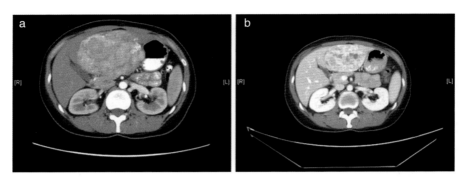

图 25.3 1 例血管平滑肌脂肪瘤(属 PEComa 家族)复发患者每日口服 4mg 西罗莫司后的 CT 疗效图。(a)治疗前肿瘤大小 12.6cm×7.6cm。(b)治疗 3 个月后,肿瘤大小 9.1cm×5.6cm。

效时其他同类药物也会一样失去疗效。我们发现,采用常规药物治疗的少部分患者中,蒽环类药物或异环磷酰胺并无疗效,因而认为这类患者或许更适合临床试验。之前较少研究的其他小分子抑制剂具有更大"曲线下面积",这些药物可能值得深入研究 (表 25.2);需要特别指出, 由于 VEGFR 抑制剂在腺泡状软组织肉瘤治疗中有一定效果,有理由认为有 *TFE3* 基因易位的肾脏 PEComa 可以作为 VEGFR 抑制剂例如培唑帕尼或舒尼替尼的靶向治疗。

25.4 腱鞘巨细胞瘤/色素沉着绒毛结节性滑膜炎

腱鞘巨细胞瘤(giant cell tumor of tendon sheath,TGCT)也称色素沉着绒毛结节性滑膜炎 (pigmented villonodular synovitis,PVNS), 是一种少见的关节滑膜肿瘤,可发生于全身任何关节。和滑膜肉瘤不同,TGCT/PVNS 是一种真正来源于滑膜的肿瘤,而前者和滑膜无关,且显微镜下并无滑膜组织表现。该肿瘤有数种分型:局限型主要发生于小关节,弥漫型更常见于大关节比如膝关节,以及发生于关节外的各种类型。

TGCT/PVNS 的治疗则因以下这一关键性的发现而得以改变:在病变的少数细胞内存在 t(1;2)(p11;q36-37)(*COL6A3-CSF1*)持续染色体易位, 从而生成 CSF-1,并可能因此激活 FMS(M-CSF 的受体)和局部细胞因子,进一步导致肿瘤特征性的炎性改变[19]。

这种肿瘤临床表现为炎性包块和(或)积液。首选治疗为肿瘤完整切除,但复发常见,往

表25.2 血管周上皮样细胞肿瘤(PEComa)和相关肿瘤、淋巴管平滑肌瘤病、血管平滑肌脂肪瘤及胰腺糖细胞瘤的全身治疗推荐方案

诊疗方案		说明
辅助化疗		由于复发风险低,且全身用药疗效不持久,故不予化疗;这种肿瘤亚型似乎是一种值得继续基因组分析的一种亚型
转移性肿瘤	一线方案	对 TSC2 突变的 PEComa 使用西罗莫司及其他 mTOR 抑制剂
	二线方案	目前还不清楚在 TFE3 相关的肉瘤如腺泡状软组织肉瘤对其他激酶抑制剂,如培唑帕尼,是否有效。阻断 mTOR 及 VEGFR 下游靶点的药物临床试验,如 S6 激酶或代谢导向治疗,可能值得进一步研究。截至 2016 年免疫检查点抑制剂尚未验证

往在明确诊断后数年内复发,特别是弥漫型病变更易复发(图 25.4)。也有罕见病例出现肺转移。作为一种抗增殖措施,术后关节腔内注射放射性磷酸盐(^{32}P 标记)或 ^{90}Y(钇),过去曾被用来预防肿瘤复发,然而此类治疗肯定会对某些解剖部位产生明显的毒副作用。术后辅以外放射治疗(大约 35Gy)已被用于一些复发患者[20,21]。患者接受中等剂量的放疗后,从长远来看是否会影响关节功能及导致继发性癌症的发生,尚不明确。

巧合的是,由于结构上的相似性,伊马替尼可阻断 FMS(以及 BCR-ABL、KIT、PDGFR、等其他靶目标),也有人报道伊马替尼对部分患者有效。在一篇个案报道中,一例对伊马替尼有效的患者在停药后很快复发,但再次给予伊

马替尼治疗后仍有疗效[22]。一组多中心荟萃研究分析证实伊马替尼对 TGCT/PVNS 具有显著疗效,但鉴于可能存在回忆性偏倚,这些数据也许高估了伊马替尼的疗效(表 25.3)[23]。

值得注意的是,一种更具特异性的针对 CSF1R 的药物对这些肿瘤产生了更强有力的活性。具有这种比伊马替尼更强特异性对抗 CSF1R 的单克隆抗体和小分子抑制剂,在治疗 TGCT 方面比伊马替尼具有更显著的疗效[24,25]。一项关于小分子抑制剂培昔达尼(PLX3397)的随机对照试验正在进行,有望在若干年后获得批准。

其他部位的软组织巨细胞瘤罕见。他们通常发生于皮下,但也可见于深部肌肉组织。由于其具有明确的细胞学特征,故可通过穿刺细

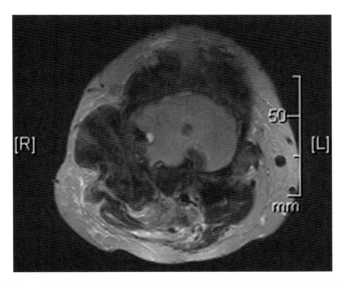

图 25.4　1 例膝关节腱鞘巨细胞瘤多灶性复发的 T1 加权 MRI 横断面图像。

表25.3　腱鞘巨细胞瘤/色素沉着绒毛结节性滑膜炎全身治疗推荐方案

诊疗方案		说明
辅助化疗		因复发率低,不予化疗
复发性/转移性肿瘤	一线方案	再次手术切除;伊马替尼或改善型 CSF1 抑制剂,如条件允许可使用培昔达尼
	二线方案	酪氨酸激酶抑制剂治疗;手术和外放射治疗;临床试验;截至 2016 年免疫检查点抑制剂尚未验证

胞学检查确诊。本病多为良性,恶变罕见。手术切除常可根治。

25.5　软组织肌上皮瘤

　　软组织肌上皮瘤是一种独特的实体肿瘤,由起源于唾液腺的多形性腺瘤发展而来,后者也可发展为肌上皮癌前多形性腺瘤。软组织肌上皮瘤是一种极其罕见的肿瘤,典型表现为发生于儿童和成人四肢或头颈部的浅表或深部软组织中(图 25.5)。这种肿瘤良性与恶性并存,可通过有丝分裂活性的增加、核多形性和坏死进行区别。半数肌上皮瘤(包括良性和恶性)存在 EWSR1 的基因重排;最常见的基因融合是 *EWSR1–POU5F1* 和 *EWSR1–PBX1*[26]。其他少见的融合变异也有报道,包括 *EWSR1–ZNF444*[26,27]、*EWSR1–PBX3* 和 *FUS–KLF17*[28,29]。软组织肌上皮肿瘤是通过细胞角蛋白、上皮膜抗原(EMA)、S-100 蛋白和平滑肌肌动蛋白的共表达来定义的。最近一篇综述报道[30],标准治疗方法为手术切除,由于此病多为良性,生长缓慢,所以手术可以根治。本病也可发生恶变,恶性程度常很高。图 25.6 显示 1 例 25 岁男性病例,足部巨大病灶显示骨质不连续,并存在肺转移。

　　对于这类复发患者,尚无明确化疗方案。鉴于文献中关于此类肿瘤治疗的研究病例数很少,因此很难推断应如何治疗;在我们的病例中没有发现任何特效药能产生影像学上的反应,这使得临床试验登记对于罕见的转移性病例显得尤为重要[31]。

25.6　血管球瘤

　　在解剖学和专业术语方面,血管球瘤不应与副神经节瘤相混淆(例如:颜面部血管球瘤、颈静脉血管球瘤、鼓室血管球瘤、迷走神经血管球瘤或者颈动脉体瘤)[32]。例如,副神经节瘤也可发生于颈动脉体部,而血管球瘤则来源于构成血管球体的细胞,该细胞是专门控制血液流向外周/皮肤的一种特殊平滑肌细胞。根据其主要组织学成分差异,血管球瘤可分为数个亚型,例如:球血管瘤、球血管肌瘤,以及罕见的恶性亚型如恶性血管球瘤或血管球肉瘤等不同类型。

　　良性血管球瘤可见于不同年龄段的成年人,典型表现为发生于手指的甲床下或肢体末梢皮肤的疼痛病灶。典型的小体积肿瘤治疗首选手术切除[33-35]。此病偶尔也可发生于胃壁,发生于其他内脏器官则更少见,而治疗同样首选手术切除(图 25.7)。同平滑肌瘤以及平滑肌肉瘤一样,肿瘤病灶中平滑肌肌动蛋白也呈阳性。

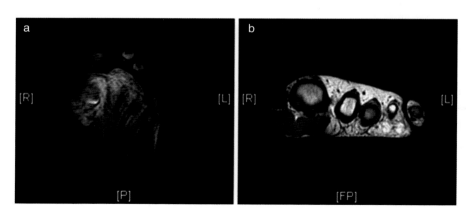

图 25.5　1 例左足低级别肌上皮瘤患者累及拇长屈肌和皮下组织的 T1 加权 MRI 图。**(a)**冠状面。**(b)**横断面。

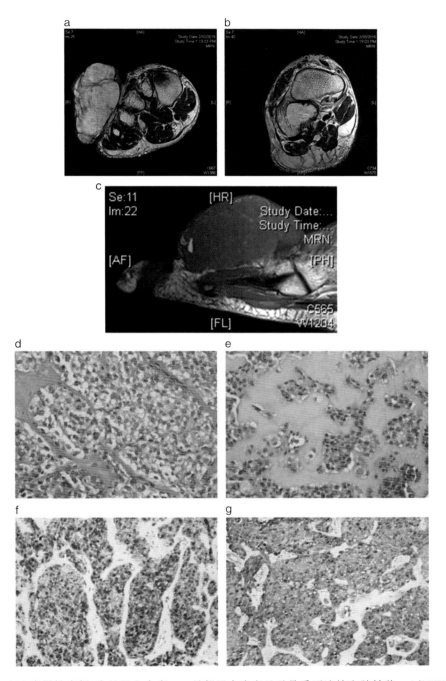

图 25.6　(a~c)25 岁男性病例,右足肌上皮瘤——足部巨大病变显示骨质不连续和肺转移。(d)EWSR1-POU5F1 融合型的软组织肌上皮瘤显示含有澄清细胞质的上皮细胞构成网状结构者。(e)致密的软骨黏液基质构成网状结构。(f)免疫染色显示细胞角蛋白和 S-100 蛋白。(g)强阳性。

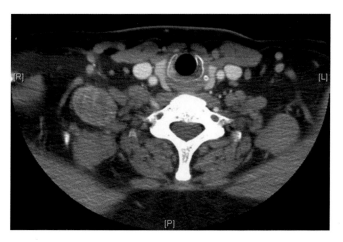

图 25.7　1 例右颈恶性血管球瘤患者的横断面增强 CT 图像。

血管球瘤被认为属于神经纤维瘤病 Ⅰ 型相关肿瘤。值得注意的是,该病有一种家族性血管球瘤亚型,称为球血管瘤或血管球静脉畸形,类似于动静脉畸形表现[36-40]。该病患者可见皮肤多发褐色性病变,其 1p 染色体的肾小球蛋白基因可见该病的种系突变。

最近,有报道称约 1/2 的血管球瘤存在复发性 *NOTCH* 基因重排,其中包括大多数的恶性基因变异[41]。最常见的 NOTCH 家族成员是 *NOTCH2*,其与 *MIR143* 相融合导致 NOTCH2 的显著表达上调。比较少见的基因融合是 NOTCH1 和 NOTCH3 与 MIR143 的基因融合[41]。

血管球瘤恶变(需有明确证据显示有丝分裂或不典型核分裂象)非常罕见,最常转移至肺(与平滑肌肉瘤相似),也可转移至腹膜或肠道(图 25.8)。对此类罕见疾病尚无确切化疗方案;但对于极少数需要化疗的患者,可仅根据组织病理学参照平滑肌肉瘤的典型化疗方案给药(表 25.4),尽管目前尚无相关经验的文献报道(表 6.1)。最新的基因学信息发现复发性 NOTCH 相关基因融合导致了致癌蛋白活性被激活,特别是在大多数的恶性血管球瘤(血管球肉瘤)中,这提示使用 NOTCH 抑制剂治疗可能有效。

表25.4　恶性血管球瘤治疗推荐方案

原发性肿瘤	手术切除;不采用辅助化疗或辅助放疗
复发/转移性肿瘤	临床试验;若无临床实验,我们推荐使用多柔比星、达卡巴嗪、吉西他滨为基础的化疗考虑到这些肿瘤的生物学特性,NOTCH 抑制剂在理论上是一个值得考虑的方法。截止至 2016 年,免疫检查点抑制尚未进行验证。支持多柔比星和奥拉单抗在该病中的使用,但是截至 2016 年还没有前瞻性数据

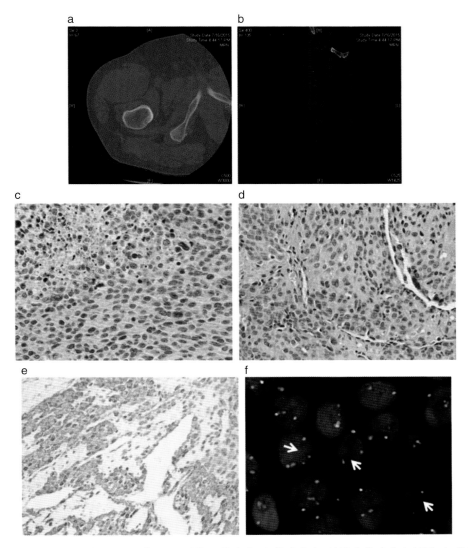

图 25.8 (a,b)巨大血管球瘤的 CT 影像。(c)恶性血管球瘤(血管球肉瘤)的形态学改变有坏死,与其他梭形细胞肉瘤难以鉴别。(d)扩大样本检测能发现典型的血管球瘤的区域,依此作出正确诊断。(e)FISH 技术检测出 SMA 和 NCOA2。(f)基因重排(箭头显示断裂信号,红色,绿色)。

(季正标 译 童汉兴 校)

参考文献

1. Folpe AL, Weiss SW. Ossifying fibromyxoid tumor of soft parts: a clinicopathologic study of 70 cases with emphasis on atypical and malignant variants. Am J Surg Pathol. 2003;27: 421–31.
2. Sovani V, Velagaleti GV, Filipowicz E, et al. Ossifying fibromyxoid tumor of soft parts: report of a case with novel cytogenetic findings. Cancer Genet Cytogenet. 2001;127:1–6.
3. Gebre-Medhin S, Nord KH, Moller E, et al. Recurrent rearrangement of the PHF1 gene in ossifying fibromyxoid tumors. Am J Pathol. 2012;181:1069–77.

4. Antonescu CR, Sung YS, Chen CL, et al. Novel ZC3H7B-BCOR, MEAF6-PHF1, and EPC1-PHF1 fusions in ossifying fibromyxoid tumors—molecular characterization shows genetic overlap with endometrial stromal sarcoma. Genes Chromosomes Cancer. 2014;53:183–93.

5. Folpe AL, Mentzel T, Lehr HA, et al. Perivascular epithelioid cell neoplasms of soft tissue and gynecologic origin: a clinicopathologic study of 26 cases and review of the literature. Am J Surg Pathol. 2005;29:1558–75.

6. Thway K, Fisher C. PEComa: morphology and genetics of a complex tumor family. Ann Diagn Pathol. 2015;19:359–68.

7. Agaram NP, Sung YS, Zhang L, et al. Dichotomy of genetic abnormalities in PEComas with therapeutic implications. Am J Surg Pathol. 2015;39:813–25.

8. Lesma E, Eloisa C, Isaia E, et al. Development of a lymphangioleiomyomatosis model by endonasal administration of human TSC2-/- smooth muscle cells in mice. Am J Pathol. 2012;181:947–60.

9. Kenerson H, Folpe AL, Takayama TK, et al. Activation of the mTOR pathway in sporadic angiomyolipomas and other perivascular epithelioid cell neoplasms. Hum Pathol. 2007;38:1361–71.

10. El-Hashemite N, Zhang H, Henske EP, et al. Mutation in TSC2 and activation of mammalian target of rapamycin signalling pathway in renal angiomyolipoma. Lancet. 2003;361:1348–9.

11. Rao Q, Shen Q, Xia QY, et al. PSF/SFPQ is a very common gene fusion partner in TFE3 rearrangement-associated perivascular epithelioid cell tumors (PEComas) and melanotic Xp11 translocation renal cancers: clinicopathologic, immunohistochemical, and molecular characteristics suggesting classification as a distinct entity. Am J Surg Pathol. 2015;39:1181–96.

12. Kwiatkowski DJ. Animal models of lymphangioleiomyomatosis (LAM) and tuberous sclerosis complex (TSC). Lymphat Res Biol. 2010;8:51–7.

13. Martignoni G, Pea M, Reghellin D, et al. Molecular pathology of lymphangioleiomyomatosis and other perivascular epithelioid cell tumors. Arch Pathol Lab Med. 2010;134:33–40.

14. Bleeker JS, Quevedo JF, Folpe AL. "Malignant" perivascular epithelioid cell neoplasm: risk stratification and treatment strategies. Sarcoma. 2012;2012:541626.

15. Lee JS, Fetsch JF, Wasdhal DA, et al. A review of 40 patients with extraskeletal osteosarcoma. Cancer. 1995;76:2253–9.

16. Italiano A, Delcambre C, Hostein I, et al. Treatment with the mTOR inhibitor temsirolimus in patients with malignant PEComa. Ann Oncol. 2010;21:1135–7.

17. Wagner AJ, Malinowska-Kolodziej I, Morgan JA, et al. Clinical activity of mTOR inhibition with sirolimus in malignant perivascular epithelioid cell tumors: targeting the pathogenic activation of mTORC1 in tumors. J Clin Oncol. 2010;28:835–40.

18. Dickson MA, Schwartz GK, Antonescu CR, et al. Extrarenal perivascular epithelioid cell tumors (PEComas) respond to mTOR inhibition: clinical and molecular correlates. Int J Cancer. 2013;132:1711–7.

19. West RB, Rubin BP, Miller MA, et al. A landscape effect in tenosynovial giant-cell tumor from activation of CSF1 expression by a translocation in a minority of tumor cells. Proc Natl Acad Sci U S A. 2006;103:690–5.

20. van der Heijden L, Gibbons CL, Hassan AB, et al. A multidisciplinary approach to giant cell tumors of tendon sheath and synovium—a critical appraisal of literature and treatment proposal. J Surg Oncol. 2013;107:433–45.

21. Palmerini E, Staals EL, Maki RG, et al. Tenosynovial giant cell tumour/pigmented villonodular synovitis: outcome of 294 patients before the era of kinase inhibitors. Eur J Cancer. 2015;51:210–7.

22. Blay JY, El Sayadi H, Thiesse P, et al. Complete response to imatinib in relapsing pigmented villonodular synovitis/tenosynovial giant cell tumor (PVNS/TGCT). Ann Oncol. 2008;19:821–2.

23. Cassier PA, Gelderblom H, Stacchiotti S, et al. Efficacy of imatinib mesylate for the treatment of locally advanced and/or metastatic tenosynovial giant cell tumor/pigmented villonodular synovitis. Cancer. 2012;118:1649–55.

24. Tap W, Anthony S, Chmielowski B, et al. A pilot study of PLX3397, a selective colony-stimulating factory 1 receptor (CSF1R) kinase inhibitor, in pigmented villonodular synovitis (PVNS). J Clin Oncol 2014;32:5s.

25. Gomez-Roca CA, Cassier PA, Italiano A, et al. Phase I study of RG7155, a novel anti-CSF1R antibody, in patients with advanced/metastatic solid tumors. ASCO Meeting Abstracts 2015;33:3005.

26. Antonescu CR, Zhang L, Chang NE, et al. EWSR1-POU5F1 fusion in soft tissue myoepithelial tumors. A molecular analysis of sixty-six cases, including soft tissue, bone, and visceral

lesions, showing common involvement of the EWSR1 gene. Genes Chromosomes Cancer. 2010;49:1114–24.

27. Brandal P, Panagopoulos I, Bjerkehagen B, et al. t(19;22)(q13;q12) Translocation leading to the novel fusion gene EWSR1-ZNF444 in soft tissue myoepithelial carcinoma. Genes Chromosomes Cancer. 2009;48:1051–6.

28. Agaram NP, Chen HW, Zhang L, et al. EWSR1-PBX3: a novel gene fusion in myoepithelial tumors. Genes Chromosomes Cancer. 2015;54:63–71.

29. Huang SC, Chen HW, Zhang L, et al. Novel FUS-KLF17 and EWSR1-KLF17 fusions in myoepithelial tumors. Genes Chromosomes Cancer. 2015;54:267–75.

30. Sasaguri T, Tanimoto A, Arima N, et al. Myoepithelioma of soft tissue. Pathol Int. 1999; 49:571–6.

31. Noronha V, Cooper DL, Higgins SA, et al. Metastatic myoepithelial carcinoma of the vulva treated with carboplatin and paclitaxel. Lancet Oncol. 2006;7:270–1.

32. Strauchen JA. Germ-line mutations in nonsyndromic pheochromocytoma. N Engl J Med 2002;347:854–5; author reply 854–5.

33. Lee IJ, Park DH, Park MC, et al. Subungual glomus tumours of the hand: diagnosis and outcome of the transungual approach. J Hand Surg Eur Vol. 2009;34:685–8.

34. Ozdemir O, Coskunol E, Ozalp T, et al. [Glomus tumors of the finger: a report on 60 cases]. Acta Orthop Traumatol Turc. 2003;37:244–8.

35. Van Geertruyden J, Lorea P, Goldschmidt D, et al. Glomus tumours of the hand. A retrospective study of 51 cases. J Hand Surg Br. 1996;21:257–60.

36. McCusick VA. Online Mendelian inheritance in man. Glomulovenous malformations; GVM. MIM ID #138000. 2010.

37. Gorlin RJ, Fusaro RM, Benton JW. Multiple glomus tumor of the pseudocavernous hemangioma type; report of case manifesting a dominant inheritance pattern. Arch Dermatol. 1960;82: 776–8.

38. Happle R, Konig A. Type 2 segmental manifestation of multiple glomus tumors: a review and reclassification of 5 case reports. Dermatology. 1999;198:270–2.

39. Keefer CJ, Brantley B, DeLozier 3rd JB. Familial infiltrative glomangiomas: diagnosis and treatment. J Craniofac Surg. 1996;7:145–7.

40. Magliulo G, Parnasi E, Savastano V, et al. Multiple familial facial glomus: case report and review of the literature. Ann Otol Rhinol Laryngol. 2003;112:287–92.

41. Mosquera JM, Sboner A, Zhang L, et al. Novel MIR143-NOTCH fusions in benign and malignant glomus tumors. Genes Chromosomes Cancer. 2013;52:1075–87.

第 26 章

良性软组织肿瘤

26.1 脂肪瘤

脂肪瘤是最常见的良性肿瘤,好发生于皮下组织。躯干和四肢近端是其最常见的发病部位。虽然良性脂肪瘤也可发生于纵隔和腹膜后等深在部位,但位于腹膜后的类似分化成熟的脂肪瘤应被视为高分化脂肪肉瘤(WD)。大多数脂肪瘤表现为孤立、质地柔软、生长缓慢的无痛性肿块;2%~3%的患者病灶可为多发性,多见于有家族史的患者。

孤立的脂肪瘤由脂肪细胞组成,界限清晰,呈分叶状,同周围脂肪组织之间通过一层薄的纤维性胞膜分隔。大多数皮下孤立的脂肪瘤呈现染色体异常:涉及 12q13~15 易位,13q 或 6p21~33 的重排[1]。

在梭形细胞脂肪瘤中,成熟的脂肪细胞由形成胶原的梭形细胞所取代,好发于 45~65 岁的男性,病变通常发生于颈后部和肩部。梭形细胞脂肪瘤常表现为染色体 13q 和 16q 的异常[2]。

多形性脂肪瘤同梭形细胞脂肪瘤密切相关,世界卫生组织的软组织肿瘤分类中将其归为一类病变。脂肪瘤及其变异亚型通过局部切除常可治愈,单纯切除后局部复发率不超过 1%~2%。

肌间脂肪瘤与普通脂肪瘤主要的区别在于,其通常边界不清且呈浸润性生长(图 26.1)。好发于中年人,生长缓慢,肿瘤位置深在,主要累及大腿和躯干。约 10%的肌间脂肪瘤为非浸润生长且边界清晰。深部脂肪瘤必须排除不典型脂肪瘤样肿瘤(ALT,见脂肪肉瘤),即最低级别的高分化脂肪肉瘤可能,这种肿瘤往往比肌内脂肪瘤更多见。作为一种分化良好的脂肪肉瘤,ALT 有一定的局部复发风险。

当肿块≥5cm 或有症状时,建议手术切除,通常可获治愈。

26.2 脂肪瘤病

脂肪瘤病是指一种成熟脂肪组织的过度增生,其边界不清,以某种浸润方式生长。可见于腹腔内、腹膜后及其他多种部位。与 *HMGA2* 基因突变有关[3]。对患者行分子基因检测,可知突变引起对称性脂肪瘤病,如,MERRF 或 MFN2,也可伴随周围神经病变和中枢神经系统的并发症[4,5]。

极少情况下被认为与细胞毒化疗药物的罕见副作用有关。脂肪营养不良是一种身体中脂肪的再分配形式,发生于合并使用其他药物尤其是抗逆转录病毒药物后,是比脂肪瘤病更常见的药物并发症表现。

有一种位于颈部皮下的团块状病变被认为

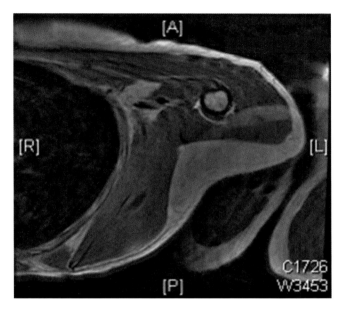

图 26.1　躯干肌肉内脂肪瘤的 T1 加权 MRI 横断面图像。

是良性的对称性脂肪瘤，与酗酒和葡萄糖不耐受有关。当与酗酒或接受 HIV 蛋白酶抑制剂有关时，这种肿瘤应被视为脂肪营养不良。发生于其他少见部位的肿瘤甚至可造成脊髓压迫。还有一种先天变异型的脂肪瘤病，可累及浅筋膜组织，呈浸润性生长。

26.3　脂肪母细胞瘤/脂肪母细胞瘤病

脂肪母细胞瘤是一种发生于儿童头和颈部的少见良性肿瘤，包膜完整，通常起源于胚胎期的白色脂肪。罕见于>20 岁的成人。在<5 岁，特别是<1 岁的婴幼儿常见，肿块呈进行性生长。临床上易误诊为良性脂肪瘤或血管瘤。

脂肪母细胞瘤也可见于四肢和躯干，男女发病率无明显差异，肿瘤生长较为迅速，但肿瘤过大引起的相关症状少见。

组织学表现通常包含有原始间充质细胞、黏液和纤维以及不同分化程度的脂肪细胞。它们与脂肪瘤不同之处在于细胞更为幼稚，更类

似于黏液脂肪肉瘤。

通过细胞遗传学检查发现染色体 8q11.2 的点突变可确诊。此处异位的相关基因为 *PLAG1*（多形性腺瘤基因-1）和其他一些基因，如*HAS2*、*COL1A2*、*RADA51L1* 和 *RAB2A*[6-8]。

脂肪母细胞瘤预后好，手术切除是其治疗的选择。由于脂肪母细胞瘤手术后很少复发，因此在手术时即使肿瘤较大，也应尽可能保留血管神经束。手术切除不当也可造成复发。

脂肪母细胞瘤病是一种病变呈多灶性的脂肪母细胞的瘤的变异型病变。

26.4　血管脂肪瘤

血管脂肪瘤表现为皮下结节，好发于中青年，>50%的患者肿块呈多发性。最常见的部位为上肢。结节直径很少>2cm，但伴有疼痛，尤其在肿瘤生长的早期。显微镜下，这些肿瘤由脂肪细胞组成，其间分布有血管结构。还有黏液和成纤维细胞型血管脂肪瘤。治疗手段为外科切除(图 26.2)。

26.5 血管平滑肌脂肪瘤

血管平滑肌脂肪瘤被定义为原发于肾和肝脏的非转移性肿瘤,由脂肪、平滑肌、血管组成。女性患者较男性患者更多见,而肾的血管平滑肌脂肪瘤可伴发结节性硬化(详见 PEComa,第 25 章)。虽然,血管平滑肌脂肪瘤与正常肾组织分界清晰, 但可延伸至周围的腹膜后组织(图 26.3)。血管平滑肌脂肪瘤可为孤立或多发,可产生腹痛、血尿或腹腔内出血。广泛切除通常可治愈。

在伴有结节硬化综合征的患者中,肿瘤往往为多发。与 TSC2 编码的马铃薯球蛋白表达缺失有关。偶有皮肤血管平滑肌脂肪瘤的报道。

肝脏的血管平滑肌脂肪瘤同肝细胞肝癌鉴别困难,在最近所报道的 74 例肝血管平滑肌脂肪瘤中[9],女性多见,平均年龄为 42 岁。与原发于肾脏的血管平滑肌脂肪瘤不同的是,很少伴有结节硬化综合征。绝大多数肝脏血管平滑肌脂肪瘤与发生于肾脏的一样无症状。仅 1 例患者出现转移。

影像学表现典型,CT 或 MRI 上显示血管和脂肪成分易于确诊。

肾外血管平滑肌瘤少见,除肝脏外,其他报道的部位有骨、结肠和其他部位。肾上腺也偶有发生,常为肾上腺髓性脂肪瘤(见下文)。

虽然很多血管平滑肌脂肪瘤的患者接受了选择性动脉栓塞,但主要治疗手段仍为手术切除。对于一些患者尤其是伴有肝脏巨大肿瘤者,观察随访也是一种可接受的选择。

肿瘤破裂伴出血是一种肾脏血管平滑肌脂肪瘤的严重并发症,也是选择动脉栓塞的指征。治疗的目标在于尽可能多的保留肾单位。极少情况下,广泛的血管平滑肌脂肪瘤可造成下腔静脉栓塞。有报道用射频消融来治疗血管平滑肌脂肪瘤,但疗效尚难确定。血管平滑肌脂肪瘤复发的全身治疗见第 25 章的表 25.2。

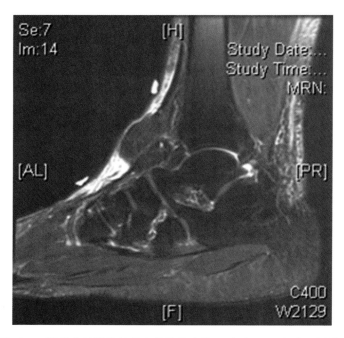

图 26.2 踝关节远端及足部血管脂肪瘤的 T2 加权 MRI 矢状面图像。

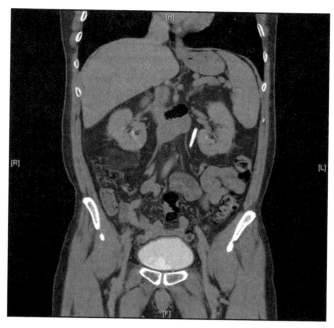

图 26.3 右肾血管平滑肌脂肪瘤延时增强 CT 冠状位重建图像。

26.6 血管髓性脂肪瘤

血管髓性脂肪瘤通常位于肾上腺,易同其他肾上腺的肿瘤相混淆,已有报道血管髓性脂肪瘤伴随 Carney 综合征(表现为色素结节性肾上腺皮质增生,心内、心外黏液瘤,蓝痣,周围神经瘤)。确诊后,即使肿瘤较大也可随访,但常推荐手术切除。偶尔观察到肿瘤有自发性破裂的情况,尤其是长期服用抗凝药物的患者(图 26.4 和图 26.5)。

26.7 冬眠瘤

冬眠瘤是一种罕见的良性肿瘤,生长缓慢,类似于在冬眠动物中发现的腺状脂肪。肿瘤血管丰富,含有数量不等、类似棕色脂肪前体细胞的分化不良细胞。棕色脂肪细胞表达特征性的 UCP1 蛋白,和其他一些与脂肪形成有关的基因,如 *PPARA*,*PPARG* 和 *PPARGC1A*,被认为

与血管壁的发生密切相关。这些肿瘤好发于年轻成年男性,常位于胸背部。在 T1 和 T2 加权的 MRI 成像中呈中等信号强度,具有 PET 亲和性,与正常的棕色脂肪相似[10]。11q13 染色体异位和重排常见于冬眠瘤;研究发现遗传性垂体腺瘤综合征和 I 型多发性内分泌肿瘤分别有肿瘤抑制因子 AIP 和 MEN1 的缺失,提示可能与本肿瘤相关[11]。

该肿瘤通常可通过外科切除治愈。极少数的病灶位于胸腔内,甚至心包内(图 26.6 和图 26.7)。有发生于臀部和大腿的报道,FDG-PET 可显示为高代谢活性灶。

26.8 弹力纤维瘤

弹力纤维瘤是一种良性、生长缓慢的少见类型软组织肿瘤。病因不明,通常位于肩胛骨下角(图 26.8 和图 26.9)。可同时发生于双侧,通常有家族史,伴有局部症状。MRI 和 CT 检查对诊断非常有帮助。主要治疗方法为手术切除,

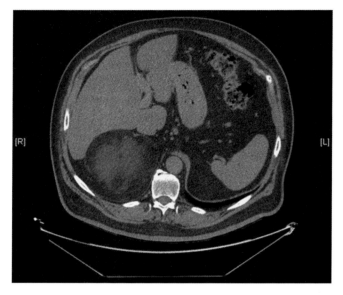

图 26.4　右肾上腺髓性脂肪瘤 CT 平扫横断面图像。

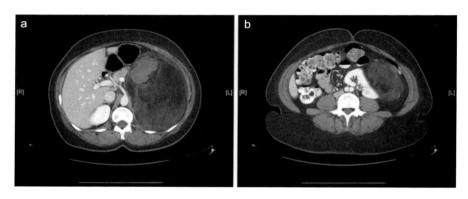

图 26.5　左肾上腺髓性脂肪瘤增强 CT 横断面图像。

但在无症状时并无手术切除的明确指征,尤其是肩胛骨下的病灶广泛,手术可能造成一定程度的严重损伤。

染色体分析显示有涉及 1p、13q、19p 和 22q 等的多种缺失突变以及 APC(5q21)和 PAH(12q23)等获得性突变。这一发现的意义尚不明确。好发于右侧提示可能同右肩的活动量大有关。

26.9　颗粒细胞瘤

颗粒细胞瘤为一种衍生于施万细胞的神经性肿瘤,具有丰富的溶酶体成分并广泛表达 S-100 蛋白活性。临床经过大多呈良性,但也有恶性的报道。

颗粒细胞瘤大多发生于特殊的部位。由于

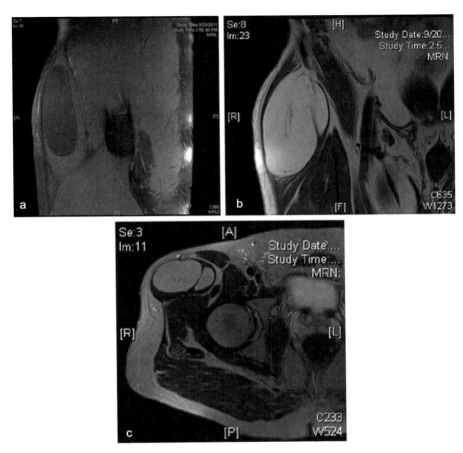

图 26.6　右腿冬眠瘤 MRI 图像。(a)T2 加权冠状位。(b)T1 加权冠状位。(c)T1 加权横断面。

其起源于施万细胞,故可见于皮肤、软组织、脑,也可多个部位同时发生。也有发生于舌和脑内的报道。实际上,有施万细胞的任何部位都可发生。有一种恶性颗粒细胞瘤行为类似恶性周围神经鞘瘤(见第 9 章)。病例报道提示帕唑帕尼对少见的复发或转移的颗粒细胞瘤患者有治疗作用。

26.10　血管瘤

血管瘤是血管增生性肿瘤的一种。血管增生性肿瘤是一组病变,包括良性的内皮瘤、预后中等的交界性肿瘤如上皮样血管内皮细胞瘤,甚至恶性的、常有致命风险的血管肉瘤,也包含其他相对更为罕见的类型。其他良性的脉管肿瘤包括血管畸形、反应性增生、毛细血管扩张和淋巴管瘤。

血管瘤是最常见的软组织肿瘤,有多种分类方法。一般可根据生长的部位描述为皮肤、皮下、滑膜、骨或肌肉型;也可根据受累的血管类型(毛细血管,静脉,海绵状)和(或)细胞类型(例如上皮样,梭形细胞)来细分。血管瘤有别于血管畸形,前者的生长速度超过正常结构的生长速度,可自发性消退,并包含有增生性的内皮成分。他们也需要与反应性病变进行鉴别,如杆菌性血管瘤病[巴尔通体(Bartonella sp.)感染]或奥罗耶热[杆菌状巴尔通体(B.bacilliformis)感染]中伴发的类似病变[12]。

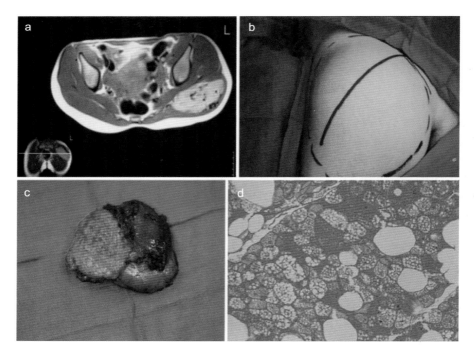

图 26.7　左臀冬眠瘤。(a)T1 加权 MRI 的横断面图像。(b)术前照片。(c)冬眠瘤标本。(d)冬眠瘤的高倍显微镜图像(H&E,400×)。

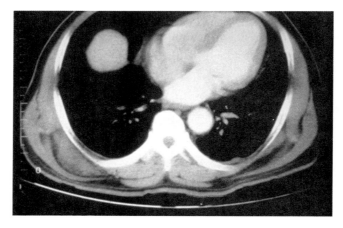

图 26.8　右肩胛下软组织弹力纤维瘤增强 CT 横断面图像。(From: Brennan MF, Lewis JJ. Diagnosis and Management of Soft Tissue Sarcoma. London: Martin Dunitz Ltd., 1998.)

　　虽然随着时间的变化,脉管瘤有多种不同的变化形式,从惰性、缓慢生长直至侵袭性、破坏性生长(图 26.10 至图 26.12),但这些肿瘤均可通过外科手术治疗。有趣的是,我们可观察到小儿血管瘤的生长到退化的不同时期。以干扰素[14]治疗婴儿血管瘤使 Judah Folkman 的肿瘤血管生成理论[13]首次得以验证。值得关注的是,使用 β 受体阻滞剂如普萘洛尔[15]可以促进血管瘤的退化,其机制可能是 β 受体阻滞剂通过对 β2 肾上腺素能受体的作用,影响血管收缩、血管再生和细胞凋亡[16]。也有人使用糖皮质激素,如果在短期(2~3 周)使用后未观察到疗效,再考虑

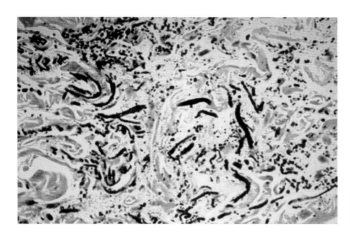

图 26.9　显微镜下弹力纤维瘤的弹性蛋白染色图像（400×）。（From: Brennan MF, Lewis JJ. Diagnosis and Management of Soft Tissue Sarcoma. London: Martin Dunitz Ltd., 1998.）

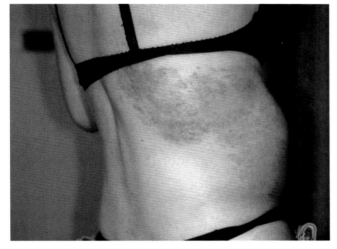

图 26.10　整个右侧胸腹壁的血管瘤。（From: Brennan MF, Lewis JJ. Diagnosis and Management of Soft Tissue Sarcoma. London: Martin Dunitz Ltd., 1998.）

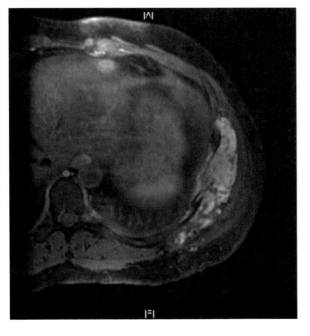

图 26.11　胸壁血管瘤的 T1 加权 MRI 横断面图像。

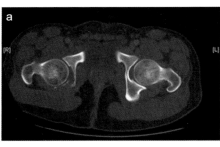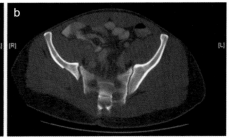

图 26.12　平扫 CT 骨窗显示软组织血管瘤引起髋臼、髂骨和骶骨破坏。

以逐渐减量的方法停药。

对于儿童的浅表血管瘤增生期,脉冲染料激光(585~590nm)能治疗厚度<2~3mm 的病灶[17]。对于较厚的病变,激光治疗疗效不佳。射频消融可用于位置较深、较小的病灶。另一些情况下,可用传统的外科手术来治疗血管瘤,如,当肝脏巨大血管瘤造成腹痛时可行肝脏部分切除[18]。对于某些肿瘤由于其解剖部位限制了肿瘤的完整切除,如位于纵隔的肿瘤手术后易于复发。此外,一些良性血管性病变会导致消耗性凝血病如 Kasabach-Merritt 综合征[19],必须尽可能切除原发病灶,至少也应该行栓塞治疗。

其他全身治疗药物如长春新碱可用于肿块有症状时。贝伐珠单抗抗血管生成的治疗在脉络膜血管瘤的病例报道中显示有效(有时结合光动力治疗),而我们使用口服 VEGF 受体抑制剂治疗的结果不一。对血管瘤的局部治疗和全身治疗仍然是一个值得研究和创新的领域。

26.11　平滑肌瘤

平滑肌的良性肿瘤常见于子宫,也可发生在胃肠道和某些黏膜部位,但很少发生在肢体的深部或腹膜后。子宫平滑肌瘤较子宫平滑肌肉瘤更常见。子宫平滑肌瘤也可能有核分裂象增多,使其与非常低级别的平滑肌肉瘤难以鉴别。对于这种灰区肿瘤的恶性程度一般将其称为恶性潜能未定的平滑肌瘤,或称为 STUMP[20]。

因为 PEComa 也可表达平滑肌标记(和黑色素瘤标记),需要与此进行鉴别。

26.12　神经鞘瘤

神经鞘瘤是一种良性肿瘤,常见于 20~50 岁年龄组。常见的发病部位包括腹膜后和颈部。这些肿瘤生长速度缓慢,如果可确诊,即使有症状也可随访。鉴于其病理上有特征性的表现,即使空芯针活检也很容易确定其诊断。腹膜后脊椎旁的神经鞘瘤是典型神经鞘瘤的一种富含细胞的变异型(图 26.13),偶尔神经鞘瘤可出现广泛的骨浸润而类似于恶性肿瘤。

偶尔在没有家族性综合征(Ⅰ 型或 Ⅱ 型神经纤维瘤病)的情况下,神经鞘瘤也可发生恶性转化,特异性地表现为上皮样恶性神经鞘瘤[21]。如果确诊为神经鞘瘤,而患者又有症状时,可行微创手术以尽量减少手术创伤。

26.13　神经纤维瘤

神经纤维瘤常见,可伴发神经纤维瘤病,也可单独发生。孤立性病变较小,通常表现为生长缓慢的皮肤或皮下结节(图 26.14)。而发生于神经纤维瘤病 Ⅰ 型的神经纤维瘤有 17q11.2 位点的常染色体显性突变,并伴有牛奶咖啡斑、多发皮肤神经纤维瘤、虹膜错构瘤等其他表现。神经纤维瘤病的患者在丛状的或神经内

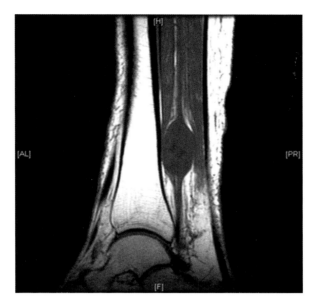

图 26.13　1 例胫后神经的神经鞘瘤 T1 加权 MRI 矢状位图像。

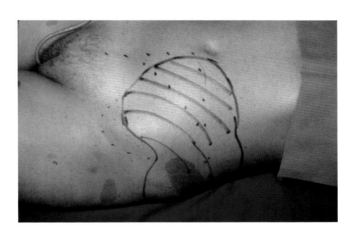

图 26.14　牛奶咖啡斑和左髋巨大恶性周围神经瘤。(From: Brennan MF, Lewis JJ. *Diagnosis and Management of Soft Tissue Sarcoma*. London: Martin Dunitz Ltd., 1998.)

神经纤维瘤性的基础上有恶变风险(即恶性周围神经鞘膜瘤),在脑内或肾上腺的病灶也可发生恶变。

26.14　黏液瘤

肌内黏液瘤是发生于成年人的一种罕见肿瘤,通常发生于四肢的较大肌群中。组织学检查可发现肿瘤含有丰富的黏液成分,细胞极少。病变通常<10cm,临床呈良性经过[22]。

黏液瘤实际上可以发生在身体的任何肌肉内,原发心脏的肿瘤常为黏液瘤,最常发生于左心房[23]。肿瘤生长缓慢,位置较深,CT 上显示病变区域内有细小分隔,PET 显像摄取低或无摄取。肿瘤特征性含有葡萄糖胺聚糖,同其他低级别黏液样肉瘤,特别是黏液样脂肪肉瘤和少见的黏液纤维肉瘤极难鉴别。白蛋白含量的测定可协助进一步确诊[24]。GNAS1 活化性激活突变已被证明存在于大多数肌内黏液瘤中，这可以作为一个非常有用的、区别类似的黏液样病变（即低级别黏液纤维肉瘤）的分子检测标志[25]。此外黏液瘤缺乏特征性的染色体易位，可与黏液性脂肪肉瘤、低级别的纤维黏液肉瘤、黏液软骨肉瘤进行鉴别。

黏液瘤综合症（非 Carney 三联征或 Carney-Stratakis 综合征）患者的心脏黏液瘤源自基因编码蛋白激酶 A 型 I－α 调节亚单位 PRKAR1A 的突变[26,27]。黏液瘤综合征是一种以点状皮肤色素沉着、心脏或其他部位黏液瘤、内分泌肿瘤、黑色素神经鞘膜瘤为特征的多发肿瘤综合征。相当一部分散发的心脏黏液瘤同样具有 PRKAR1A 的突变[28]。

26.15　血管黏液瘤

位于生殖器、盆腔或会阴的血管黏液瘤易误诊为阴囊内肿块、阴囊积液和腹股沟疝，男女都可发生，但以女性多见（图 26.15）。通常免疫组化显示雌激素受体和孕激素受体阳性。组织学上表现为黏液基质内分布有特征性的卵圆形至梭形肿瘤细胞，并伴透明样变性的血管及特殊的免疫表型。局部复发率高，但无远处转移[29]。主要的治疗仍然是手术切除，促性腺激素释放激素激动剂和抗雌激素也可用于复发患者的治疗[30]（图 26.16）。

26.16　血管纤维瘤

本单元将讨论 2 类病理类型：细胞血管纤维瘤和软组织血管纤维瘤，都是富含血管的良性的成纤维细胞来源的赘生物。

细胞血管纤维瘤，也就是男性血管肌纤维母细胞瘤样肿瘤，是一种少见的均等发生于男女性会阴部和腹股沟阴囊区表浅软组织的新生物。此肿瘤近似于梭形细胞脂肪瘤和乳腺型肌纤维母细胞瘤，同样存在 13q14 的丢失，导致视网膜母细胞瘤蛋白表达缺失[31]。男女性患者中通常会分别检测到雄激素和雌激素受体的

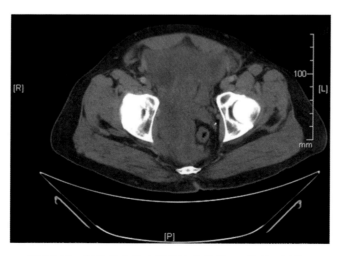

图 26.15　复发的盆腔血管黏液瘤增强 CT 横断面图像。

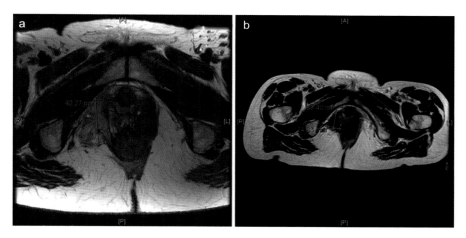

图 26.16 阴道旁血管黏液瘤的 T1 加权 MRI 横断面图像。(a)治疗前。(b)亮丙瑞林治疗后。

表达,提示这些激素可能在肿瘤形成中有一定作用。此肿瘤经常显示 CD34 阳性,小部分可检测到 desmin。

软组织血管纤维瘤是近来定义的一种良性的纤维血管性软组织肿瘤,与 *AHRR–NCOA2* 基因相关[32,33]。肿瘤均由包埋在富血管网的黏液样基质中的梭形细胞所组成。此肿瘤通常为 EMA 阳性, 少见 CD34、SMA 或 desmin 的免疫活性。FISH 检测所见 NCOA2 基因重排能将此肿瘤与其他富含血管的低级别黏液样肉瘤相鉴别(图 26.17)。治疗首选是手术。

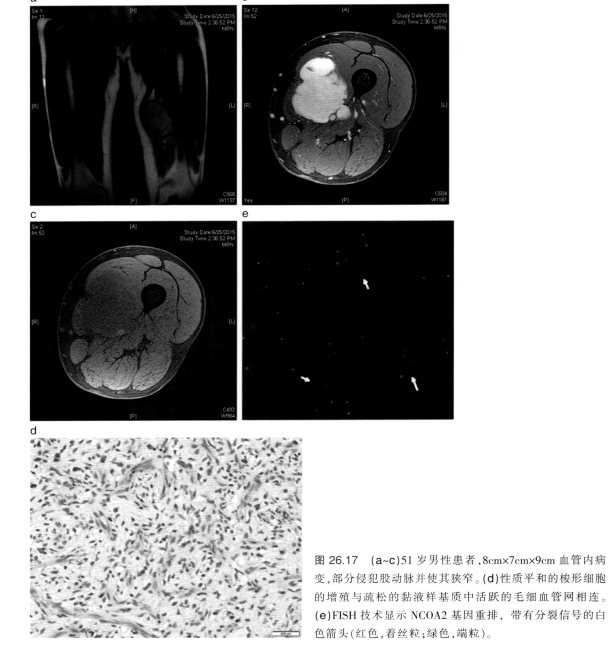

图 26.17 (a~c)51 岁男性患者,8cm×7cm×9cm 血管内病变,部分侵犯股动脉并使其狭窄。(d)性质平和的梭形细胞的增殖与疏松的黏液样基质中活跃的毛细血管网相连。(e)FISH 技术显示 NCOA2 基因重排,带有分裂信号的白色箭头(红色,着丝粒;绿色,端粒)。

（姜铨 译 陆维祺 校）

参考文献

1. Willen H, Akerman M, Dal Cin P, et al. Comparison of chromosomal patterns with clinical features in 165 lipomas: a report of the CHAMP study group. Cancer Genet Cytogenet. 1998;102:46–9.
2. Dal Cin P, Sciot R, Polito P, et al. Lesions of 13q may occur independently of deletion of 16q in spindle cell/pleomorphic lipomas. Histopathology. 1997;31:222–5.
3. Prontera P, Stangoni G, Manes I, et al. Encephalocraniocutaneous lipomatosis (ECCL) in a patient with history of familial multiple lipomatosis (FML). Am J Med Genet A. 2009;149A:543–5.
4. Mancuso M, Orsucci D, Angelini C, et al. Phenotypic heterogeneity of the 8344A>G mtDNA "MERRF" mutation. Neurology. 2013;80:2049–54.
5. Sawyer SL, Cheuk-Him Ng A, Innes AM, et al. Homozygous mutations in MFN2 cause multiple symmetric lipomatosis associated with neuropathy. Hum Mol Genet. 2015;24:5109–14.
6. Astrom A, D'Amore ES, Sainati L, et al. Evidence of involvement of the PLAG1 gene in lipoblastomas. Int J Oncol. 2000;16:1107–10.
7. Morerio C, Rapella A, Rosanda C, et al. PLAG1-HAS2 fusion in lipoblastoma with masked 8q intrachromosomal rearrangement. Cancer Genet Cytogenet. 2005;156:183–4.
8. Deen M, Ebrahim S, Schloff D, et al. A novel PLAG1-RAD51L1 gene fusion resulting from a t(8;14)(q12;q24) in a case of lipoblastoma. Cancer Genet. 2013;206:233–7.
9. Hu WG, Lai EC, Liu H, et al. Diagnostic difficulties and treatment strategy of hepatic angiomyolipoma. Asian J Surg. 2011;34:158–62.
10. Cypess AM, Lehman S, Williams G, et al. Identification and importance of brown adipose tissue in adult humans. N Engl J Med. 2009;360:1509–17.
11. Nord KH, Magnusson L, Isaksson M, et al. Concomitant deletions of tumor suppressor genes MEN1 and AIP are essential for the pathogenesis of the brown fat tumor hibernoma. Proc Natl Acad Sci U S A. 2010;107:21122–7.
12. Dehio C. Molecular and cellular basis of bartonella pathogenesis. Annu Rev Microbiol. 2004;58:365–90.
13. Folkman J. Tumor angiogenesis: therapeutic implications. N Engl J Med. 1971;285:1182–6.
14. Ezekowitz RA, Mulliken JB, Folkman J. Interferon alfa-2a therapy for life-threatening hemangiomas of infancy. N Engl J Med. 1992;326:1456–63.
15. Buckmiller LM, Munson PD, Dyamenahalli U, et al. Propranolol for infantile hemangiomas: early experience at a tertiary vascular anomalies center. Laryngoscope. 2010;120:676–81.
16. Lawley LP, Siegfried E, Todd JL. Propranolol treatment for hemangioma of infancy: risks and recommendations. Pediatr Dermatol. 2009;26:610–4.
17. Leonardi-Bee J, Batta K, O'Brien C, et al. Interventions for infantile haemangiomas (strawberry birthmarks) of the skin. Cochrane Database Syst Rev. 2011; CD006545.
18. Kammula US, Buell JF, Labow DM, et al. Surgical management of benign tumors of the liver. Int J Gastrointest Cancer. 2001;30:141–6.
19. Hall GW. Kasabach-Merritt syndrome: pathogenesis and management. Br J Haematol. 2001;112:851–62.
20. Ip PP, Tse KY, Tam KF. Uterine smooth muscle tumors other than the ordinary leiomyomas and leiomyosarcomas: a review of selected variants with emphasis on recent advances and unusual morphology that may cause concern for malignancy. Adv Anat Pathol. 2010;17:91–112.
21. Carter JM, O'Hara C, Dundas G, et al. Epithelioid malignant peripheral nerve sheath tumor arising in a schwannoma, in a patient with "neuroblastoma-like" schwannomatosis and a novel germline SMARCB1 mutation. Am J Surg Pathol. 2012;36(1):154–60.
22. Enzinger FM. Intramuscular myxoma; a review and follow-up study of 34 cases. Am J Clin Pathol. 1965;43:104–13.
23. Bossert T, Gummert JF, Battellini R, et al. Surgical experience with 77 primary cardiac tumors. Interact Cardiovasc Thorac Surg. 2005;4:311–5.
24. Willems SM, Schrage YM, Baelde JJ, et al. Myxoid tumours of soft tissue: the so-called myxoid extracellular matrix is heterogeneous in composition. Histopathology. 2008;52:465–74.
25. Willems SM, Mohseny AB, Balog C, et al. Cellular/intramuscular myxoma and grade I myxofibrosarcoma are characterized by distinct genetic alterations and specific composition of their

extracellular matrix. J Cell Mol Med. 2009;13:1291–301.

26. Kirschner LS, Carney JA, Pack SD, et al. Mutations of the gene encoding the protein kinase A type I-alpha regulatory subunit in patients with the Carney complex. Nat Genet. 2000;26:89–92.

27. Horvath A, Bertherat J, Groussin L, et al. Mutations and polymorphisms in the gene encoding regulatory subunit type 1-alpha of protein kinase A (PRKAR1A): an update. Hum Mutat. 2010;31:369–79.

28. Maleszewski JJ, Larsen BT, Kip NS, et al. PRKAR1A in the development of cardiac myxoma: a study of 110 cases including isolated and syndromic tumors. Am J Surg Pathol. 2014;38:1079–87.

29. Steeper TA, Rosai J. Aggressive angiomyxoma of the female pelvis and perineum. Report of nine cases of a distinctive type of gynecologic soft-tissue neoplasm. Am J Surg Pathol. 1983;7:463–75.

30. Fine BA, Munoz AK, Litz CE, et al. Primary medical management of recurrent aggressive angiomyxoma of the vulva with a gonadotropin-releasing hormone agonist. Gynecol Oncol. 2001;81:120–2.

31. Chen BJ, Marino-Enriquez A, Fletcher CD, et al. Loss of retinoblastoma protein expression in spindle cell/pleomorphic lipomas and cytogenetically related tumors: an immunohistochemical study with diagnostic implications. Am J Surg Pathol. 2012;36:1119–28.

32. Marino-Enriquez A, Fletcher CD. Angiofibroma of soft tissue: clinicopathologic characterization of a distinctive benign fibrovascular neoplasm in a series of 37 cases. Am J Surg Pathol. 2012;36:500–8.

33. Jin Y, Moller E, Nord KH, et al. Fusion of the AHRR and NCOA2 genes through a recurrent translocation t(5;8)(p15;q13) in soft tissue angiofibroma results in upregulation of aryl hydrocarbon receptor target genes. Genes Chromosomes Cancer. 2012;51:510–20.

第 27 章

反应性病变

27.1 骨化性肌炎

　　骨化性肌炎常发生于经历过创伤的肢体。病程后期平片上表现为软组织钙化或 MRI 上显示为典型的软组织浸润,通常可据此排除离散型肿瘤团块的诊断(图 27.1)。这种钙化是非特异性的,可发生于滑膜肉瘤或骨肉瘤,故需考虑同上述疾病相鉴别。骨化性肌炎一般可根治,尤其是早期就能明确诊断时。确诊有难度,活检常导致病灶出血,鉴于其他病变包括去分化脂肪肉瘤也可发生钙化,故在做出诊断时务必谨慎。

27.2 结节性筋膜炎

　　结节性筋膜炎,又名假肉瘤性筋膜炎,是一种良性病变,常见于中年人,但老年和年轻患者也有报道。病变多生长迅速,但通常是自限性的,疼痛和压痛是常见的临床表现。最常见于上肢的肘关节附近,病变发生于皮下筋膜层。由于病变通常呈结节状且无包膜,主要由排列不规则的束状或簇状肌成纤维细胞组成,诊断可能有难度。值得注意的是,有学者在结节性筋膜炎中发现存在着 *MYH9–USP6* 融合基因,并提出一种新的"瞬态瘤"模式[1]。单纯外科切除通

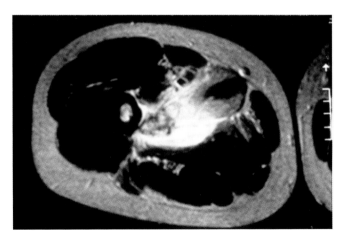

图 27.1　骨化性肌炎:T1 加权 MRI 未见离散型团块而表现为沿肌肉间延伸。(From: Brennan MF, Lewis JJ. Diagnosis and Management of Soft Tissue Sarcoma. London: Martin Dunitz Ltd., 1998.)

常可治愈。

27.3 假肉瘤性病变

单侧阔筋膜张肌肥大可能会与软组织肿瘤相混淆[2]。患者表现为可扪及但并不离散的一个肿块,与对侧显著不同。虽然病例有限,但其似乎更常见于女性,而在 CT 或 MRI 上很容易区分(图 27.2)。

另一种假肉瘤性病变为 Morel-Lavallée 病变。这种病变常发生于大腿近端,MRI 图像上有特征性表现。Morel-Lavallée 病变一般很少有渗出,通常由皮肤和皮下脂肪组织从其下层的筋膜分离所引起。其在股骨粗隆区常见,因为此处丰富的血管丛穿透了阔筋膜。流经受损毛细血管的血液灌入筋膜周围的腔隙中,使得该腔隙充满了血液、淋巴液和组织碎片。由于发生了炎性反应,病变看上去像有包膜,并提示可能为肉瘤[3]。图 27.3 所示为 1 例患者疑为滑膜肉瘤切除术后复发,却证实为假肉瘤性病变(见 MRI)。

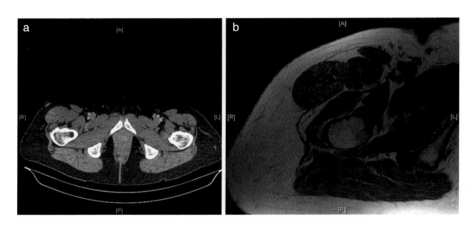

图 27.2 1 例单侧阔筋膜张肌肥大患者的(a)CT 图像。(b)T1 加权 MRI 图像。

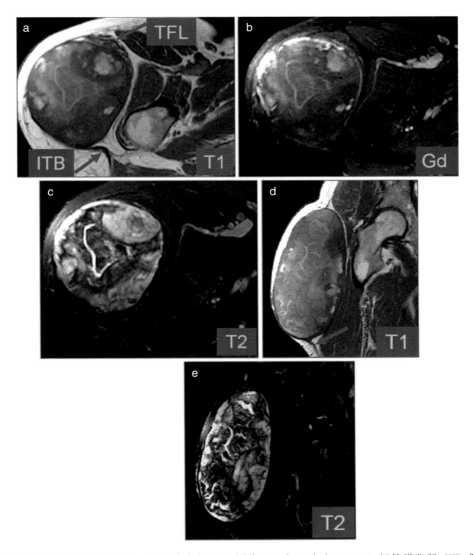

图 27.3 1 例右侧大腿近端 Morel–Lavallée 病变的 MRI 图像（T1 或 T2 加权）。TFL：阔筋膜张肌；ITB：髂胫束；Gd：钆增强显像。

（邵叶波 译 陆维祺 校）

参考文献

1. Erickson-Johnson MR, Chou MM, Evers BR, et al. Nodular fasciitis: a novel model of transient neoplasia induced by MYH9-USP6 gene fusion. Lab Invest. 2011;91:1427–33.
2. Ilaslan H, Wenger DE, Shives TC, et al. Unilateral hypertrophy of tensor fascia lata: a soft tissue tumor simulator. Skeletal Radiol. 2003;32:628–32.
3. Mellado JM, Perez del Palomar L, Diaz L, et al. Long-standing Morel-Lavallee lesions of the trochanteric region and proximal thigh: MRI features in five patients. AJR Am J Roentgenol. 2004;182:1289–94.

索 引

这不仅是一本医学专著
更是读者的高效阅读解决方案
建议配合二维码使用本书

【本书配有读者交流群】

读者入群可与书友分享阅读本书的心得体会和实践体验，提升业务水平，马上扫码加入！

【特配资源】

推荐阅读： 点击推荐阅读可获取更多肿瘤学图书推荐。

【入群步骤】

（第一步） 微信扫码。

（第二步） 根据提示加入交流群。

（第三步） 可在群内发表读书心得，与书友交流专业医学知识。

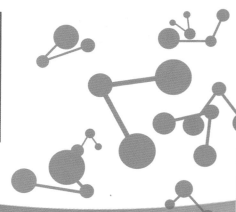

微信扫码入群